Terapia comportamental dialética
Livro de atividades

Terapia comportamental dialética
Livro de atividades

Matthew McKay, Ph.D.
Jeffrey C. Wood, Psy.D.
Jeffrey Brantley, M.D.

Exercícios práticos para aprender atenção plena, regular as emoções, se relacionar melhor com os outros e lidar com o sofrimento

SEXTANTE

Título original: *The Dialectical Behavior Therapy Skills Workbook*

Copyright © 2019 por Matthew McKay, Jeffrey C. Wood e Jeffrey Brantley
Copyright da tradução © 2023 por GMT Editores Ltda.

Todos os direitos reservados. Nenhuma parte deste livro pode ser utilizada ou reproduzida sob quaisquer meios existentes sem autorização por escrito dos editores.

Este livro é uma obra de referência, e não um manual médico. As informações nele contidas têm o objetivo de ajudar o leitor a tomar decisões conscientes sobre sua saúde. O propósito desta publicação não é substituir tratamentos nem orientações de profissionais da área médica. Caso você suspeite que tem um problema de saúde física ou mental, nós o aconselhamos a consultar um médico. Além disso, busque a orientação desse profissional antes de tomar qualquer medicamento. Os autores e a editora não se responsabilizam por quaisquer efeitos colaterais que possam resultar do uso ou da aplicação das informações aqui apresentadas.

tradução: Nina Lua
preparo de originais: Midori Hatai
revisão: Marina Góes e Priscila Cerqueira
diagramação: Ana Paula Daudt Brandão
capa: Estúdio Insólito
impressão e acabamento: Associação Religiosa Imprensa da Fé

CIP-BRASIL. CATALOGAÇÃO NA PUBLICAÇÃO
SINDICATO NACIONAL DOS EDITORES DE LIVROS, RJ

M141t

McKay, Matthew
    Terapia comportamental dialética : livro de atividades / Matthew McKay, Jeffrey Brantley, Jeffrey C. Wood ; tradução Nina Lua. - 1. ed. - Rio de Janeiro : Sextante, 2023.
    288 p. ; 28 cm.

    Tradução de: The dialectical behavior therapy skills workbook
    ISBN 978-65-5564-684-9

    1. Terapia comportamental dialética. I. Brantley, Jeffrey. II. Wood, Jeffrey C. III. Lua, Nina. IV. Título.

23-83733   CDD: 616.89142
                 CDU: 159.9.019.4

Meri Gleice Rodrigues de Souza - Bibliotecária - CRB-7/6439

Todos os direitos reservados, no Brasil, por
GMT Editores Ltda.
Rua Voluntários da Pátria, 45 – Gr. 1.404 – Botafogo
22270-000 – Rio de Janeiro – RJ
Tel.: (21) 2538-4100 – Fax: (21) 2286-9244
E-mail: atendimento@sextante.com.br
www.sextante.com.br

Em memória da minha mãe, Louise Long LaBrash, que sempre esteve ao meu lado nos momentos difíceis.
– Matthew McKay

Aos meus alunos e pacientes na Fresno City College e na Reedley College, cujas força, esperança e resiliência me inspiraram ao escrever este livro. E a todos os leitores que deram sugestões ao longo dos anos sobre como tornar este livro uma ferramenta de cura melhor.
– Jeffrey C. Wood

Este trabalho é dedicado a todos que sofrem com emoções intensas e imprevisíveis na vida interior e na exterior.
Que vocês encontrem paz e felicidade e que todos os seres vivos se beneficiem dos seus esforços.
– Jeffrey Brantley

Acesse o QR Code abaixo
para fazer o download dos materiais
indicados ao longo do livro:

Sumário

Prefácio   9

INTRODUÇÃO
Terapia comportamental dialética: uma visão geral do tratamento   11

CAPÍTULO 1
Habilidades básicas de tolerância ao mal-estar   15

CAPÍTULO 2
Habilidades avançadas de tolerância ao mal-estar   45

CAPÍTULO 3
Mais habilidades de tolerância ao mal-estar   83

CAPÍTULO 4
Habilidades básicas de atenção plena   105

CAPÍTULO 5
Habilidades avançadas de atenção plena   125

CAPÍTULO 6
Explorando mais a fundo a atenção plena   159

CAPÍTULO 7
Habilidades básicas de regulação emocional   165

CAPÍTULO 8
Habilidades avançadas de regulação emocional   205

CAPÍTULO 9
Habilidades básicas de efetividade interpessoal   227

CAPÍTULO 10
Habilidades avançadas de efetividade interpessoal   249

CAPÍTULO 11
Ensaio cognitivo baseado em exposição   271

CAPÍTULO 12
Juntando tudo   277

Referências   284

Prefácio

Há mais de 25 anos, a terapia comportamental dialética (DBT, do inglês *dialectical behavior therapy*) vem ajudando as pessoas a reduzir sentimentos emocionalmente avassaladores, ao mesmo tempo que estabiliza sua vida e seus relacionamentos. Vários estudos comprovaram a eficácia da DBT, e centenas de milhares de indivíduos – em grupos de DBT no mundo todo – vivenciaram os efeitos transformadores do tratamento.

Além disso, a DBT evoluiu. As habilidades básicas agora são usadas para tratar muito mais problemas do que apenas o alvo original, que era o transtorno da personalidade borderline. A DBT também demonstrou ser eficaz contra ansiedade e depressão, vergonha, transtorno de estresse pós-traumático, recaídas em relação ao abuso de substâncias, raiva e agressão, problemas interpessoais e outras dificuldades. O tratamento, aliás, foi adaptado e estendido para uso com casais e adolescentes.

O processo de tratamento da DBT também progrediu. Dezenas de pesquisadores e médicos – incluindo nós – acrescentaram ao protocolo original técnicas de regulação de emoção novas e eficazes. Entre essas alterações, estão esclarecimento de valores, desfusão cognitiva, resolução de problemas, ensaio cognitivo baseado em exposição, relaxamento controlado por deixas, compaixão, meditações, novos processos de atenção plena (*mindfulness*), habilidades fisiológicas de enfrentamento (para emoções extremas) e habilidades de negociação interpessoal.

A desenvolvedora original da DBT, Marsha Linehan, Ph.D., reconheceu e documentou a evolução do tratamento na edição mais recente de seu livro *Treinamento de habilidades em DBT* (2017), no qual acrescentou novas técnicas que ela e outros médicos desenvolveram durante os últimos 25 anos. Alguns dos métodos que a Dra. Linehan adicionou apareceram na primeira edição deste livro, sem tradução no país, enquanto muitas outras habilidades são o resultado de pesquisas feitas por ela e por cientistas comportamentais independentes do mundo todo.

Terapia comportamental dialética: Livro de atividades se fez necessário por conta da evolução da DBT e do desenvolvimento de novos e eficazes processos de regulação emocional. Nesta edição você vai encontrar técnicas para adquirir compaixão por si mesmo e pelos outros, habilidades para lidar com emoções extremas, dispositivos para decidir entre lidar ou agir (equilíbrio sentimento-ameaça), um processo amplamente pesquisado para ensaiar tanto o comportamento baseado em valores quanto estratégias para lidar com emoções, além de outras atualizações em relação à edição anterior.

O acréscimo de um capítulo sobre ensaio cognitivo baseado em exposição merece menção especial. Essa técnica (Cautela, 1971; McKay e West, 2016) permite treinar novas habilidades de enfrentamento em um estado emocionalmente ativado – justamente a condição em que você precisará se lembrar delas e usá-las. Até agora, uma das limitações da DBT era o fato de as técnicas serem aprendidas no ambiente relativamente calmo de um grupo ou em casa, lendo um livro. No entanto, em situações carregadas de emoções, as pessoas tendem a esquecer as habilidades que aprenderam enquanto estavam relaxadas. O ensaio cognitivo baseado em exposição cria as condições emocionais que ajudarão você a se lembrar e a se sentir confiante em usar essas habilidades. (Para mais informações sobre o funcionamento desse processo, veja "O problema da aprendizagem dependente do estado", no capítulo 11.)

Tínhamos mais um objetivo para esta edição: apresentar as habilidades e as técnicas que as compõem de forma acessível, simples e com foco na usabilidade. A DBT vem se tornando cada vez mais complexa. Para continuar a ser eficaz, a terapia deve ser fácil de compreender e implementar. Esse foi o ímpeto original deste livro, e continuamos comprometidos com a clareza e a usabilidade nesta edição.

Aos nossos leitores, damos as boas-vindas. Escrevemos cada página com a intenção de ajudar vocês. A DBT funciona. Vocês têm todos os motivos do mundo para acreditar que podem se sentir melhor e viver de forma mais plena se aprenderem as quatro habilidades centrais da terapia comportamental dialética. Mas lembrem-se: ler é uma coisa, colocar em prática é outra. É necessário treinar as habilidades aprendidas todos os dias. Usem a página do diário da DBT no capítulo 12 para ajudá-los. Caso se comprometam a usar as habilidades de DBT descritas neste livro, vocês podem curar sua vida.

MATTHEW MCKAY, PH.D.
JEFFREY C. WOOD, PSY.D.
JEFFREY BRANTLEY, M.D.

INTRODUÇÃO

Terapia comportamental dialética: uma visão geral do tratamento

A terapia comportamental dialética, desenvolvida por Marsha Linehan (1993a, 1993b), é extraordinariamente eficaz para ajudar as pessoas a administrar emoções extremas. Pesquisas demonstram que a DBT fortalece a capacidade de lidar com o mal-estar sem perder o controle e sem agir de forma destrutiva.

Muitas pessoas lutam contra emoções extremas. É como se ligassem esses sentimentos no volume máximo. A raiva, a tristeza ou o medo surgem como um tsunami devastador que pode arrastar essas pessoas para longe.

Se você já enfrentou emoções extremas, sabe do que estamos falando. Há dias em que seus sentimentos o atingem com a força de um maremoto. E, quando isso acontece, você fica – compreensivelmente – com medo de sentir as coisas, porque não quer ser arrastado por suas emoções. O problema é que quanto mais você tenta suprimi-las ou abafá-las, mais avassaladoras elas podem ficar. Falaremos disso nos capítulos 7 e 8, sobre regulação emocional. Por enquanto, o importante é saber que não funciona tentar barrar seus sentimentos.

Muitas pesquisas sugerem que o desenvolvimento de emoções extremas intensas pode ser programado desde o nascimento. Mas isso também pode ser muito afetado por traumas ou negligência durante a infância. Traumas em momentos críticos de nosso desenvolvimento são capazes de literalmente alterar nossa estrutura cerebral e nos tornar mais vulneráveis a emoções intensas e negativas. No entanto, mesmo que suas emoções extremas estejam enraizadas na genética ou no trauma, isso não significa que o problema não possa ser superado. Milhares de pessoas usaram as habilidades que você aprenderá neste livro para ter mais controle emocional. Esses indivíduos mudaram a própria – e você também pode mudar a sua.

Então, quais são essas habilidades e como elas o ajudarão? A terapia comportamental dialética ensina quatro habilidades cruciais que podem tanto reduzir o tamanho das ondas emocionais quanto auxiliar você a manter o equilíbrio quando essas emoções o sobrecarregarem.

1. A *tolerância ao mal-estar* o ajudará a lidar melhor com eventos dolorosos ao aumentar sua resiliência e oferecer novas maneiras de suavizar os efeitos de circunstâncias perturbadoras.

2. A *atenção plena (mindfulness)* o ajudará a vivenciar mais plenamente o momento presente, ao mesmo tempo que o fará se concentrar menos em experiências dolorosas do passado ou possibilidades assustadoras no futuro. Ela também lhe dará ferramentas para superar julgamentos negativos habituais sobre si mesmo e os outros.

3. A *regulação emocional* ajudará você a reconhecer o que sente com mais clareza e, em seguida, observar cada emoção sem se deixar dominar por ela. O objetivo é modular seus sentimentos sem se comportar de modo reativo e destrutivo.

4. A *efetividade interpessoal* fornecerá novas ferramentas para que você expresse suas crenças e necessidades, estabeleça limites e negocie soluções para problemas – tudo isso protegendo seus relacionamentos e tratando os outros com respeito.

A estrutura deste livro é pensada para facilitar o aprendizado. Cada habilidade é abordada em dois capítulos – básico e avançado –, com exceção da tolerância ao mal-estar e da atenção plena, que incluem um terceiro capítulo, mais avançado ainda. Os capítulos básicos ensinam os conceitos necessários, identificam os componentes da nova habilidade e conduzem você pelas etapas iniciais. Os avançados o guiam pelos componentes restantes da habilidade, desenvolvendo nível por nível. Haverá exemplos para esclarecer cada passo, além de avaliações, exercícios e planilhas para ajudá-lo a treinar cada conhecimento adquirido. (Muitos desses materiais estão disponíveis para download no hotsite deste livro: www.sextante.com.br/dbt.) Nesta edição, incluímos um capítulo sobre ensaio cognitivo baseado em exposição, para ajudá-lo a colocar as habilidades em prática em circunstâncias realistas e imaginárias. Então, no capítulo final, "Juntando tudo", você aprenderá a integrar todas essas habilidades para torná-las uma parte comum da sua vida.

Terapia comportamental dialética: Livro de atividades foi escrito para facilitar o aprendizado. A parte difícil será assumir o compromisso de *fazer* as atividades e colocar suas novas habilidades em prática. Nada vai mudar apenas com a leitura deste livro. As palavras não terão impacto em sua vida se você não implementar em seu comportamento as técnicas e estratégias aqui expostas. Portanto, pense por que decidiu ler este livro e o que deseja mudar. Escreva nesta página três reações que você tem às suas emoções e que deseja transformar. Em outras palavras, identifique três coisas que faz quando está frustrado ou sobrecarregado – coisas que não são saudáveis ou que são prejudiciais – e que você está comprometido em substituir por abordagens melhores.

1. _____

2. _____

3. _____

PARA QUEM É ESTE LIVRO

Há dois públicos-alvo para *Terapia comportamental dialética: Livro de atividades*. O primeiro são pessoas que estão em terapia comportamental dialética (em grupo ou individual) e precisam de ajuda para aprender as quatro habilidades-chave. O segundo é *qualquer indivíduo* que enfrente sentimentos opressores e queira usar este livro de forma independente. Todas as ferramentas aqui descritas o auxiliarão a alcançar mudanças significativas na sua capacidade de controlar a emoção. Portanto, se você está lendo este livro por conta própria e tem dificuldade em implementar as novas habilidades, recomendamos fortemente que procure um terapeuta comportamental dialético qualificado.

HÁ ESPERANÇA

A vida é dura. Você já sabe disso. Mas você não está preso em um beco sem saída na luta contra suas emoções. Se fizer o trabalho direitinho e implementar as habilidades que este livro ensina, suas reações mudarão. Porque, independentemente da genética ou da dor inicial, as habilidades-chave têm o poder de influenciar o resultado de cada conflito e cada frustração e lhe possibilitam alterar o curso dos seus relacionamentos. Você possui todos os motivos do mundo para ter esperança. Só precisa virar a página e começar. E então continuar trabalhando.

CAPÍTULO 1

Habilidades básicas de tolerância ao mal-estar

HABILIDADES DE TOLERÂNCIA AO MAL-ESTAR: O QUE SÃO?

Em algum ponto da vida, todos temos que lidar com o mal-estar e a dor. Ela pode ser física, como uma picada de abelha ou um braço quebrado, ou emocional, como tristeza ou raiva. Em ambos os casos, a dor é muitas vezes inevitável e imprevisível. Nem sempre conseguimos prever quando a abelha vai nos picar ou algo nos deixará tristes. Na maioria das ocasiões, o máximo que podemos fazer é usar nossas habilidades para lidar com a situação e esperar que elas funcionem.

No entanto, para algumas pessoas, a dor emocional e física parece mais intensa e ocorre com mais frequência. O mal-estar se instala com rapidez e dá a sensação de um maremoto avassalador. Muitas vezes, essas situações parecem ser intermináveis, e os indivíduos que as vivenciam não sabem como lidar com a intensidade da dor. Para os propósitos deste livro, chamaremos esse problema de *emoções extremas*. (Mas lembre-se de que a dor emocional e a dor física podem ocorrer simultaneamente.)

As pessoas que enfrentam emoções extremas costumam lidar com a dor de formas ineficazes ou nada saudáveis por não saberem o que fazer. É compreensível que isso aconteça. Diante de problemas emocionais, é difícil ser racional e pensar em uma boa solução. Ainda assim, muitas das estratégias de enfrentamento usadas pelos indivíduos com emoções extremas só servem para agravar os problemas.

Aqui está uma lista com algumas das estratégias de enfrentamento mais comuns. Marque (✓) aquelas que você utiliza para lidar com as **suas** situações estressantes:

☐ Você passa muito tempo pensando em dores, erros e problemas do passado.

☐ Você fica ansioso se preocupando com possíveis dores, erros e problemas do futuro.

☐ Você se isola para evitar situações inquietantes.

☐ Você usa álcool ou drogas para se anestesiar.

☐ Você desconta seus sentimentos em outras pessoas, ficando com raiva excessiva delas ou tentando controlá-las.

☐ Você tem comportamentos potencialmente perigosos, como se cortar, se bater, se arranhar, se beliscar, se queimar ou arrancar os próprios cabelos.

☐ Você se envolve em atividades sexuais arriscadas, como manter relações com desconhecidos ou fazer sexo desprotegido com frequência.

☐ Você evita lidar com as causas dos seus problemas, como um relacionamento abusivo ou disfuncional.

☐ Você usa a comida para se punir ou se controlar, comendo exageradamente, ficando sem comer ou vomitando o que ingere.
☐ Você tenta suicídio ou se envolve em atividades de alto risco, como dirigir de forma imprudente ou consumir quantidades exageradas de álcool e drogas.
☐ Você evita atividades prazerosas, como eventos sociais ou exercícios físicos, talvez porque ache que não merece se sentir melhor.
☐ Você se rende à sua dor e se resigna a levar uma vida infeliz e insatisfatória.

Todas essas estratégias são caminhos para uma dor emocional ainda mais profunda, uma vez que até aquelas que oferecem alívio temporário causam apenas mais sofrimento. Use a tabela "O custo das estratégias de enfrentamento autodestrutivas" para entender como. Repare nas estratégias que você utiliza e no custo delas. Em seguida, anote o custo adicional que vier à mente. No fim da tabela, fique à vontade para acrescentar quaisquer estratégias que você pratique, mas que não estejam incluídas, além dos custos delas. (Visite www.sextante.com.br/dbt para baixar a tabela "O custo das estratégias de enfrentamento autodestrutivas".)

O custo das estratégias de enfrentamento autodestrutivas

Estratégia de enfrentamento autodestrutiva	Possíveis custos
1. Você passa muito tempo pensando em dores, erros e problemas do passado.	Perder coisas boas que podem estar acontecendo no presente e depois se arrepender de tê-las perdido também; depressão a respeito do passado Outro:
2. Você fica ansioso se preocupando com possíveis dores, erros e problemas do futuro.	Perder coisas boas que podem estar acontecendo no presente; ansiedade em relação ao futuro Outro:
3. Você se isola para evitar possíveis dores.	Passar mais tempo sozinho e, como resultado, se sentir ainda mais deprimido Outro:

Estratégia de enfrentamento autodestrutiva	Possíveis custos
4. Você usa álcool ou drogas para se anestesiar.	Vício; dívidas; problemas no trabalho; problemas com a lei; problemas de relacionamento; consequências para a saúde Outro:
5. Você desconta seus sentimentos dolorosos nos outros.	Perda de amizades, relacionamentos amorosos e familiares; outras pessoas evitam você; solidão; você se sente mal por magoar os outros; consequências legais das suas ações Outro:
6. Você tem comportamentos perigosos, como se cortar, se queimar, se arranhar, arrancar cabelos e se mutilar.	Possível morte; infecção; cicatrizes; desfiguração; vergonha; dor física Outro:
7. Você se envolve em atividades sexuais arriscadas, como sexo desprotegido ou sexo frequente com desconhecidos.	Doenças sexualmente transmissíveis, algumas com risco de morte; gravidez; vergonha; constrangimento Outro:
8. Você evita lidar com as causas dos seus problemas.	Relacionamentos destrutivos; exaustão por fazer coisas para os outros; não ter suas próprias necessidades atendidas; depressão Outro:

Estratégia de enfrentamento autodestrutiva	Possíveis custos
9. Você come exageradamente, restringe o que come ou vomita a comida.	Ganho de peso; anorexia; bulimia; consequências para a saúde; tratamento médico; constrangimento; vergonha; depressão Outro:
10. Você tenta suicídio ou se envolve em outras atividades quase fatais.	Possível morte; hospitalização; constrangimento; vergonha; depressão; complicações médicas duradouras Outro:
11. Você evita atividades prazerosas, como eventos sociais e exercícios físicos.	Falta de prazer; falta de exercícios; depressão; vergonha; isolamento Outro:
12. Você se rende à dor e leva uma vida insatisfatória.	Dor intensa e mal-estar; arrependimentos em relação à vida; depressão Outro:
13.	
14.	

Os custos dessas estratégias de enfrentamento autodestrutivas são claros: todas fazem você prolongar a dor, tornando-a um sofrimento de longo prazo. Lembre-se de que às vezes a dor não pode ser evitada, mas o sofrimento, sim.

Por exemplo, as amigas Maria e Sandra discutem. Para Maria, que não tem emoções extremas, a briga foi dolorosa no início, mas, após algumas horas, ela percebeu que as duas tinham culpa no desentendimento. Então, no dia seguinte, não estava mais chateada ou brava. Por outro lado, Sandra, que enfrenta emoções extremas, repassou o bate-boca na memória por três dias. Tomou cada palavra e cada gesto como um insulto. Assim, quando reencontrou Maria, três dias depois, ainda estava com raiva e recomeçou a discussão de onde havia parado. As duas mulheres vivenciaram a dor inicial da briga, mas apenas Sandra estava sofrendo. Ela carregou a dor emocional por dias, o que claramente dificultou sua vida. Embora nem sempre seja possível controlar a dor que nos ocorre, somos capazes de gerir a quantidade de sofrimento que temos em resposta àquela dor.

Para evitar esse tipo de sofrimento, os capítulos 1, 2 e 3 ensinarão a você as *habilidades de tolerância ao mal-estar*. Elas o ajudarão a enfrentar e lidar com sua dor de um jeito novo e mais saudável, para impedir uma aflição prolongada.

SOBRE ESTE CAPÍTULO

O primeiro grupo de habilidades de tolerância ao mal-estar que serão ensinadas neste capítulo ajudará você a se distrair das situações que estão causando dor emocional. Habilidades de distração são importantes porque (1) fazem você parar temporariamente de pensar na dor e, assim, (2) dão tempo para que você encontre uma reação de enfrentamento adequada. Lembra que Sandra carregou a dor por três dias? Ela não conseguia parar de pensar na discussão com Maria. A distração auxilia a deixar a dor de lado porque você está pensando em outra coisa. Ela também nos dá tempo para que as emoções se acalmem antes de tomarmos uma atitude para lidar com uma situação angustiante.

Entretanto, não confunda distração com evitação. Ao evitar uma circunstância inquietante, você escolhe não lidar com ela. Mas, ao se distrair, você ainda pretende enfrentá-la no futuro, quando suas emoções tiverem baixado a um nível tolerável.

O segundo grupo de habilidades de tolerância ao mal-estar que você aprenderá neste capítulo refere-se às técnicas para se autoacalmar (Johnson, 1985; Linehan, 1993b). Muitas vezes, é necessário se tranquilizar antes de encarar a causa do mal-estar, porque talvez suas emoções estejam "pegando fogo". Uma grande quantidade de pessoas com emoções extremas entra em pânico ao se deparar com uma discussão, uma rejeição, um fracasso ou outros acontecimentos dolorosos. Antes que você possa enfrentar esses problemas com suas novas habilidades de regulação emocional (capítulos 7 e 8) ou de efetividade interpessoal (capítulos 9 e 10), quase sempre é preciso se acalmar para recobrar a força. Em situações assim, as habilidades de tolerância ao mal-estar são como encher o tanque do carro para que você possa seguir em frente. O objetivo de se autoacalmar é oferecer algum grau de paz e alívio da dor, para que você possa decidir seus próximos passos.

As habilidades de se autoacalmar também vão ajudá-lo a aprender a tratar a si mesmo com compaixão. Muitas pessoas com emoções extremas foram abusadas ou negligenciadas quando crianças. Por isso, aprenderam mais sobre como se machucar do que sobre como se ajudar. O segundo objetivo das habilidades de se autoacalmar é, portanto, ensinar você a tratar a si mesmo com gentileza e afeto.

COMO USAR ESTE CAPÍTULO

Ao ler o grupo de habilidades a seguir, marque aquelas que são úteis para você. Isso fará com que seja mais fácil criar um plano de enfrentamento de emergências quando chegarmos ao final deste capítulo. Você também verá como elaborar uma lista de habilidades de relaxamento para se acalmar, tanto em casa quanto em outros ambientes. Em seguida, nos próximos dois capítulos, você aprenderá habilidades mais avançadas de tolerância ao mal-estar.

NÃO FUJA DA "RAIA"

Agora que você identificou alguns dos seus comportamentos autodestrutivos e problemáticos – assim como os custos deles –, a primeira estratégia de tolerância ao mal-estar a ser aprendida é a RAIA, que é um acrônimo para que você se lembre de:

Relaxar
Avaliar
(Estabelecer uma) **I**ntenção
Agir

Mudar qualquer comportamento é difícil. Exige que você identifique as ações que deseja modificar, quando quer mudá-las e quais atitudes planeja tomar no lugar delas. Além disso, requer que você se *lembre* que deseja fazer algo diferente para começo de conversa, o que é igualmente importante. Muitas vezes, este é o passo mais difícil – lembrar que deseja mudar –, ainda mais quando você está sentindo uma sobrecarga emocional. Quando você é invadido por emoções extremas, é comum que seu instinto inicial seja agir de forma impulsiva, envolvendo-se em algum tipo de comportamento autodestrutivo ou problemático habitual (como aqueles que identificou anteriormente). Isso acontece porque, a menos que se prepare para esses momentos de emoções intensas, você talvez nem lembre que havia planejado fazer algo diferente. Então, como podemos tomar decisões mais saudáveis quando nos sentimos sobrecarregados? O primeiro passo para mudar qualquer comportamento problemático ou autodestrutivo e não agir impulsivamente é usar a estratégia RAIA: **R**elaxar, **A**valiar, estabelecer uma **I**ntenção e **A**gir.

- **Relaxar.** É o primeiro passo do processo. Pare o que está fazendo. Congele. Respire. Faça uma pausa. Afaste-se da situação por alguns segundos para obter um outro ponto de vista. Evite o que costuma fazer – não aja por impulso. Eis uma ótima oportunidade para se comportar de modo diferente. Crie um "espaço" entre seu desejo de agir impulsivamente e sua verdadeira reação. Fale em voz alta "Pare", "Relaxe" ou "RAIA", para lembrar a si mesmo de não reagir de maneira tão rápida ou automática. Em seguida, respire devagar algumas vezes antes de escolher uma ação alternativa.

- **Avaliar.** Pergunte-se o que está acontecendo. Quais são os fatos? Basta uma análise rápida. Você *não* precisa compreender tudo, e *não* é necessário fazer uma avaliação profunda do motivo pelo qual você está se sentindo assim. Você *não* precisa nem solucionar o problema se ele for muito complicado. Apenas se esforce para obter uma visão geral dos acontecimentos. Por exemplo, observe o que está acontecendo com você física, emocional e mentalmente. Também repare no que as pessoas ao seu redor estão fazendo. Você pode se fazer perguntas simples: "Como estou me sentindo?", "O que está acontecendo?", "Alguém está em perigo?".

- **(Estabelecer uma) Intenção.** O terceiro passo é estabelecer uma intenção de fazer algo. Neste caso, uma intenção é uma meta, um objetivo ou um plano de ação. Decida o que vai fazer. Escolha uma das habilidades de enfrentamento que aprenderá neste livro. Pergunte-se: "O que eu preciso fazer neste exato momento?" Talvez fazer algo por si mesmo? Então pode ser bom selecionar uma das habilidades de enfrentamento ou de se autoacalmar que você aprenderá em breve. Ou você precisa resolver um problema maior? Neste caso, escolha uma das habilidades de resolução de problemas ou de comunicação nos capítulos mais à frente. Seja qual for a ação que você decida tomar, ela não precisa ser definitiva nem a melhor solução para o problema agora, mas espera-se que seja saudável e que o ajude a lidar com o problema.

- **Agir.** Por fim, aja. Coloque seu plano em prática. Siga em frente *de maneira consciente*, ou seja, avance devagar e com consciência do que está fazendo. Independentemente da intenção que tiver estabelecido, aja com o máximo de calma e eficácia. Lembre-se de que esta ação talvez não seja a solução definitiva do problema em questão. No entanto, se você seguir estes passos, é provável que sua ação consciente seja mais saudável e eficaz do que as atitudes autodestrutivas que você tomaria caso tivesse reagido por impulso.

Embora possa parecer muito para absorver – especialmente quando você sofre de emoções extremas –, com a prática esses passos poderão ser alcançados em questão de segundos, tornando-se um novo hábito. Além disso, tenha consciência de que você pode precisar usar a RAIA mais de uma vez na mesma situação. Portanto, se não funcionar de primeira, repita os passos. Talvez você tenha deixado passar um detalhe importante ou algo tenha mudado de repente. Não desista da RAIA até sentir que a situação está resolvida ou até poder sair dela de forma efetiva.

Agora que você conhece a estratégia RAIA, o próximo passo para mudar seus comportamentos autodestrutivos e problemáticos é identificar e prever as ocasiões em que precisará usá-la. Em geral, você saberá que deve agir diferente quando surgir uma emoção negativa intensa, em especial se você sentir vontade de evitar algo ou se tornar agressivo com alguém. Isso costuma ser um indicativo de que você terá que fazer uma escolha: agir por impulso e fazer o de sempre *ou* usar uma das habilidades de enfrentamento deste livro e tomar uma atitude diferente.

Outro bom indicativo para usar a RAIA é a dor emocional, mental ou física repentina; ela costuma ser um aviso de que é necessário decidir como agir. E, por último, você talvez precise usar a RAIA se perceber o desejo de agir impulsivamente, recorrendo a um dos seus comportamentos autodestrutivos habituais, mesmo que não saiba por quê. Cada uma dessas três condições sinaliza um momento de escolha: você pode fazer o que faz normalmente – reagir por impulso e talvez causar dor para si ou para os outros – ou relaxar, avaliar, estabelecer uma intenção e agir, usando uma habilidade de enfrentamento mais saudável. Para entender como aplicar isso, aqui vão dois exemplos. Vamos ver como Bryan e Sarah usam a estratégia RAIA.

Bryan tinha o problema de frequentemente iniciar discussões com a esposa, Kelly. Em geral, ele gritava que ela era uma "inútil" e, em seguida, a humilhava. Depois, quando se sentia envergonhado, Bryan saía de casa e ia ao bar mais próximo, onde bebia demais e gastava muito dinheiro. No entanto, nos últimos tempos, Bryan vinha usando este livro e aprendendo novas habilidades de enfrentamento. Ele tinha ciência de quais delas funcionavam melhor no caso dele, mas muitas vezes tinha dificuldade de se lembrar de colocá-las em prática quando tomado pela raiva e pela depressão. Ele sabia que precisava usar a estratégia RAIA, então prendeu notas adesivas de cores vivas com a palavra "RAIA" em vários cantos da casa. Por sorte, na vez seguinte em que começou a discutir com Kelly, Bryan vislumbrou uma das notas e se lembrou de usar a estratégia.

Primeiro, ele parou o que estava fazendo e tentou relaxar. Parou de gritar com Kelly, respirou fundo e liberou um pouco da tensão muscular do corpo. Em seguida, avaliou a situação. Pensou rapidamente no que estava acontecendo. Ele estava discutindo com Kelly porque ela não tinha lavado o uniforme de trabalho dele, mas ele não ia trabalhar até a manhã seguinte e se esquecera de lhe pedir que lavasse a roupa. Além disso, ainda havia tempo suficiente para tal.

Bryan também reconheceu que, naquele exato momento, não havia urgência; ele estava apenas se sentindo muito sobrecarregado pela raiva. Apesar de sentir vontade de sair e beber, ele não o fez. Em vez disso, estabeleceu uma intenção. Precisava ficar em casa, acalmar-se e não ter atitudes que destruíssem ainda mais o relacionamento com Kelly. Bryan vinha trabalhando suas habilidades de se acalmar e de se comunicar e sabia que era necessário usá-las. Então, decidiu agir. Disse a Kelly que reconhecia que não havia pedido que ela lavasse o uniforme, que estava com raiva e que precisava ir para o quarto se acalmar. Em seguida, deitou-se na cama, colocou uma música tranquilizante para tocar e praticou a respiração diafragmática (ver capítulo 2) até se sentir calmo o bastante para sair e pedir desculpas à esposa.

De forma semelhante, Sarah enfrentava emoções extremas e costumava afastar as pessoas – até desconhecidos – com sua raiva excessiva. Um dia, ela foi devolver um vestido numa loja de roupas porque, após comprá-lo, percebeu que estava manchado. Sarah já estava incomodada por ter que dirigir até o shopping e se irritou ainda mais por pensar na "idiota" que tinha causado a mancha e deixado a roupa na arara para ser vendida daquele jeito. Então, para piorar, a caixa disse que, como o vestido havia sido comprado em liquidação, não era possível devolvê-lo. Agora Sarah estava com *muita* raiva.

No passado, ela teria começado a gritar com a caixa na frente de todo mundo, mas vinha treinando suas habilidades de enfrentamento com o terapeuta e recebera incentivo para usar a RAIA. Assim, em vez de berrar, Sarah se conteve, parou o que estava fazendo, respirou fundo e tentou relaxar. Em seguida, avaliou a situação. Ela estava extremamente irritada e sabia que, se tentasse conversar com a caixa, acabariam discutindo. Aquela não era uma emergência, mas Sarah tinha pagado caro pelo vestido e queria um reembolso. A seguir, ela estabeleceu uma intenção. Percebeu que precisava se acalmar antes de conversar sobre o problema. Identificou que a habilidade de enfrentamento necessária era sair da loja e se concentrar em pensamentos para se tranquilizar. Então, enfim, agiu.

Avisou à caixa que precisava sair um minutinho, mas que logo voltaria. Sentou-se do lado de fora, respirou devagar algumas vezes e repetiu os pensamentos para lidar com a situação: "Não estou em perigo agora" e "Estes são apenas meus sentimentos, mas eles vão se afastar em algum momento". Após alguns minutos, quando se sentiu calma o bastante, voltou à loja e falou com a caixa novamente. Explicou que não tinha notado a mancha até chegar em casa e queria um reembolso. No entanto, a atendente insistiu que não poderia devolver o dinheiro. Agora, Sarah estava confusa e com raiva. Esperava que usar a estratégia RAIA e se acalmar fosse resolver o problema, mas não foi o que aconteceu. Então, decidiu tentar de novo. Mais uma vez, ela parou, respirou devagar e relaxou o máximo possível. Em seguida, avaliou rapidamente a situação. "O que está acontecendo aqui?", pensou. Olhou para o crachá da caixa e percebeu que estava escrito "Em treinamento". Fazia anos que Sarah frequentava a loja e nunca tivera problemas para devolver as roupas, então se perguntou se a funcionária estaria lhe fornecendo as informações corretas. Naquele momento, ela estabeleceu a intenção de usar uma das habilidades de comunicação assertiva que aprendera fazia pouco tempo e enfim agiu, perguntando à atendente se poderia falar com a gerente. Naturalmente, a gerente resolveu a situação, permitindo que Sarah devolvesse o vestido. O problema não foi resolvido de forma automática pelo simples fato de Sarah usar a estratégia RAIA. Mas a estratégia a ajudou a, mais uma vez, evitar indispor as pessoas com sua raiva.

Exercício: Pratique a RAIA

Agora é sua vez de usar a estratégia RAIA. Lembre-se de uma situação problemática que viveu recentemente e que fez você sentir uma sobrecarga emocional. Faça um esforço para identificar qual foi a sua ação por impulso, qual foi o comportamento autodestrutivo (se houve algum) e como poderia ter lidado melhor com a situação se tivesse usado a estratégia RAIA. Não se preocupe por ainda não saber exatamente quais estratégias de enfrentamento utilizaria – você aprenderá mais sobre elas em breve –, mas tente descrever uma tática geral que o ajudaria. Por exemplo: "Aprender como me acalmar" ou "Aprender a me comunicar melhor com meu cônjuge". Então, à medida que for avançando, tente encontrar a habilidade específica que teria ajudado. (Um PDF com este exercício está disponível em www.sextante.com.br/dbt.)

O que aconteceu nessa situação angustiante? _____
_____
_____

Como você se sentiu? _____
_____
_____

O que você fez? _____
_____
_____

Você teve algum comportamento autodestrutivo? Em caso afirmativo, qual(is)? _____
_____
_____

Agora use a estratégia RAIA e imagine o que poderia ter sido diferente.

Como você poderia ter relaxado (**R**) nessa situação? _____
_____
_____

Se você tivesse feito uma avaliação (**A**), o que teria descoberto? _____
_____
_____

Se você tivesse estabelecido uma intenção (**I**), qual seria? _____
_____
_____

Se você tivesse agido (**A**) nessa situação, o que poderia ter acontecido? _____
_____
_____

Quais teriam sido as vantagens gerais se você tivesse usado a estratégia RAIA? _____
_____
_____
_____

∎ ∎ ∎

Mudar um comportamento é difícil. É especialmente complicado quando você também enfrenta emoções extremas. Por isso, é importante se lembrar de usar a RAIA ao longo de todo este livro. Por si só, a RAIA não chega a ser uma habilidade; ela é, na verdade, uma estratégia que exige o uso de todas as outras habilidades que você vai adquirir aqui. Portanto, à medida que for aprendendo, pergunte-se como você pode incorporá-las à estratégia RAIA. Então, cada vez que se deparar com uma situação desafiadora, se sentir sobrecarregado por suas emoções ou precisar fazer uma escolha sobre como agir, lembre-se de praticar a RAIA e usar suas habilidades de enfrentamento. Toda vez que se lembra de praticá-la, você torna mais natural sua aplicação no futuro. Assim como Bryan, escreva "RAIA" em notas adesivas e espalhe-as pela casa e pelo seu local de trabalho, como um lembrete para si mesmo.

ACEITAÇÃO RADICAL

Desenvolver a habilidade de tolerar o mal-estar começa com uma mudança de postura. Você vai precisar de algo chamado *aceitação radical* (Sherman, 1975; Linehan, 2009). Trata-se de um novo jeito de olhar para a sua vida. No próximo capítulo, você responderá a algumas perguntas cruciais que o ajudarão a examinar suas experiências usando esse conceito. Mas, por enquanto, basta abordá-lo de forma superficial.

Muitas vezes, quando uma pessoa está sofrendo, sua primeira reação é ficar com raiva ou chateada, ou culpar alguém por ter causado a dor. Mas, infelizmente, mesmo que você culpe quem for pelo seu mal-estar, a dor seguirá existindo e você continuará sofrendo. Na verdade, em alguns casos, quanto mais raiva você sentir, pior será sua dor (Greenwood, Thurston, Rumble, Waters e Keefe, 2003; Kerns, Rosenberg e Jacob, 1994).

Ficar com raiva ou chateado também o impede de enxergar a situação de fato. Você já ouviu a expressão "cego de raiva"? Isso muitas vezes ocorre com pessoas que têm emoções extremas. Criticar a si mesmo ou aos outros o tempo todo ou julgar em excesso uma situação é como usar óculos escuros em um local fechado. Ao fazer isso, você deixa passar os detalhes e não vê as coisas como elas realmente são. Ficar com raiva e pensar que uma situação nunca deveria ter ocorrido nos cega para o fato de que ela *ocorreu* e que é necessário lidar com isso.

Criticar em excesso uma situação o impede de tomar atitudes para mudá-la. Você não pode mudar o passado. E, se perder tempo lutando contra ela – desejando que a sua raiva mude o resultado de um acontecimento passado –, você ficará paralisado e desamparado. E aí nada vai melhorar.

Repetindo: julgar excessivamente uma situação ou criticar demais a si mesmo ou aos outros muitas vezes leva a mais dor, detalhes que passam despercebidos e paralisação. Obviamente, ficar com raiva, chateado ou crítico não melhora as coisas. Então o que mais você pode fazer?

A outra opção que a aceitação radical sugere é reconhecer sua situação atual, seja ela qual for, sem julgar o que ocorreu ou se criticar. Em vez disso, tente admitir que sua situação atual existe por causa de uma longa série de acontecimentos que começou lá no passado. Por exemplo, um tempo atrás, você (ou outra pessoa) pensou que precisava de ajuda com a dor emocional que vinha enfrentando. Assim, alguns dias depois, você foi à livraria (ou acessou a internet) e comprou este livro. Aí hoje você pensou em ler este capítulo e, em dado momento, se sentou, o abriu e começou a leitura. Agora, você chegou às palavras escritas aqui. Negar essa série de acontecimentos não muda em nada o que já ocorreu. Tentar lutar contra este momento ou dizer que isso não deveria estar acontecendo só leva a mais sofrimento. A aceitação radical significa olhar para si mesmo e para a situação e enxergar como ela realmente é.

Tenha em mente que aceitação radical *não* quer dizer que você concorda ou aceita o mau comportamento alheio, e sim que você está tentando parar de mudar o que ocorreu. Por exemplo, se você estiver vivendo um relacionamento abusivo, livre-se dele. Não perca seu tempo nem continue sofrendo ao pôr a culpa em si mesmo e na outra pessoa. Isso não o ajudará. Redirecione sua atenção ao que pode ser feito agora. Isso permitirá que você pense com mais clareza e descubra uma forma melhor de lidar com o próprio sofrimento.

Declarações de aceitação radical

Para começar a aplicar a aceitação radical, muitas vezes é útil usar uma declaração como um lembrete para si mesmo. A seguir, há alguns exemplos e espaços para que você crie suas próprias declarações. Marque (✓) as frases que você estaria disposto a usar para se lembrar de que é preciso aceitar o presente e os acontecimentos que levaram a ele. Depois, no exercício seguinte, você começará a empregar as declarações que escolheu.

- ☐ "É assim que as coisas precisam ser."
- ☐ "Todos os acontecimentos levaram ao agora."
- ☐ "Não posso mudar o que aconteceu."
- ☐ "É inútil lutar contra o passado."
- ☐ "Lutar contra o passado só me cega para o presente."
- ☐ "O presente é o único momento sobre o qual tenho controle."
- ☐ "É uma perda de tempo lutar contra o que já ocorreu."
- ☐ "O momento presente é perfeito, mesmo que eu não goste do que está acontecendo."
- ☐ "Este momento é exatamente como deveria ser, considerando o que aconteceu."
- ☐ "Este momento é o resultado de um milhão de outras decisões."

- ☐ Outras ideias: _____
_____
_____

Exercício: Aceitação radical

Agora, usando as declarações que você marcou, comece a aceitar radicalmente diferentes momentos da sua vida, sem julgá-los. É difícil aceitar situações muito dolorosas, por isso comece com acontecimentos menores. Veja algumas sugestões abaixo. Marque (✓) as que você está disposto a seguir e acrescente suas próprias ideias. Em seguida, use suas declarações para aceitar radicalmente a situação sem julgar ou criticar.

- ☐ Leia uma matéria controversa no jornal sem julgar o que ocorreu.
- ☐ Da próxima vez que ficar preso no trânsito, tenha paciência e não seja crítico.
- ☐ Assista às notícias na TV sem ser crítico em relação ao que está acontecendo.
- ☐ Ouça uma matéria ou um comentário político sem julgar.
- ☐ Revisite um acontecimento desagradável da sua vida – que não seja muito perturbador – e use a aceitação radical para lembrar dele sem julgá-lo.

- ☐ Outras ideias: _____
_____
_____

. . .

DISTRAIA-SE DE COMPORTAMENTOS AUTODESTRUTIVOS

Um dos propósitos mais importantes da terapia comportamental dialética é ajudar você a parar de se envolver em comportamentos autodestrutivos, como se cortar, se queimar, se coçar e se mutilar (Linehan, 2009). Ninguém pode negar o nível de dor que você vivencia ao fazer coisas desse tipo. Algumas pessoas que sofrem de emoções extremas afirmam que os ferimentos autoinfligidos aliviam temporariamente parte da dor que estão sentindo. Isso pode ser verdade, mas também é verdade que essas ações podem causar sérios danos permanentes e até a morte, se levadas ao extremo.

Pense em toda a dor que você já enfrentou na vida. Pense em todas as pessoas que o agrediram física, sexual, emocional e verbalmente. É claro que não faz sentido continuar se machucando ainda mais no presente, mas obviamente é muito difícil mudar esses hábitos autodestrutivos de uma hora para outra. Talvez você até seja viciado nos analgésicos naturais – as *endorfinas* – que são liberados quando se fere. No entanto, se quiser se recuperar de verdade da dor, abolir esses comportamentos autodestrutivos deve ser um dos seus primeiros passos. Pode ser muito difícil, sim, mas hábitos desse tipo são altamente perigosos e, sem dúvida, você deve se esforçar ao máximo para controlá-los.

Em vez de se envolver em condutas que podem causar danos sérios ou até permanentes, tente se acostumar com os comportamentos alternativos que veremos a seguir. Alguns deles podem parecer estranhos ou até levemente dolorosos, mas são menos destrutivos do que se cortar, se queimar ou se mutilar. O objetivo é deixar de recorrer aos comportamentos de autoflagelo de forma permanente. Contudo, enquanto isso não for possível, os hábitos a seguir oferecem alternativas menos danosas. Na psicologia, essa estratégia de fazer algo menos perigoso e destrutivo é chamada de *redução de danos*, usada frequentemente por pessoas que lutam contra vícios (Denning, 2000).

Exercício: Distraia-se de comportamentos autodestrutivos

Aqui estão algumas ações mais seguras que você pode usar para se distrair de emoções e pensamentos autodestrutivos. Marque (✓) aquelas que está disposto a executar e, em seguida, acrescente quaisquer atividades saudáveis e não danosas que vierem à mente:

- ☐ Em vez de se ferir, segure um cubo de gelo em uma das mãos e aperte. A sensação gelada é anestésica e distrai bastante.
- ☐ Escreva na sua pele com uma caneta vermelha em vez de se cortar. Desenhe exatamente onde se cortaria. Use tinta ou esmalte vermelho para que pareça sangue. Então, desenhe pontos com uma caneta preta. Se precisar de mais distração, aperte um cubo de gelo na outra mão.
- ☐ Com cuidado, puxe e solte um elástico no pulso toda vez que tiver vontade de se ferir. Isso pode causar uma pequena dor temporária, mas provoca danos menos permanentes do que se cortar, se queimar ou se mutilar.
- ☐ Enfie suavemente as unhas no braço, mas sem cortar a pele.

- ☐ Desenhe em balões o rosto das pessoas que você odeia e os estoure.
- ☐ Escreva cartas para as pessoas que você odeia ou que o machucaram. Diga o que elas fizeram e por que você as detesta. Em seguida, jogue as cartas fora ou guarde-as para ler depois.
- ☐ Jogue bolas macias, rolos de meia ou almofadas na parede com toda a força que conseguir reunir.
- ☐ Grite o mais alto que conseguir em um travesseiro ou em algum lugar onde não atraia a atenção de outras pessoas, como um show de música ou dentro do seu carro.
- ☐ Espete alfinetes em um boneco em vez de ferir a si mesmo. Você pode fazer um boneco com um rolo de meias ou uma bolinha macia e canetas. Ou então ir a uma loja e comprar um boneco com o objetivo específico de enfiar alfinetes nele. Escolha algum que seja macio e fácil de espetar.
- ☐ Chore. Às vezes, as pessoas fazem qualquer outra coisa em vez de chorar porque têm medo de não conseguirem mais parar. Isso nunca acontece. Na verdade, chorar pode fazer você se sentir melhor, já que libera hormônios do estresse.
- ☐ Faça exercícios físicos. Vá à academia ou ao estúdio de ioga e desconte a dor e a frustração em algo saudável. Dê uma caminhada ou uma corrida. Reaproveite de maneira positiva toda a energia destrutiva que você está sentindo.
- ☐ Outras ideias saudáveis e não danosas: _____
- ☐ _____
- ☐ _____

• • •

Aqui está um exemplo de como usufruir das ações alternativas para se distrair de emoções autodestrutivas. Lucy muitas vezes se cortava quando estava triste ou com raiva. Tinha dezenas de cicatrizes nos pulsos e nos antebraços. Usava camisas de manga comprida até no verão porque ficava constrangida quando outras pessoas viam o que ela tinha feito consigo mesma. No entanto, após pegar algumas ideias neste livro, Lucy criou um plano de distração. Assim, quando ficou com raiva de si mesma e sentiu vontade de se cortar, consultou sua lista de ações alternativas. Uma delas era desenhar na própria pele com uma caneta. Traçou uma linha exatamente onde teria se cortado. Usou até tinta vermelha para parecer que estava sangrando. Lucy carregou a marca no braço o dia inteiro para se lembrar de como havia se sentido triste e sobrecarregada. Mas depois, antes de dormir, ela conseguiu apagar a "cicatriz" e o "sangue" do braço, o que não conseguiria fazer com marcas resultantes de ferimentos permanentes.

DISTRAIA-SE COM ATIVIDADES PRAZEROSAS

Às vezes, fazer algo que provoca uma sensação boa é a melhor forma de se distrair de emoções dolorosas. Mas lembre-se: você não precisa esperar que as emoções extremas negativas surjam para realizar essas atividades. Também é de grande ajuda se envolver nesse tipo de prática com regularidade. Na verdade, você deve tentar fazer algo prazeroso todos os dias. O exercício físico também é muito importante, uma vez que é bom para sua saúde geral e um tratamento comprovadamente eficaz contra a depressão em alguns casos (Babyak *et al.*, 2000). Além disso, o exercício faz você se sentir bem quase imediatamente, pois libera os analgésicos naturais (endorfinas), os mesmos que são liberados quando você se corta.

A seguir há uma lista de mais de 100 atividades prazerosas que você pode praticar para se distrair. (Também é possível baixar uma cópia da lista em www.sextante.com.br/dbt.)

A GRANDE LISTA DE ATIVIDADES PRAZEROSAS

Marque (✓) as que você está disposto a fazer e, em seguida, acrescente quaisquer atividades que venham à mente:

- ☐ Falar com um amigo ao telefone.
- ☐ Visitar um amigo.
- ☐ Convidar um amigo para ir à sua casa.
- ☐ Mandar mensagens de texto ou e-mails para seus amigos.
- ☐ Organizar uma festa.
- ☐ Praticar exercício físico.
- ☐ Levantar peso.
- ☐ Praticar ioga, tai chi ou pilates – ou entrar em aulas para iniciantes.
- ☐ Alongar os músculos.
- ☐ Sair de casa e observar as nuvens.
- ☐ Dar uma corrida leve.
- ☐ Andar de bicicleta.
- ☐ Fazer trilha.
- ☐ Praticar um esporte radical, como surfe, escalada, esqui, salto de paraquedas, motociclismo e caiaque – ou aprender a fazer uma dessas coisas.
- ☐ Ir ao parque local e se juntar a uma partida ou observar um jogo.
- ☐ Jogar algo que você possa fazer sozinho, se não houver ninguém por perto, como basquete, boliche, handebol, minigolfe, bilhar ou tênis de parede.
- ☐ Ir ao cinema e assistir a qualquer filme que estiver passando.
- ☐ Ver televisão.
- ☐ Ouvir rádio.
- ☐ Ir a um evento esportivo, como um jogo de vôlei ou futebol.
- ☐ Jogar um jogo com um amigo.
- ☐ Jogar Paciência.
- ☐ Jogar videogame.
- ☐ Bater papo on-line.
- ☐ Visitar seus sites preferidos.
- ☐ Visitar sites doidos e começar a fazer uma lista deles.
- ☐ Criar seu próprio site.
- ☐ Criar um blog.
- ☐ Usar um site ou aplicativo de relacionamentos.
- ☐ Vender na internet algo que você não quer mais.
- ☐ Comprar algo na internet (dentro do seu orçamento).
- ☐ Montar um quebra-cabeça com muitas peças.
- ☐ Ligar para um serviço de prevenção ao suicídio e conversar com alguém.
- ☐ Ir às compras.
- ☐ Ir ao cabeleireiro.
- ☐ Passar o dia no spa.

- ☐ Ir à biblioteca.
- ☐ Visitar uma livraria.
- ☐ Tomar um café ou chá na sua cafeteria preferida.
- ☐ Visitar um museu ou uma galeria de arte local.
- ☐ Montar um álbum de recortes com desenhos.
- ☐ Pintar as unhas.
- ☐ Mudar a cor do cabelo.
- ☐ Tomar um banho de espuma (na banheira ou no chuveiro).
- ☐ Arrumar seu carro, sua caminhonete, sua moto ou sua bicicleta.
- ☐ Inscrever-se em uma matéria que o empolgue na faculdade, num curso presencial ou on-line.
- ☐ Ler o livro, a revista, o artigo ou o poema de que você mais gosta.
- ☐ Ler uma revista de fofocas bem fútil.
- ☐ Escrever uma carta para um amigo ou parente.
- ☐ Escrever coisas de que você gosta em si mesmo em uma foto sua ou no seu retrato desenhado.
- ☐ Escrever um poema, um conto, um roteiro de cinema ou uma peça sobre sua vida ou a vida de outra pessoa.
- ☐ Escrever no diário ou na agenda sobre o que aconteceu com você hoje.
- ☐ Escrever uma carta afetuosa para si mesmo quando você estiver bem e guardá-la para ler quando estiver triste.
- ☐ Fazer uma lista de 10 coisas nas quais você é bom ou de que você gosta em si mesmo quando estiver se sentindo bem e guardá-la para ler quando estiver triste.
- ☐ Receber uma massagem; isso também pode ajudar a suavizar suas emoções.
- ☐ Sair de casa, mesmo que você fique apenas sentado ao ar livre.
- ☐ Dar uma volta de carro, bicicleta ou transporte público.
- ☐ Planejar uma viagem para um lugar que você nunca visitou.
- ☐ Dormir ou tirar um cochilo.
- ☐ Comer chocolate (faz bem!) ou algo que você adore.
- ☐ Tomar seu sorvete preferido.
- ☐ Preparar o prato ou a refeição de que você mais gosta.
- ☐ Preparar uma receita que você nunca testou.
- ☐ Fazer uma aula de culinária.
- ☐ Comer fora.
- ☐ Sair de casa e brincar com seu animal de estimação.
- ☐ Passear no parque com o cachorro de um amigo.
- ☐ Dar um banho no seu animal de estimação.
- ☐ Sair para observar os pássaros e outros bichos.
- ☐ Encontrar algo divertido para fazer, como assistir a um vídeo engraçado no YouTube.
- ☐ Assistir a um filme engraçado (comece a colecionar filmes de comédia para ver quando se sentir sobrecarregado pela dor).
- ☐ Ir ao shopping ou ao parque e observar outras pessoas; tente imaginar o que elas estão pensando.
- ☐ Rezar ou meditar.
- ☐ Ir à sua igreja, sua sinagoga, seu templo ou outro local de culto.
- ☐ Entrar para um grupo em seu local de culto.
- ☐ Escrever uma carta para Deus.
- ☐ Telefonar para alguém da família com quem você não fala há muito tempo.
- ☐ Aprender um novo idioma.
- ☐ Cantar ou aprender a cantar.

- ☐ Tocar um instrumento musical ou aprender a fazer isso.
- ☐ Compor uma música.
- ☐ Ouvir música animada e alegre (comece a fazer playlists de músicas alegres para momentos em que enfrentar emoções extremas).
- ☐ Tocar uma música bem alto e dançar no seu quarto.
- ☐ Decorar falas do filme ou da peça de que você mais gosta ou a letra da sua música preferida.
- ☐ Fazer um filme ou vídeo com seu smartphone.
- ☐ Tirar fotos.
- ☐ Entrar para um grupo de oratória e escrever um discurso.
- ☐ Participar de um grupo de teatro local.
- ☐ Cantar em um coral local.
- ☐ Entrar para um clube.
- ☐ Plantar um jardim.
- ☐ Trabalhar ao ar livre.
- ☐ Tricotar, fazer crochê ou costurar – ou aprender a fazer essas coisas.
- ☐ Desenhar.
- ☐ Pintar um quadro com pincel ou com os dedos.
- ☐ Passar um tempo com alguém que você ama, respeita ou admira.
- ☐ Fazer uma lista das personalidades que você admira e em quem se espelha – pode ser um personagem real ou fictício. Descreva o que você admira nelas.
- ☐ Escrever um conto sobre a coisa mais louca, engraçada ou significativa que já aconteceu com você.
- ☐ Fazer uma lista de 10 coisas que você gostaria de realizar antes de morrer.
- ☐ Fazer uma lista de 10 celebridades com quem você gostaria de fazer amizade e descrever o motivo.
- ☐ Fazer uma lista de 10 celebridades que você gostaria de namorar e descrever o motivo.
- ☐ Escrever uma carta para alguém que tornou sua vida melhor e lhe dizer o motivo. (Não precisa enviar a carta se não quiser.)
- ☐ Criar sua própria lista de atividades prazerosas.
- ☐ Outras ideias: _____
  _____
  _____
- ☐ _____
  _____
  _____

Eis um exemplo de como as atividades prazerosas podem distraí-lo. Karen estava se sentindo solitária e entediada. Sentada sozinha em casa, começou a pensar em como tinha sido solitária a vida toda e como o pai a machucara quando era mais nova. Em pouco tempo, Karen foi inundada por emoções muito dolorosas. Na verdade, as lembranças também desencadearam uma dor física no ombro dela. Karen começou a chorar e não sabia o que fazer. Por sorte, lembrou-se do plano de distração. O exercício físico sempre fora uma ferramenta poderosa, então ela saiu para dar uma longa caminhada no parque ouvindo algumas de suas músicas preferidas. A atividade não apagou as lembranças nem removeu completamente a dor de Karen, mas a acalmou e impediu que ela fosse dominada pela tristeza.

DISTRAIA-SE PRESTANDO ATENÇÃO EM OUTRA PESSOA

Outra ótima forma de se distrair da dor é direcionar sua atenção a outra pessoa. Aqui estão alguns exemplos. Marque (✓) aqueles que você estiver disposto a fazer e, em seguida, acrescente as atividades que vierem à mente:

☐ *Faça algo por outra pessoa.* Telefone para seus amigos e pergunte se eles precisam de ajuda em alguma coisa, como uma tarefa, compras de supermercado ou limpeza da casa. Diga a eles que você está entediado e procurando algo para fazer. Ligue para um conhecido e o convide para almoçar fora. Saia de casa e dê um trocado ao primeiro necessitado que vir. Se você conseguir se planejar antecipadamente para momentos como esses, em que você é invadido pela dor, telefone para a cozinha comunitária, o abrigo de sem-teto ou a instituição voluntária local. Planeje participar de atividades que ajudem os outros. Junte-se a um grupo de ativistas políticos, um grupo em defesa do meio ambiente ou outra organização local e se envolva no auxílio a outras pessoas.

☐ *Tire sua atenção de si mesmo.* Vá a uma loja, um shopping, uma livraria ou um parque próximo. Sente-se num banco e observe as outras pessoas ou ande em meio a elas. Repare em como se vestem. Ouça as conversas delas. Conte quantos botões há na camisa de uma pessoa X. Observe o máximo de detalhes possível a respeito dessas pessoas. Veja quantas têm olhos azuis e quantas têm olhos castanhos. Quando voltar a pensar em sua dor, concentre-se de novo nos detalhes dos indivíduos que você está observando.

☐ *Pense em alguém que é importante para você.* Leve uma foto dessa pessoa na sua carteira ou bolsa. Pode ser seu marido, sua esposa, seu pai, sua mãe, seu namorado, sua namorada, seus filhos, um amigo ou alguém que você admira, como Madre Teresa de Calcutá, Gandhi, Jesus e por aí vai. Pode até ser uma estrela de cinema, um atleta ou uma personalidade com quem você nunca interagiu. Então, quando começar a se sentir mal, pegue a foto e imagine uma conversa tranquilizadora e pacífica que você teria com essa pessoa se pudesse falar com ela no momento em que você está sentindo a dor. O que ela diria para ajudá-lo? Imagine-a falando essas coisas para você.

☐ Outras ideias: _____
_____
_____
☐ _____
_____
_____

Eis um exemplo de como se distrair ao prestar atenção em outra pessoa. Louis ficou chateado por uma briga que teve com o namorado, Roger. Em pouco tempo, Louis foi dominado pela tristeza, lembrando-se de todas as outras brigas que já tivera com Roger. Ele foi até a mesa de trabalho, onde tinha uma foto da mãe. Sentou-se e começou a conversar com ela como se ela estivesse presente. Pediu força e orientações para lidar com a situação com Roger. Em seguida, Louis imaginou o que ela diria e começou a se sentir melhor. Mais tarde, quando conseguiu pensar com mais clareza, ele voltou às tarefas do dia.

DISTRAIA SEUS PENSAMENTOS

O cérebro humano é uma maravilhosa máquina de produção de pensamentos: são milhares deles todos os dias. Na maior parte do tempo, isso facilita bastante a vida. Infelizmente, não temos controle total sobre o que pensamos. Eis um exemplo. Imagine seu personagem de desenho animado preferido, como o Pernalonga, o Snoopy, o Super-Homem ou qualquer outro. Feche os olhos e o visualize com detalhes. Lembre-se da aparência exata dele. Pense no personagem por cerca de 15 segundos. Feito? Agora, nos próximos 30 segundos, faça um esforço para não pensar nele. Tente bloquear o personagem da sua mente. Mas seja sincero consigo mesmo e perceba com qual frequência ele surge. É impossível não pensar nele, certo? Na verdade, quanto mais você tentar manter o personagem fora da mente, mais poder dará à imagem e mais o seu cérebro a trará à tona. Quanto mais você tenta esquecer algo, mais poder você dá à imagem e mais seu cérebro tenta se lembrar dela. É por isso que é impossível se forçar a esquecer algo que aconteceu com você. Esse também é o motivo pelo qual você não pode se obrigar a se livrar de emoções indesejadas.

Então, em vez de se forçar a esquecer uma lembrança ou um pensamento, tente distrair seu cérebro com outras lembranças ou imagens criativas. Aqui estão algumas sugestões. Marque (✓) aquelas que você está disposto a pôr em prática e, em seguida, acrescente quaisquer atividades em que conseguir pensar:

- ☐ Lembre-se de acontecimentos prazerosos, divertidos ou empolgantes. Tente recordar o máximo de detalhes possível dessas memórias felizes. O que você fez? Com quem estava? O que aconteceu?
- ☐ Olhe para a natureza à sua volta. Observe as flores, as árvores, o céu e a paisagem com o máximo de proximidade possível. Preste atenção nos animais do entorno. Ouça os sons que eles emitem. Ou, se você morar em uma cidade sem muita natureza, dê o seu melhor para observar o que for possível ou feche os olhos e imagine uma cena que já tenha visto no passado.
- ☐ Imagine que você é um herói ou uma heroína corrigindo algum acontecimento passado ou futuro na sua vida. Como faria isso? O que as pessoas lhe diriam?
- ☐ Imagine que você está recebendo elogios de alguém cuja opinião valoriza. O que você fez? O que essa pessoa lhe diz? Por que a opinião dela importa para você?
- ☐ Imagine sua fantasia mais louca se tornando realidade. O que seria? Quem mais estaria envolvido? O que você faria depois?
- ☐ Leve uma cópia da sua oração ou frase preferida com você. Então, quando sentir-se mal, pegue-a e a leia para si mesmo. Imagine as palavras o tranquilizando. Pense em imagens (como uma luz branca vindo do paraíso ou do universo) que o acalmem enquanto você lê as palavras.
- ☐ Outras ideias: _____

_____

_____

Aqui está um exemplo de como usar pensamentos para se distrair. Joel estava em um relacionamento ruim, que muitas vezes o fazia se lembrar de como ele era tratado pela mãe. Ela sempre o criticava e dizia que ele estava errado. Quando essas lembranças o inundavam, Joel nunca sabia o que fazer. Às vezes, ele apenas gritava com os amigos ou com qualquer um que estivesse por perto. Mas, após criar um plano de distração, Joel teve outras ideias. Quando teve lembranças da mãe o repreendendo outra vez, ele se lembrou de usar a estratégia RAIA. Primeiro, fez o melhor que pôde para relaxar, inspirando e expirando devagar algumas vezes. Avaliou a situação e percebeu que não estava correndo perigo. Depois, estabeleceu uma intenção de distrair os pensamentos, então agiu e foi para o quarto se deitar.

A seguir, começou a se imaginar quando criança confrontando a mãe a respeito da linguagem abusiva dela. Ele lhe disse tudo o que gostaria de ter falado anos antes. Disse que ela estava errada e que deveria parar de criticá-lo. Joel controlou os detalhes da fantasia para que refletisse o que ele desejava que tivesse acontecido naquela época. Aos poucos, começou a se sentir melhor e conseguiu escapar do ciclo de deixar que as emoções dolorosas o dominassem.

DISTRAIA-SE INDO EMBORA

Às vezes, o melhor que você pode fazer é ir embora. Se estiver em uma situação muito dolorosa e reconhecer que suas emoções o dominarão e talvez piorem as coisas, muitas vezes é melhor apenas sair de onde está. Lembre-se: se as emoções extremas já o tiverem dominado, será mais difícil pensar em uma resolução saudável para o problema. Pode ser melhor se distanciar da situação a fim de ganhar tempo para acalmar as emoções e pensar em como agir. Vá embora se isso for o melhor que você puder fazer. Será mais benéfico que jogar mais lenha em sua fogueira emocional.

Aqui está um exemplo de como ir embora para se distrair. Anna estava em uma grande loja de departamentos comprando uma blusa. Ela queria que um dos atendentes a ajudasse a encontrar o tamanho certo, mas o vendedor estava ocupado com outros clientes. Anna esperou o máximo que conseguiu e continuou tentando chamar a atenção do funcionário, mas nada adiantava. Ela percebeu que estava ficando com raiva. Estava prestes a rasgar a blusa ao meio. Não sabia o que fazer. No passado, teria permanecido na loja e se enfurecido ainda mais, mas, daquela vez, optou por ir embora. Saiu da loja, fez compras em outro lugar e, mais tarde, voltou para comprar a blusa, quando a loja estava mais vazia e ela sentia ter mais controle sobre suas emoções.

DISTRAIA-SE COM TAREFAS E AFAZERES DOMÉSTICOS

Muitas pessoas não conseguem se organizar o suficiente para cuidar de si mesmas e do lugar onde vivem. Por isso, tarefas e afazeres domésticos costumam ficar incompletos. Aqui está a oportunidade perfeita para cuidar de si mesmo e do ambiente ao redor. Quando você estiver em uma situação em que suas emoções estejam muito dolorosas, distraia-se temporariamente se envolvendo em uma das atividades a seguir. Marque (✓) aquelas que você está disposto a fazer e, então, acrescente quaisquer atividades que vierem à mente:

- ☐ Lavar a louça.
- ☐ Telefonar para pessoas com quem você não falou nos últimos tempos, mas de quem você não está com raiva.
- ☐ Limpar o quarto ou a casa ou ajudar um amigo com a faxina ou com o projeto de jardinagem.
- ☐ Arrumar o guarda-roupa e doar algumas peças.
- ☐ Redecorar um cômodo ou pelo menos as paredes.
- ☐ Organizar seus livros, suas playlists, a tela inicial do computador, etc.

- ☐ Traçar um plano para arrumar um emprego, se você ainda não tiver um, ou planejar como conseguir um melhor.
- ☐ Ir ao salão cortar o cabelo.
- ☐ Ir à manicure ou à pedicure, ou às duas.
- ☐ Ir ao massoterapeuta.
- ☐ Lavar seu carro ou o carro de outra pessoa.
- ☐ Cortar a grama.
- ☐ Limpar a garagem.
- ☐ Lavar roupa.
- ☐ Fazer o dever de casa.
- ☐ Fazer alguma tarefa do trabalho que você levou para casa.
- ☐ Polir sapatos.
- ☐ Polir joias.
- ☐ Lavar o banheiro e, em seguida, tomar um banho.
- ☐ Regar as plantas ou trabalhar no jardim.
- ☐ Preparar um jantar e convidar alguns amigos.
- ☐ Pagar as contas.
- ☐ Ir à reunião de um grupo de apoio, como Narcóticos Anônimos, Alcoólicos Anônimos ou Comedores Compulsivos Anônimos.
- ☐ Outras ideias: _____

_____

_____

Aqui está um exemplo de como usar tarefas e afazeres domésticos para se distrair. Mike ligou para a namorada, Michelle, convidando-a para ir ao cinema. Ela já tinha planejado encontrar os amigos e fazer outra coisa. Mike se sentiu muito rejeitado e abandonado. Começou a gritar com Michelle, que desligou na cara dele. Isso só piorou a situação. Mike ficou sem saber o que fazer. Rapidamente, começou a se sentir tonto e confuso, e suas emoções foram dominadas pela raiva.

Mas, em vez de ligar de novo para a namorada e discutir, ele abriu a carteira e pegou o plano de distração que tinha preparado (e que você também criará no fim deste capítulo). Estava escrito "Pratique a RAIA e se distraia com afazeres". Então, ele suspirou algumas vezes para relaxar e avaliou a situação. Reconheceu que estava com raiva, mas não corria perigo. Em seguida, estabeleceu a intenção de ir cortar o cabelo, porque isso levaria no mínimo duas horas, e após esse período ele provavelmente estaria mais calmo. E, enfim, agiu, andando cerca de 1 quilômetro até o barbeiro. Sair de casa ajudou a abrandar a raiva. Quando voltou, ele já tinha esfriado a cabeça o suficiente para ligar para Michelle e ver se ela tinha planos para o dia seguinte.

DISTRAIA-SE CONTANDO

Contar é uma habilidade simples que pode ser de grande ajuda para manter a mente ocupada e ajudar você a se concentrar em algo que não seja sua dor. Aqui estão alguns exemplos. Marque (✓) aqueles que você estiver disposto a fazer e, então, acrescente outras ideias:

- ☐ *Conte suas respirações*. Sente-se em uma cadeira ou poltrona confortável, apoie uma das mãos na barriga e respire bem lentamente. Imagine que o ar está indo para o estômago em vez de para os pulmões. Sinta sua barriga se expandir como um balão a cada inspiração. Comece a contar quantas vezes respira. Quando, inevitavelmente, você começar a pensar no que lhe causa dor, volte a se concentrar na contagem.
- ☐ *Conte qualquer outra coisa*. Se você estiver distraído demais pelas emoções, conte os sons que ouve. Isso direcionará sua atenção para fora de si mesmo. Ou tente contar quantos carros passam na rua, a quantidade de sensações que você está

experimentando ou qualquer outra coisa que possa ser contada, como os galhos de uma árvore para a qual você esteja olhando.

- ☐ *Conte ou subtraia de 7 em 7.* Por exemplo, comece com 100 e subtraia 7. Agora, subtraia do resultado mais 7. Siga em frente. Esta atividade o distrairá bastante das suas emoções, porque exige atenção e concentração redobradas.
- ☐ Outras ideias de contagem: _____
_____
_____

Eis um exemplo de como usar a contagem para se distrair. Dawn ficou chateada quando a mãe lhe pediu que arrumasse a mesa de jantar. "Ela sempre me dá ordens", pensou. Dawn sentiu que a raiva estava começando a dominá-la, então foi para o quarto e lembrou que, na última vez em que aquilo tinha acontecido, contar as respirações ajudara a acalmar suas emoções. Ela se sentou e, após 10 minutos, sentiu-se mais calma, então voltou à sala de jantar.

CRIE SEU PRÓPRIO PLANO DE DISTRAÇÃO

Agora, identifique as habilidades de distração que você se dispõe a usar quando se vir em uma situação que lhe cause dor e desconforto. As habilidades escolhidas formarão seu plano de distração. Lembre-se de que o primeiro passo do seu planejamento de tolerância ao mal-estar deve ser pôr em prática a estratégia RAIA (relaxar, avaliar, estabelecer uma intenção e agir), que provavelmente incluirá táticas de distração. Anote nas linhas a seguir as técnicas de distração que você selecionou nos exercícios anteriores. Depois, escreva-as de novo em uma nota adesiva para levar na carteira ou na bolsa ou então use um aplicativo de anotações para registrá-las no seu celular. Assim, quando se encontrar novamente em uma situação que cause mal-estar, você terá uma referência para se lembrar do seu plano de distração.

Meu plano de distração

1. *Usar a RAIA: relaxar (R), avaliar (A), estabelecer uma intenção (I) e agir (A).*
2. _____
3. _____
4. _____
5. _____
6. _____
7. _____
8. _____

9. _____
10. _____

RELAXE E SE AUTOACALME

Agora que aprendeu algumas formas saudáveis e eficazes de se distrair quando for invadido por emoções dolorosas, você precisará conhecer novas maneiras de se autoacalmar (Johnson, 1985; Linehan, 2010). As atividades desta seção o ajudarão a relaxar, o primeiro passo da estratégia RAIA – relaxar, avaliar, estabelecer uma intenção e agir. Mais adiante, você aprenderá habilidades específicas para lidar com situações problemáticas. Entre elas, haverá habilidades de regulação emocional, atenção plena e efetividade interpessoal.

Aprender a relaxar e a se autoacalmar é muito importante por diversos motivos. Quando você está relaxado, seu corpo se sente melhor e funciona de forma mais saudável. Durante o relaxamento, o coração bate mais devagar e a pressão arterial é reduzida. O corpo sai de um estado de emergência constante, que é quando se prepara para enfrentar uma situação estressante ou fugir dela. Consequentemente, o cérebro tem mais facilidade em processar maneiras mais saudáveis de lidar com os problemas.

A seguir há algumas atividades simples de relaxamento e tranquilização que usam os cinco sentidos: olfato, visão, audição, paladar e tato. O objetivo delas é dar a você um pouco de paz. Portanto, se uma destas atividades não o ajudar a relaxar ou fizer você se sentir pior, não a pratique. Tente outra coisa. E lembre-se de que um indivíduo é diferente do outro. Por exemplo, algumas pessoas ficarão mais relaxadas ouvindo música, enquanto outras descobrirão o prazer que é tomar um banho quente. À medida que explorar esta lista, pense no que funciona melhor para você e se abra a tentar algo novo se parecer empolgante.

Autoacalmar-se usando o olfato

O olfato é um sentido muito poderoso, que pode muitas vezes desencadear lembranças e sensações. Portanto, é muito importante identificar aromas que façam você se sentir bem, e não mal. Aqui estão algumas ideias. Marque (✓) aquelas que você estiver disposto a fazer e, em seguida, acrescente quaisquer atividades que vierem à sua mente:

- ☐ Acender velas aromáticas ou incenso no seu quarto ou na sua casa. Encontre um aroma que lhe agrade.
- ☐ Usar óleos aromáticos, perfumes ou colônias que façam você se sentir feliz, confiante ou sensual.
- ☐ Recortar cartões perfumados de revistas e levá-los na bolsa ou na carteira.
- ☐ Ir a algum lugar cujo cheiro lhe agrade, como uma padaria ou um restaurante.
- ☐ Assar algo que tenha um aroma agradável, como biscoitos com gotas de chocolate.
- ☐ Deitar-se no parque e sentir o cheiro da grama e do ar livre.
- ☐ Comprar flores frescas ou procurar flores na sua vizinhança.
- ☐ Abraçar alguém cujo cheiro faz você sentir calma.

☐ Outras ideias: _____
_____
_____

Autoacalmar-se usando a visão

A visão é muito importante para os humanos. Na verdade, grande parte do nosso cérebro é dedicada unicamente à visão. Muitas vezes, as coisas para as quais olhamos podem ter efeitos muito poderosos sobre nós, para o bem ou para o mal. Por isso, é importante encontrar imagens que tenham um efeito calmante sobre você. E, mais uma vez, tudo se resume ao gosto e à preferência individuais. Aqui estão algumas ideias. Marque (✓) aquelas que você estiver disposto a fazer e, em seguida, acrescente quaisquer atividades que vierem à sua mente:

☐ Folhear revistas e livros para recortar imagens que lhe agradem. Faça uma colagem delas para pendurar na parede ou leve algumas na bolsa ou na carteira para olhá-las quando estiver longe de casa.
☐ Encontrar um lugar que faça você se acalmar enquanto o observa, como um parque ou um museu. Ou olhar para uma foto de algo que o deixe mais calmo, como o mar.
☐ Ir à livraria e encontrar uma coleção de fotos ou pinturas que você ache relaxante, como as fotografias de natureza de Ansel Adams.
☐ Desenhar ou pintar uma imagem que lhe seja agradável.
☐ Levar consigo um desenho ou uma foto de alguém que você ame, ache atraente ou admire.

☐ Outras ideias: _____
_____
_____
_____

Autoacalmar-se usando a audição

Certos sons podem nos tranquilizar. Ouvir uma música suave, por exemplo, pode ser relaxante. Na verdade, este capítulo inteiro foi escrito ao som de música clássica. No entanto, o gosto musical é individual. Você precisa encontrar o que funciona melhor no seu caso. Use estes exemplos para identificar os sons que o ajudam a relaxar. Marque (✓) aqueles que você estiver disposto a testar e, em seguida, acrescente quaisquer atividades que vierem à mente:

☐ Ouvir uma música suave. Pode ser de qualquer gênero que funcione para você. Talvez uma melodia cantada, talvez instrumental. Procure na internet canções relaxantes e ouça vários gêneros para determinar quais ajudam você a se acalmar. Então, baixe as músicas no seu celular para poder ouvi-las onde quiser.

- ☐ Ouvir audiolivros. Hoje há uma boa quantidade disponível – de forma gratuita ou por assinatura – em sites ou aplicativos de streaming. Experimente alguns e veja se o ajudam a relaxar. Você não precisa nem prestar atenção na história. Às vezes, apenas ouvir alguém contando uma história pode ser muito relaxante. Mais uma vez, leve algumas dessas gravações no seu carro ou no seu smartphone.
- ☐ Ligar a televisão e apenas ouvir. Encontre um programa que seja entediante ou sedativo – nada que cause agitação, como um telejornal. Sente-se confortavelmente em uma poltrona ou se deite e, então, feche os olhos e ouça. Certifique-se de baixar o volume a um nível confortável. Muitos anos atrás havia um programa na TV com um pintor chamado Bob Ross. A voz dele era tão suave e relaxante que algumas pessoas contaram que dormiam assistindo ao programa. Encontre algo assim, que ajude você a relaxar.
- ☐ Ouvir um podcast relaxante ou um vídeo on-line ou encontrar um programa de entrevistas no rádio. Lembre-se: um podcast ou programa de entrevistas *tranquilizador*, e não algo que deixe você chateado ou com raiva. Mais uma vez, mantenha distância de atrações políticas e de notícias. Procure um assunto neutro em discussão, como a série on-line *TED Talks*. De novo, às vezes apenas ouvir outra pessoa falando pode ser relaxante. Guarde os links ou baixe seus podcasts preferidos para que possa ouvi-los quando estiver chateado ou com raiva.
- ☐ Abrir a janela e ouvir os sons pacíficos lá fora. Ou, se você morar em um lugar agitado, visitar um local mais calmo, como um parque.
- ☐ Ouvir uma gravação de sons da natureza, como pássaros e outros animais. Muitas vezes, é possível encontrar essas gravações on-line para ouvi-las no celular.
- ☐ Ouvir ruído branco. *Ruído branco* é um som que bloqueia outros barulhos que geram distração. Você pode comprar uma máquina que produz ruído branco com ar circulando, ligar um ventilador para bloquear barulhos que o estiverem distraindo ou baixar um aplicativo de ruído branco no seu smartphone. Alguns aplicativos e máquinas têm até outras gravações, como os sons de pássaros, cachoeiras e florestas tropicais. Isso pode ser bem relaxante.
- ☐ Ouvir o barulho de uma fonte de água portátil. Essas fontes eletrônicas pequenas podem ser compradas na internet, e muitas pessoas acham muito tranquilizante o som da água corrente.
- ☐ Ouvir a gravação de um exercício de meditação ou relaxamento. Exercícios como esses ajudarão você a se imaginar relaxando de várias formas diferentes. Alguns deles podem até ensinar técnicas de auto-hipnose para auxiliá-lo no relaxamento. Gravações assim podem ser encontradas na internet ou nos sites de editoras de autoajuda. Baixe esse conteúdo para ouvir sempre que se sentir sobrecarregado pelas emoções. (Só não os ouça quando estiver dirigindo, operando equipamentos ou em situações em que seja perigoso cair no sono.)
- ☐ Ouvir o som de água corrente. Talvez o parque perto de onde você mora tenha uma queda-d'água ou o shopping mais próximo tenha uma fonte. Ou você pode apenas se sentar no seu banheiro com a torneira aberta por alguns minutos.

☐ Outras ideias: _____

_____

_____

_____

Autoacalmar-se usando o paladar

O paladar também é um sentido muito poderoso e pode desencadear lembranças e sentimentos. Portanto, mais uma vez, é importante que você encontre os sabores que lhe agradam. Contudo, se comer for um problema – por exemplo, se você comer demais, comer compulsivamente, praticar purgação alimentar ou restringir a ingestão de alimentos –, converse com um profissional para obter ajuda. Se o processo de comer puder lhe deixar perturbado ou nervoso, recorra aos outros sentidos para se acalmar. Mas, se a comida o tranquilizar, confira algumas destas sugestões. Marque (✓) aquelas que você estiver disposto a testar e, em seguida, acrescente quaisquer atividades que vierem à mente:

☐ Degustar sua refeição preferida, seja qual for. Coma devagar, para apurar todos os sabores.
☐ Levar na bolsa ou mochila pirulitos, chiclete ou outros doces para comer quando estiver se sentindo mal.
☐ Comer algo tranquilizador, como sorvete, chocolate, pudim ou alguma outra coisa que faça você se sentir bem.
☐ Beber algo aconchegante, como chá, café ou chocolate quente. Treine beber devagar, para conseguir degustar o sabor.
☐ Tomar um picolé ou chupar um cubo de gelo, especialmente se estiver calor, e ir desfrutando do sabor à medida que ele for derretendo na sua boca.
☐ Comprar uma fruta fresca suculenta e saboreá-la vagarosamente.
☐ Outras ideias: _____

_____

_____

Autoacalmar-se usando o tato

Muitas vezes, esquecemos nosso tato, apesar de estarmos sempre em contato com alguma coisa, como as roupas que usamos ou a cadeira em que estamos sentados. A pele é o maior órgão do corpo humano, completamente coberta por terminações nervosas que levam estímulos ao cérebro. Certas sensações táteis podem ser agradáveis, como acariciar o pelo macio de um cachorro, enquanto outras são dolorosas justamente para comunicar perigo, como tocar um forno quente. Cada um de nós prefere sensações distintas. Você precisa encontrar aquelas que lhe agradam mais. Aqui estão algumas sugestões. Marque (✓) aquelas que você estiver disposto a seguir e, em seguida, acrescente quaisquer atividades que vierem à mente:

☐ Carregar algo macio ou aveludado no bolso para tocar quando necessário, como um pedaço de tecido.
☐ Tomar um banho quente ou frio e aproveitar a sensação da água batendo na pele.
☐ Tomar um banho de espuma ou com óleos essenciais e aproveitar as sensações calmantes na sua pele.
☐ Receber uma massagem. Muitas pessoas que sobreviveram a abusos físicos ou sexuais não conseguem se permitir ser tocadas, o que é compreensível. Mas nem todos os tipos de massagem exigem que você tire a roupa. Em algumas técnicas, como o shiatsu tradicional japonês, basta usar roupas largas. Uma massagem nos ombros e no pescoço, enquanto você está sentado em uma cadeira de massagem, também pode ser feita sem estar despido. Se esta for uma preocupação para você, pergunte ao massoterapeuta qual a massagem mais adequada para o seu caso.
☐ Fazer uma massagem em si mesmo. Às vezes, é muito agradável esfregar nossos próprios músculos doloridos.
☐ Brincar com seu animal de estimação. Ter um bichinho de estimação pode trazer muitos benefícios à saúde. Pessoas que têm animais apresentam pressão arterial e níveis de colesterol mais baixos e risco reduzido de doenças cardíacas (Anderson, Reid e Jennings, 1992), experimentando também outras vantagens gerais para a saúde (Serpell, 1991). Além disso, brincar com o seu bichinho e acariciar o pelo ou a pele dele pode oferecer uma experiência tátil muito relaxante. Se você não tiver um, pense nessa possibilidade. Ou, se você não tiver condições financeiras ou de moradia para isso, visite um amigo que tenha um bichinho ou faça trabalho voluntário no abrigo local, onde você poderá interagir com os animais resgatados.
☐ Vestir suas roupas mais confortáveis, como aquela camiseta desgastada preferida, um moletom ou uma calça jeans velha.
☐ Outras ideias: _____

_____

_____

CRIE UM PLANO DE RELAXAMENTO

Agora que você leu as sugestões para ajudá-lo a relaxar e a se autoacalmar usando os cinco sentidos, elabore sua própria lista de técnicas. Para se inspirar, revisite as atividades que marcou nos exercícios anteriores. Seja específico a respeito do que vai fazer. Faça uma lista de ideias para testar em casa e outra que possa levar sempre com você.

Habilidades de relaxamento e tranquilização para usar em casa

1. _____

2. _____

3. _____

4. _____

5. _____

6. _____

7. _____

8. _____

9. _____

10. _____

Mantenha a lista em um local de fácil acesso, como um aplicativo no celular. Talvez seja até ideal copiá-la e deixá-la onde você possa vê-la o tempo todo, como na porta da geladeira, na escrivaninha ou na mesinha de cabeceira. Assim, você se lembrará de relaxar e de se autoacalmar com a maior frequência possível. Isso também tornará mais fácil se autoacalmar quando suas emoções dolorosas o invadirem, impedindo você de pensar claramente.

Agora, crie uma lista parecida para levar sempre com você e usar quando estiver longe de casa. Mais uma vez, para se inspirar, revise as habilidades tranquilizadoras que você marcou nas últimas páginas. Mas certifique-se de que seja possível usá-las fora de casa. Por exemplo, não liste "tomar um banho quente", porque é provável que essa opção não esteja disponível em outros lugares.

Habilidades de relaxamento e tranquilização para usar fora de casa

1. _____

2. _____

3. _____

4. _____

5. _____

6. _____

7. _____

8. _____

9. _____

10. _____

Agora, copie essas últimas 10 ideias em uma nota adesiva ou no celular para se lembrar do que fazer quando estiver fora de casa. Carregue essa lista com você e se certifique de ter o que mais for necessário, como doces, suas músicas preferidas, fotos de alguém especial, cartões perfumados, etc. Assim, você pode praticar o relaxamento em qualquer lugar, especialmente quando as emoções negativas o dominarem e o impedirem de pensar com clareza.

CONCLUSÃO

Você acaba de aprender algumas habilidades básicas de distração e relaxamento. Você deve começar a usá-las imediatamente quando for invadido por emoções extremas e dolorosas. Além disso, não se esqueça de aplicar a estratégia RAIA. O próximo capítulo aprofundará essas técnicas e ensinará habilidades mais avançadas de distração e relaxamento.

CAPÍTULO 2

Habilidades avançadas de tolerância ao mal-estar

No capítulo 1, você aprendeu importantes habilidades para usar em uma crise. Elas o distrairão de situações dolorosas e o ajudarão a se autoacalmar e a relaxar para lidar com os acontecimentos de forma mais eficaz. Lembre-se de que seu plano original de enfrentamento de crise envolve usar a estratégia RAIA em conjunto com essas habilidades.

Agora que você vem praticando as técnicas de tolerância ao mal-estar, está pronto para as habilidades avançadas que encontrará a seguir. Essas técnicas o ajudarão a se sentir mais apto quando se deparar com situações dolorosas, além de o auxiliarem na construção de uma vida mais relaxante e plena.

Após testar cada técnica, marque aquelas que são úteis, para que possa retomá-las mais tarde.

VISUALIZAÇÃO DE UM LUGAR SEGURO

Visualizar um lugar seguro é uma poderosa técnica de redução do estresse. Você pode se autoacalmar imaginando um local tranquilo onde relaxar em segurança. A verdade é que muitas vezes seu cérebro e seu corpo não conseguem perceber a diferença entre o que de fato está acontecendo e o que você está apenas imaginando. Portanto, se você conseguir ser bem-sucedido em imaginar uma cena serena e relaxante, seu corpo muitas vezes reagirá a essas ideias calmantes.

Conduza este exercício em um cômodo silencioso, onde não haja distrações. Desligue o telefone, a televisão, o computador e as notificações do celular. Avise às outras pessoas na sua casa, se houver, que você não deve ser incomodado por 20 minutos. Dê a si mesmo o tempo e a liberdade para relaxar. Você merece. Leia as instruções a seguir antes de começar. Se achar que conseguirá se lembrar delas, feche os olhos e comece o exercício de visualização. Ou, se preferir, grave as instruções usando seu celular. Leia-as em voz alta com um tom vagaroso e calmo. Então, feche os olhos e ouça a visualização guiada que você gravou.

Antes de começar, pense em um lugar real ou imaginário que o faz se sentir seguro e relaxado. Pode ser um local que você já visitou, como uma praia, um parque, um campo, uma igreja/templo/sinagoga, seu quarto, etc. Pode ser também um espaço imaginário, como uma nuvem branca, um castelo medieval ou a superfície lunar. Todos são válidos. Se tiver dificuldade, visualize uma cor relaxante, como cor-de-rosa ou azul-bebê. Esforce-se o máximo que puder. No exercício, você será guiado para explorar esse lugar de forma mais detalhada. Mas, antes de iniciá-lo, certifique-se de já ter um local em mente e lembre-se: pensar nele deve lhe dar uma sensação de segurança e relaxamento.

Complete as frases a seguir sobre o seu lugar seguro antes de começar a visualização:

- Meu lugar seguro é _____
_____
_____

- Meu lugar seguro faz com que eu me sinta
_____
_____
_____

Instruções

Para começar, sente-se em uma poltrona confortável com os pés e as mãos apoiados. Feche os olhos. Inspire de forma lenta e prolongada pelo nariz. Sinta a barriga inflar como um balão à medida que você puxa o ar. Segure por cinco segundos: 1, 2, 3, 4, 5. Então, expire devagar pela boca. Sinta a barriga murchar como um balão. Mais uma vez, inspire de forma lenta e prolongada pelo nariz e sinta a barriga se expandir. Prenda o ar por cinco segundos: 1, 2, 3, 4, 5. Em seguida, expire devagar pela boca. De novo: inspire de forma lenta e sem pressa pelo nariz e sinta a barriga se expandir. Prenda o ar por cinco segundos: 1, 2, 3, 4, 5. Então, expire devagar pela boca. Agora comece a inspirar de maneira vagarosa e longa sem prender o ar e continue a respirar suavemente durante o resto do exercício.

Neste momento, com os olhos fechados, imagine que você está entrando no seu lugar seguro. Use todos os sentidos para se ancorar na cena.

Primeiro, olhe ao redor com sua visão imaginária. Qual é a aparência desse local? Está de dia ou de noite? Faz sol ou está nublado? Perceba os detalhes. Você está sozinho ou há outras pessoas ou animais? O que eles estão fazendo? Se você estiver ao ar livre, olhe para cima e repare no céu. Observe o horizonte. Se estiver em um lugar fechado, preste atenção nas paredes e nos móveis. Esse espaço é claro ou escuro? Volte seu olhar para algo tranquilizador. Em seguida, continue observando por alguns segundos, usando sua visão imaginária.

Agora, use sua audição imaginária. O que você ouve? Há sons de outras pessoas ou animais? Há música tocando? Você escuta o som do mar? Escolha algo tranquilizador e, então, ouça por alguns segundos usando sua audição imaginária.

Em seguida, use seu olfato imaginário. Se estiver em um lugar fechado, qual é o cheiro do cômodo? Tem um aroma fresco? Há uma fogueira crepitando cujo cheiro você consiga sentir? Ou, se estiver ao ar livre, você consegue sentir o aroma do ar, da grama, do mar ou das flores? Escolha algo calmante para cheirar na sua cena. Então, use seu olfato imaginário por alguns segundos.

A seguir, repare se você consegue sentir alguma coisa com seu tato imaginário. Onde você está sentado ou em pé? Você sente o vento? Está tocando em algo na cena? Escolha algo tranquilizador para tocar. Então, use seu tato imaginário por alguns segundos.

Por último, use seu paladar imaginário. Você está comendo ou bebendo algo? Escolha alguma coisa tranquilizadora para saborear. Então, use seu paladar imaginário por alguns segundos.

Agora, passe mais alguns segundos explorando seu lugar seguro e usando todos os seus sentidos imaginários. Reconheça como você se sente em segurança e relaxado aqui. Lembre-se de que você pode voltar a esse local na sua imaginação sempre que precisar dessa sensação. Você também pode retornar quando estiver triste, com raiva, inquieto ou sofrendo. Olhe à sua volta uma última vez para se lembrar da aparência da cena.

Mantenha os olhos fechados e volte a se concentrar na sua respiração. De novo, respire de forma lenta e prolongada algumas vezes, puxando o ar pelo nariz e soltando pela boca. Então, quando se sentir pronto, abra os olhos e volte sua atenção para o cômodo onde está.

RELAXAMENTO CONTROLADO POR DEIXAS

O relaxamento controlado por deixas é uma técnica rápida e fácil que ajudará você a reduzir seu nível de estresse e tensão muscular. Uma *deixa* é um gatilho ou comando que o ajuda a relaxar. Neste caso, sua deixa será uma palavra, como "relaxe" ou "paz". O objetivo desta técnica é treinar seu corpo a liberar tensão muscular quando você pensar na palavra-chave. No início, será necessário usar instruções guiadas para ajudá-lo a liberar a tensão muscular em diferentes partes do corpo. No entanto, após treinar esta técnica por algumas semanas, você conseguirá relaxar o corpo inteiro apenas respirando devagar algumas vezes e pensando na sua palavra. Com a prática, esta pode se tornar uma ferramenta bastante rápida e fácil para ajudá-lo a relaxar. Antes de começar, escolha uma palavra para ser sua deixa.

- Minha deixa é a palavra _____
_____

Para dar início a este exercício, encontre uma poltrona confortável, em um cômodo onde não será interrompido. Mais adiante, quando já estiver treinando há algumas semanas, você conseguirá fazê-lo em qualquer lugar, mesmo em pé. Também será capaz de realizá-lo em menos tempo. Mas, para começar, sente-se e certifique-se de que não haverá distrações. Desligue o telefone, a televisão, o computador e as notificações do celular. Avise às pessoas na sua casa, se houver, que você não deve ser incomodado durante 20 minutos. Dê a si mesmo tempo e liberdade para relaxar. Você merece. Leia as instruções a seguir antes de começar. Se você acha que já as memorizou, feche os olhos e inicie o exercício de relaxamento. Ou, se preferir, grave as instruções no celular. Em seguida, feche os olhos e ouça a técnica de relaxamento guiada que você gravou.

Instruções

Para começar, sente-se em uma cadeira ou poltrona com os pés no chão e as mãos apoiadas nos braços da cadeira/poltrona ou no seu colo. Feche os olhos. Inspire de forma lenta e prolongada pelo nariz. Sinta sua barriga se expandir como um balão à medida que você puxa o ar. Prenda a respiração por cinco segundos: 1, 2, 3, 4, 5. Em seguida, solte-a devagar pela boca. Sinta a barriga se esvaziar como um balão perdendo o ar. De novo, inspire de forma lenta e prolongada pelo nariz e sinta a barriga inflar. Prenda a respiração por cinco segundos: 1, 2, 3, 4, 5. Então, expire devagar pela boca. Mais uma vez: inspire de maneira vagarosa e prolongada pelo nariz e sinta sua barriga inflar. Prenda por cinco segundos: 1, 2, 3, 4, 5. Expire devagar pela boca. Comece a inspirar de forma lenta e prolongada sem prender o ar e continue respirando suavemente ao longo de todo este exercício.

Agora, com os olhos ainda fechados, imagine que um feixe de luz branca vem do céu, como um laser, e aterrissa na sua cabeça. Perceba como a luz faz você se sentir acolhido e tranquilo. A luz pode vir de Deus, do universo ou de qualquer poder que lhe transmita uma sensação de conforto. À medida que você inspira e expira, de forma lenta e prolongada, perceba como a luz o deixa cada vez mais relaxado enquanto brilha acima da sua cabeça. Agora, aos poucos, a luz branca e quente passa a escorrer do alto da sua cabeça como uma água calmante. Começa a livrá-lo de qualquer tensão muscular que você esteja sentindo. Lentamente, desliza pelo seu corpo e, quando passa pela testa, toda a tensão muscular é liberada. Então, a luz branca passa pelas orelhas, pela nuca, pelos olhos, pelo nariz, pela boca e pelo queixo, e continua a liberar qualquer tensão que exista nessas áreas. Observe como sua testa está agradavelmente quente. Agora, aos poucos, imagine que a luz começa a descer pelo pescoço e pelos ombros, liberando toda a tensão muscular. Em seguida, ela desce vagarosamente pelos braços, pela frente do corpo e pelas costas. Sinta os músculos das partes superior e inferior das costas se soltarem. Perceba a sensação calmante da luz branca enquanto ela se move por seu peito e sua barriga. Sinta os músculos dos braços relaxarem à medida que a luz desce para os antebraços e, depois, pela palma e pelas costas das mãos até a ponta dos dedos. Agora, perceba a luz descendo pela pélvis e pelos glúteos e sinta a tensão sendo dissipada. Mais uma vez, sinta a luz se mover como uma água calmante pelas coxas e panturrilhas, até se espalhar pela planta e pelo dorso do pé. Sinta toda a tensão saindo dos músculos enquanto a luz branca faz você sentir seu corpo quente e relaxado.

Continue a notar como você se sente calmo e em paz. Siga respirando de forma lenta, longa e suave. Observe como sua barriga infla enquanto você inspira e se esvazia quando solta o ar. Agora, continue respirando e pense consigo mesmo "inspire" enquanto inspira e, em seguida, pense na palavra-chave enquanto expira. [A palavra que escolhemos como deixa foi "relaxe"; substitua pela sua nas instruções a seguir.] Inspire lentamente e pense "inspire". Expire devagar e pense "relaxe". Ao fazer isso, perceba como seu corpo inteiro relaxou. Sinta toda a tensão muscular sendo liberada enquanto você se concentra na palavra-chave. Mais uma vez, inspire e pense "inspire". Expire e pense "relaxe". Observe todo o seu corpo liberando qualquer tensão muscular. Novamente, inspire... "inspire". Expire... "relaxe". Sinta toda a tensão do corpo sendo liberada.

Continue respirando e pensando nessas palavras no seu próprio ritmo por vários minutos. A cada respiração, perceba como todo o seu corpo se sente relaxado. Quando sua mente começar a vagar, volte sua concentração para as palavras "inspire" e "relaxe".

Pratique a técnica de relaxamento controlado por deixas duas vezes ao dia e registre quanto tempo você demora até liberar toda a tensão. Com a prática diária, você vai relaxar cada vez mais rápido. Mais uma vez, lembre-se de que o objetivo desta técnica é treinar seu corpo inteiro para relaxar com o simples fato de você pensar na palavra-chave escolhida. Isso só ocorrerá com a prática regular. No início, talvez você também precise usar a estratégia da luz branca e da respiração lenta para conseguir liberar a tensão. Mas, com a prática, esta técnica pode ajudá-lo a relaxar em muitas situações angustiantes. Você também pode combinar este exercício com a estratégia de visualização de um lugar seguro, que vimos mais cedo. Fazer primeiro o relaxamento controlado por deixas o ajudará a se sentir ainda mais seguro e calmo nesse processo de visualização.

REDESCUBRA SEUS VALORES

A palavra "valores" pode ser definida como ética, princípios, ideais, normas ou moral que cada um carrega consigo. São as ideias, os conceitos e as ações que dão significado e importância à sua vida. Ter seus valores em mente pode ser de grande ajuda para superar uma circunstância estressante. Também pode ser bastante útil quando você se chateia repetidamente com uma determinada situação ou pessoa. Às vezes, esquecemos por que estamos realizando algo difícil, e isso faz com que seguir em frente seja ainda mais complicado. Talvez você tenha um emprego do qual não gosta e se pergunte por que continua nele. Talvez esteja estudando, mas tenha perdido o foco de seus objetivos. Ou pode ser que esteja em um relacionamento já falido, perguntando-se por que ainda se mantém nele. Em casos como esses, ter seus valores em mente pode ajudá-lo a enfrentar situações estressantes e a criar uma vida mais plena para si mesmo. Use os exercícios a seguir para explorar o que você valoriza na vida.

Exercício: Questionário de Valores de Vida

Este primeiro exercício pede que você identifique quanto valor deposita em 10 componentes diferentes da vida usando o Questionário de Valores de Vida (Wilson, 2002; Wilson e Murrell, 2004). (Visite www.sextante.com.br/dbt para baixar o questionário.) Para a maioria das pessoas, esses 10 componentes representam os aspectos mais importantes da vida. Ao ler cada um deles, pergunte-se qual a importância *ideal* de cada uma dessas áreas para a sua vida – independentemente de quanto tempo ou esforço você dedique para atender às necessidades desse campo. Por exemplo, talvez você valorize muito o "autocuidado", mas na realidade dedique pouco tempo a isso. Avalie a importância ideal de cada item em uma escala de 0 a 10, sendo 0 nada importante e 10 extremamente importante. Tente avaliá-los de forma honesta, de acordo com os seus verdadeiros sentimentos, e não com a nota que acha que *deveria* dar. Circule suas respostas. Faça isso agora, antes de ir para o próximo parágrafo.

Em seguida, avalie cada componente com base em quanto tempo e esforço você *de fato* dedica a ele. Por exemplo, você talvez tenha dado nota 10 ao "autocuidado", mas, na verdade, empregue apenas um 5 de energia e esforço para cumpri-lo. Mais uma vez, faça o possível para avaliar de forma sincera e coloque um quadrado em torno das respostas a respeito do seu esforço real. Faça isso antes de ler o próximo parágrafo.

Agora, observe suas duas respostas para cada componente. Se o número ideal for muito maior que o do esforço real – por exemplo, importância ideal 10 e esforço real 2 –, isso significa que essa área pode ser melhorada. Claramente, você pode fazer mais para alcançar seu nível ideal de valor. No entanto, se o seu ideal for muito inferior à sua resposta para o esforço real – por exemplo, importância ideal 2 e esforço real 10 –, você pode estar gastando mais energia e esforço que o necessário com um componente da vida que não valoriza muito. Talvez esse seja um item no qual você possa se concentrar menos, liberando mais tempo para se dedicar a outro componente que tenha mais valor para você. Por exemplo, você pode estar gastando muito tempo e energia com "cidadania e vida comunitária", mesmo não valorizando muito esse aspecto. Por isso, tem pouco tempo para passar com a "família", embora dê um valor alto a isso. E, por fim, se suas respostas para a importância ideal e o esforço real forem iguais ou muito próximas, você está concentrando seu esforço no lugar certo.

Antes de passar para o próximo exercício, observe os componentes com a maior diferença entre baixo esforço real e alta importância ideal. Para começar a mudar sua vida e fazer mais coisas que valoriza, pense em trabalhar nesses itens primeiro.

Questionário de Valores de Vida (Wilson, 2002)												
Componente da vida	**Menos importante**			**Moderadamente importante**				**Extremamente importante**			
Família (exceto relacionamentos amorosos e criação de filhos)	0	1	2	3	4	5	6	7	8	9	10
Relacionamentos amorosos (casamento, parceiros de vida, namoros, etc.)	0	1	2	3	4	5	6	7	8	9	10
Criação de filhos	0	1	2	3	4	5	6	7	8	9	10
Amigos e vida social	0	1	2	3	4	5	6	7	8	9	10
Trabalho	0	1	2	3	4	5	6	7	8	9	10
Educação e treinamento	0	1	2	3	4	5	6	7	8	9	10
Recreação, interesses, hobbies, música e arte	0	1	2	3	4	5	6	7	8	9	10
Espiritualidade e religião	0	1	2	3	4	5	6	7	8	9	10
Cidadania e vida comunitária	0	1	2	3	4	5	6	7	8	9	10
Autocuidado (atividades físicas, alimentação, relaxamento, etc.)	0	1	2	3	4	5	6	7	8	9	10

Exercício: Ação comprometida

Este exercício ajuda você a criar uma vida mais satisfatória ao formular intenções e ações comprometidas com seus valores (Olerud e Wilson, 2002). Talvez você já dedique bastante tempo e esforço a cada um dos componentes de vida que valoriza, talvez não. De qualquer forma, com este exercício você se torna apto a pensar em maneiras de tornar sua vida mais plena com base no que considera importante.

Primeiro, usando o Questionário de Valores de Vida, identifique os componentes com alta importância ideal e baixo esforço real. Ou seja, observe os itens em que considera que precisa trabalhar mais. Depois, preencha os nomes desses componentes na Planilha de Ações Comprometidas ao fim desta seção. (Visite www.sextante.com.br/dbt para baixar a planilha.)

Em seguida, para cada um desses componentes, identifique uma intenção que ajudará a tornar sua vida mais satisfatória. Por exemplo, se você deu uma nota alta a "educação", talvez sua intenção possa ser "voltar a estudar". Ou, se considerou "relacionamentos amorosos" muito importantes, sua intenção pode ser "passar mais tempo com meu cônjuge".

Por fim, aponte ações *específicas* que você se compromete a executar e que o deixam mais próximo da sua intenção. Além disso, anote quando se propõe a dar início a esse compromisso. Por exemplo, se sua intenção for voltar a estudar, algumas das ações da sua lista podem ser "conseguir um cronograma de aulas semana que vem" e "me inscrever em uma matéria nas próximas três semanas". Caso sua intenção seja passar mais tempo com seu cônjuge, pode incluir ações como "não fazer hora extra por um mês" e "sair menos com os amigos nas próximas duas semanas". Seja o mais específico possível a respeito de sua intenção e estabeleça um cronograma para agir.

Afinal, o propósito destes exercícios é encher sua rotina de atividades importantes para você. Criar uma vida que você valorize pode muitas vezes ajudá-lo a lidar com outras situações indesejáveis e que causam mal-estar. Ter uma vida plena pode lhe oferecer algo pelo que esperar quando estiver realizando uma tarefa de que não goste e pode fazer você se sentir mais forte em momentos estressantes.

Lembre-se de que o fato de completar todas as ações comprometidas relativas a certo componente não significa que o trabalho esteja feito ou que o valor esteja "completo". Valores são como as direções de uma bússola: apontam o caminho que queremos seguir. Acontece que a vida é uma jornada, e nunca chegamos "lá" nem "completamos" todos os componentes. Por exemplo, como mães ou pais, nunca podemos dizer: "Certo, alimentei meus filhos, sou uma boa mãe/um bom pai e agora posso parar." Na verdade, a jornada para cumprir cada um desses itens é interminável. Pelo resto da vida, você precisará revisitar estas planilhas e identificar novas ações que estejam comprometidas – portanto, faça muitas cópias das folhas de exercício.

Planilha de Ações Comprometidas
(Adaptada de Olerud e Wilson, 2002)

1. Um componente da minha vida que valorizo é _____

Minha intenção para esse componente é _____

Entre as ações comprometidas que me disponho a realizar estão as seguintes (certifique-se de estabelecer quando dará início a elas):

_____
_____
_____
_____

2. Um componente da minha vida que valorizo é _____

Minha intenção para esse componente é _____

Entre as ações comprometidas que me disponho a realizar estão as seguintes (certifique-se de estabelecer quando dará início a elas):

_____
_____
_____
_____

3. Um componente da minha vida que valorizo é _____

Minha intenção para esse componente é _____

Entre as ações comprometidas que me disponho a realizar estão as seguintes (certifique-se de estabelecer quando dará início a elas):

_____
_____
_____
_____

ENSAIANDO O COMPORTAMENTO BASEADO EM VALORES

Toda vez que transformarmos valores em ações, provavelmente enfrentaremos desafios e obstáculos. Às vezes, ações baseadas em valores trazem pensamentos negativos, como "Não consigo fazer isso" ou "As pessoas vão me julgar". O medo da rejeição ou do fracasso frequentemente nos atrapalha. Vergonha ou desânimo também podem tornar difícil agir de acordo com nossos valores.

Um bom jeito de superar essas barreiras é treinar mentalmente cada passo de uma ação baseada em valores, identificando também obstáculos prováveis e como você vai encará-los. Isso é chamado de *ensaio cognitivo* (Cautela, 1971; McKay e West, 2016). Usando essa estratégia, você consegue até se imaginar com uma expressão facial e uma postura confiantes, indo em direção ao seu objetivo apesar de pensamentos e sentimentos dolorosos. Aqui está uma versão simplificada de como fazer um ensaio cognitivo:

Como fazer um ensaio cognitivo

- Identifique a situação exata na qual você quer manifestar seus valores: onde você está; quem está presente; o que as outras pessoas estão dizendo e fazendo.

- Quais intenções você deseja pôr em prática nessa situação? O que você diria ou faria para transformar esse valor em ação?

- Divida seu comportamento baseado em valores em passos específicos. Imagine-se na situação o mais vividamente possível, agindo de acordo com seu valor e sua intenção.

- Observe as barreiras que surgirem – ansiedade, desânimo, pensamentos de fracasso, etc. Mantenha a visualização por tempo suficiente para vivenciar os obstáculos mais proeminentes.

- Agora, partindo do começo, faça um ensaio visual completo da situação e de cada passo do seu comportamento baseado em valores. Preste atenção em qualquer sentimento e pensamento desagradável que surgir. À medida que as barreiras forem aparecendo, tente aceitar o desconforto que elas trouxerem, enquanto obtém sucesso na realização do seu objetivo baseado em valores.

- Imagine as pessoas reagindo bem ao que você fizer e se parabenize por escolher agir de modo a não ser levado pelas emoções.

- Repita a visualização completa (comportamento baseado em valores, barreiras e resultado positivo) ao menos mais uma vez.

(Visite www.sextante.com.br/dbt para baixar "Como fazer um ensaio cognitivo".)

Exemplo: o ensaio cognitivo de Jared

Ao longo do último ano, Jared vinha brigando mais com a esposa. Os gatilhos mais frequentes ocorriam quando ela dizia ou pedia qualquer coisa que deixasse implícito que ele fizera algo errado. A reação imediata de Jared era ficar na defensiva e com raiva. Por isso, o casamento estava se deteriorando.

Jared havia identificado que valorizava muito o relacionamento com a esposa. A principal intenção dele para esse componente da vida era desenvolver melhor a compreensão e o cuidado que tinha em relação a ela. Ele queria saber como a esposa se sentia e como enxergava as situações, e desejava cuidar das necessidades dela. Eis aqui como ele usou o ensaio cognitivo para agir melhor de acordo com seus valores:

1. Jared identificou um acontecimento recente em que a esposa mencionou que ele andava quieto e preocupado. Essa conversa era a típica situação que levava às brigas entre os dois. Jared visualizou onde eles estavam e qual era a aparência da esposa naquele momento.

2. Então, ele pensou sobre uma série de coisas que poderia dizer e fazer e que refletiriam as intenções de compreensão e cuidado que tinha. Entre elas, estavam tocar no ombro da esposa e convidá-la para se sentar. Depois, perguntar como o silêncio dele a afetava. Em seguida, Jared planejou perguntar o que poderia fazer para melhorar a situação. Ele tinha clareza de que seus valores e suas intenções *não* incluíam defender o próprio comportamento devolvendo críticas à esposa, então se comprometeu a não fazer isso.

3. Enquanto imaginava o novo comportamento baseado em valores, Jared percebeu algumas barreiras: os pensamentos de que ela era exigente demais e que talvez não gostasse mais dele. Ele também notou sentimentos de vergonha e raiva e um grande ímpeto de acusar a esposa de algo – como ser injusta e nunca ficar satisfeita.

4. A seguir, Jared fez um ensaio completo, passo a passo, do comportamento baseado em valores:
- Imaginou a cena e o comentário da esposa
- Tentou permitir e aceitar a raiva e a vergonha enquanto visualizava tocar no ombro dela convidando-a para se sentar
- Percebeu pensamentos críticos sobre a esposa e dúvidas a respeito do que ela sente por ele
- Visualizou perguntar sobre os sentimentos e as necessidades *dela*, parecendo interessado e cuidadoso em vez de ficar na defensiva
- Imaginou a esposa valorizando o fato de ele ter perguntado, o que lhe deu uma sensação de conquista por ter reagido tão melhor que de costume

5. Por fim, Jared repetiu o processo de ensaio cognitivo e se comprometeu a agir de acordo com seus valores e sua intenção quando a esposa parecesse crítica.

IDENTIFIQUE SEU PODER SUPERIOR E SE SINTA MAIS PODEROSO

Se você acredita em Deus, em deuses, em um universo divino ou na bondade humana, ter fé em algo maior e mais poderoso do que si mesmo pode muitas vezes fazer *você* se sentir mais poderoso, seguro e calmo. É isso que acontece quando as pessoas falam sobre crer em um "poder superior" ou sobre enxergar o "panorama geral" da vida. Acreditar em um ser divino, sagrado ou especial pode ajudar a suportar situações estressantes e se autoacalmar.

Em algum momento da vida, todos nos sentimos desiludidos ou impotentes. Já tivemos experiências nas quais nos sentimos sozinhos e precisamos de força. Às vezes, circunstâncias inesperadas nos magoam ou machucam as pessoas de quem gostamos. Essas situações frequentemente incluem ser vítima de um crime, envolver-se em um acidente, sofrer a perda de alguém próximo ou receber o diagnóstico de uma doença grave. Ter fé em algo especial em momentos assim pode ajudar você a se sentir conectado a um propósito maior na vida. Lembre-se: sua fé não precisa ser relacionada a Deus se não for esta a sua crença. Algumas pessoas depositam a fé apenas na bondade daqueles que amam. No entanto, crenças básicas como essa são muitas vezes poderosas o bastante para nos ajudar a encontrar a força e o conforto necessários para levar uma vida feliz e saudável.

Enquanto você explora sua espiritualidade, lembre-se de que convicções espirituais podem mudar com o tempo. Às vezes, uma pessoa é criada de acordo com uma tradição que já não faz mais sentido nem parece ajudar. Contudo, apesar desses sentimentos, ela talvez continue a participar dos cultos daquela doutrina por acreditar que "é o certo a se fazer". A verdade é que, se a sua tradição espiritual não lhe oferece paz e força, não há problema em reexaminar essa fé e mudar de doutrina.

Além disso, para obter mais ajuda no desenvolvimento do seu próprio senso de conexão espiritual, dos seus valores espirituais e do seu propósito de vida, leia *The New Happiness* (A nova felicidade, em tradução livre) (McKay e Wood, 2019), escrito por dois dos autores deste livro. Em muitos sentidos, *The New Happiness* é a segunda parte do trabalho de autocrescimento que você já começou aqui.

Conecte-se ao seu poder superior

Use as perguntas a seguir para identificar suas crenças e algumas maneiras de fortalecê-las e usá-las no dia a dia.

- Quais são as suas crenças a respeito de um poder superior ou de um panorama que lhe dão força e conforto?

  _____
  _____
  _____

- Por que essas crenças são importantes para você?

  _____
  _____
  _____

- Como essas crenças fazem você se sentir?

  _____
  _____
  _____

- Como essas crenças fazem você pensar sobre os outros?

  _____
  _____
  _____

- Como essas crenças fazem você pensar sobre a vida?
  _____
  _____
  _____

- Como você identifica suas crenças no seu cotidiano? Por exemplo, você vai à igreja/sinagoga/templo? Você reza? Conversa com outras pessoas sobre aquilo em que crê? Lê livros sobre o assunto? Ajuda os outros?
  _____
  _____
  _____

- O que mais você está disposto a fazer para fortalecer suas crenças?
  _____
  _____
  _____

- O que você pode fazer para lembrar a si mesmo de suas crenças regularmente?
  _____
  _____
  _____

- O que você pode dizer ou fazer para lembrar a si mesmo de suas crenças na próxima vez em que se sentir angustiado?
  _____
  _____
  _____

Exercício: Atividades de poder superior

Aqui estão mais algumas atividades para ajudar você a se sentir mais conectado ao seu poder superior, ao universo e ao panorama geral. Marque (✓) aquelas que está mais disposto a fazer:

- ☐ *Se você acredita nos ensinamentos de uma religião ou fé específica, encontre atividades relacionadas que fazem você sentir mais poder e calma.* Frequente os cultos. Converse com o líder religioso. Fale com os outros membros da sua fé sobre como eles lidaram com experiências difíceis. Entre para grupos de discussão formados no seu local de culto. Leia os livros que são importantes para sua fé. Encontre trechos que lhe deem força e os marque ou copie para carregar na carteira ou bolsa. Assim, você poderá ter acesso a essas passagens em qualquer lugar.
- ☐ *Lembre-se de que seu poder superior não precisa necessariamente ser Deus.* Ele pode ser uma pessoa que faz você se sentir mais forte e confiante para lidar com os desafios que enfrenta. Pense em alguém que você admira e que pode ser seu poder superior. Descreva essa pessoa. O que a torna especial? Então, da próxima vez que se vir em uma circunstância difícil ou angustiante, aja como se você fosse ela e observe como lida com a situação de forma diferente.
- ☐ *Olhe para as estrelas.* A luz que você vê tem milhões de anos de idade e viajou por bilhões de quilômetros. Na verdade, toda vez que olha para as estrelas, você as vê através de uma máquina do tempo e enxerga o universo como ele era há bilhões de anos. Curiosamente, muitas das estrelas que observamos já morreram, mas a luz delas só está chegando agora aos nossos olhos aqui na Terra. Olhe para as estrelas e reconheça que aquilo que as criou, seja Deus ou uma força cósmica, também deu origem a você. Você está conectado a elas. Imagine-se em conexão com o universo. Sente-se em uma cadeira confortável, feche os olhos e imagine um feixe de luz branca descendo pelo espaço. Como um laser, a luz branca brilha no alto da sua cabeça e o preenche com uma forte sensação de paz. Agora, imagine que ela se espalha por todo o seu corpo, relaxando cada músculo. Visualize suas pernas se esticando e atravessando o chão como raízes de árvores gigantescas, indo até o centro da Terra. Imagine essas raízes se alimentando da energia que pulsa no planeta. Sinta seu corpo se encher de confiança à medida que suas pernas absorvem a energia dourada vinda da Terra.
- ☐ *Pense sobre nosso planeta.* A água é o elemento mais importante para sustentar a vida na Terra. No entanto, se nos aproximássemos demais do Sol, toda ela evaporaria por conta das altas temperaturas. Por outro lado, se nos afastássemos muito, a água congelaria com o frio. De algum jeito, tivemos a sorte de estar no lugar certo para que houvesse condições para o surgimento da vida. Mesmo que você não creia em um propósito religioso, pergunte-se o que significa o fato de você viver em um planeta com o clima e os elementos perfeitos para a existência da vida. Como isso aconteceu e o que significa em relação à sua própria vida?
- ☐ *Vá à praia.* Tente contar os grãos em um punhado de areia. Agora, tente imaginar

quantos punhados de areia existem no mundo, em todas as praias e em todos os desertos. Tente imaginar quantos bilhões de anos devem ter se passado para criar tantos grãos de areia. E, mais uma vez, reconheça que os elementos químicos que a compõem também existem em você. Fique de pé, com os pés na areia, e imagine um sentimento de conexão com o planeta.

- ☐ *Vá a um parque ou campo e observe as árvores, a grama e os animais.* Mais uma vez, reconheça que o que criou tudo isso também criou você. Lembre-se de que todos os seres vivos são feitos dos mesmos elementos químicos. Em uma escala subatômica, não há muita diferença entre você e outras formas de vida. Mas, ainda assim, você é diferente e especial. O que o torna único e distinto?

- ☐ *Pense sobre o corpo humano, especialmente o seu.* Todo ser humano é mais maravilhoso que uma obra de arte e mais complexo que qualquer computador já inventado. Tudo a seu respeito é basicamente determinado pelo seu DNA (ácido desoxirribonucleico), o conjunto de instruções encontrado em todas as células do seu corpo. No entanto, incrivelmente, cada lista de instruções que cria cada parte do seu corpo é composta de apenas quatro elementos químicos, repetidos em diferentes combinações. Essas combinações são chamadas de *genes*, as instruções que você herda de seus pais e que determinam todas as suas características, desde a cor dos seus olhos até a estrutura do seu coração. Incrivelmente, estima-se que são necessários apenas 30 a 40 mil genes para projetar um ser humano. Imagine tentar escrever tão poucas instruções para gerar um corpo que pensa, respira, come, se move e realiza todas as outras coisas que você realiza. Além disso, lembre-se de que esse mesmo número de instruções também é responsável por criar cerca de 100 bilhões de neurônios no seu cérebro, quase 100 mil quilômetros (!) de vasos sanguíneos por todo o seu corpo, 600 músculos esqueléticos, 206 ossos, 32 dentes e 5 litros de sangue.

▪ ▪ ▪

DÊ UM TEMPO

Dar um tempo não é uma estratégia apenas para crianças. Todos nós precisamos relaxar para arejar o corpo, a mente e o espírito. No entanto, muitas pessoas não tiram um tempo para si mesmas porque acham que decepcionariam alguém, como o chefe, o cônjuge, a família ou os amigos. Muitos indivíduos vivem em uma urgência constante de agradar aos outros e, por isso, negligenciam o autocuidado. Mas quem não cuida de si mesmo está em profundo desequilíbrio. Muita gente ignora as próprias necessidades porque se sente culpada ou egoísta ao fazer qualquer coisa por si mesma. Mas por quanto tempo você consegue continuar se dedicando aos outros enquanto negligencia a si próprio? Imagine uma mulher em uma esquina, em um dia quente de verão, com uma jarra de água gelada. Ela dá um copo a cada pedestre que passa. É claro que todos ficam gratos. O que acontece, porém, quando a mulher fica com sede e resolve saciá-la? Após um dia inteiro ajudando todo mundo e se negligenciando, a jarra está vazia. Quantas vezes você se sente assim? Com que frequência fica sem tempo para si mesmo porque o gastou cuidando de outras pessoas? Ajudar os outros é bom, desde que não custe o sacrifício da sua própria saúde. Você precisa cuidar de si mesmo, e isso não significa ser egoísta.

Exercício: Dê um tempo

Aqui estão algumas ideias simples que você pode usar para tirar um tempo para si mesmo. Marque (✓) aquelas que está disposto a fazer e inclua outras ideias que vierem à mente:

- ☐ Trate a si próprio com a mesma gentileza que dirige aos outros. Pare de adiar e faça agora mesmo uma coisa boa para si.
- ☐ Tire um tempo para você, mesmo que sejam apenas algumas horas durante a semana. Você pode dar uma caminhada ou preparar sua refeição preferida.
- ☐ Ou, se estiver se sentindo corajoso, tire metade de um dia de folga do trabalho. Vá a um lugar bonito, como um parque, uma praia, um lago, uma montanha, um museu ou até mesmo um shopping.
- ☐ Tire um tempo para fazer coisas para a sua própria vida, como fazer compras, resolver pendências, ir ao médico, etc.
- ☐ Outras ideias: _____

_____

_____

. . .

VIVA NO PRESENTE

É possível viajar no tempo. Todos nós fazemos isso de vez em quando, mas algumas pessoas o fazem com mais frequência. Indivíduos que viajam no tempo passam boa parte do dia pensando sobre tudo que deviam ter feito na véspera, todas as coisas que deram errado no passado e tudo que precisam fazer no dia seguinte. Por isso, eles vivem no passado ou no futuro. Raramente prestam atenção no que acontece naquele exato instante e, com isso, perdem a oportunidade de vivenciar o presente – o único momento verdadeiro no qual podemos estar de verdade. Por exemplo, observe o que está acontecendo com você agora, enquanto lê estas palavras. Você está pensando em outra coisa? Em algo que ocorreu no passado ou que vai acontecer no futuro? Como está o seu corpo agora? Repare nele. Percebe algum ponto de tensão ou de dor física? Como está sua respiração? Você está respirando fundo ou de maneira superficial?

Muitas vezes, não prestamos atenção no que está acontecendo conosco. Não nos concentramos no que as pessoas dizem ou no que lemos. Não reparamos nem em quem está à nossa volta enquanto caminhamos. E, para piorar, tentamos fazer mais de uma coisa ao mesmo tempo, como dirigir, comer, enviar mensagens e falar ao telefone. O resultado é que perdemos muito do que a vida tem a oferecer e acabamos por dificultar decisões simples.

Pior ainda é o fato de que não viver no presente também pode tornar a vida mais dolorosa. Por exemplo, talvez você preveja que a pessoa com quem está falando dirá algo ofensivo, o que o deixa com raiva – mesmo que a pessoa ainda não tenha dito nada! Ou talvez apenas pensar em eventos passados faça você sentir um mal-estar físico ou emocional, o que interfere no que está tentando fazer naquele momento. É claro que os dois tipos de viagem no tempo podem tornar qualquer acontecimento desnecessariamente doloroso.

Ao longo dos capítulos 4 a 6, sobre habilidades de atenção plena, você aprenderá técnicas avançadas que o ajudarão a se manter no presente. Por enquanto, tente praticar os exercícios a seguir para viver o momento e suportar acontecimentos estressantes com maestria.

Exercício: "Onde está você agora?"

Da próxima vez que se vir em uma situação desagradável, faça a si mesmo as seguintes perguntas:

- ☐ Onde estou neste exato momento?
- ☐ Estou viajando para o futuro, preocupando-me com algo que pode acontecer ou planejando algo que talvez aconteça?
- ☐ Estou viajando para o passado, revisitando erros, revivendo experiências ruins ou pensando em como minha vida poderia ter sido em outras circunstâncias?
- ☐ Ou estou no presente, prestando atenção de verdade no que estou fazendo, pensando e sentindo?

Se você não estiver no presente, volte sua atenção ao que está ocorrendo agora seguindo estes passos:

- ☐ Observe o que está pensando e reconheça que está viajando no tempo. Traga sua concentração de volta ao presente.
- ☐ Observe como está sua respiração. Respire de forma lenta e prolongada para voltar a atenção para o presente.
- ☐ Observe como está seu corpo e repare em qualquer tensão ou dor que esteja sentindo. Reconheça que seus pensamentos podem estar contribuindo para seu estado físico. Use o relaxamento controlado para liberar a tensão.
- ☐ Observe qualquer emoção dolorosa que você esteja sentindo em decorrência da viagem no tempo e coloque em prática uma das habilidades de tolerância ao mal-estar para aliviar as dores imediatas.

• • •

Exercício: Ouvindo o agora

Outro exercício que o ajudará a voltar sua concentração para o momento presente é "ouvir o agora". Dedique pelo menos cinco minutos para mudar o foco.

Instruções
Sente-se em uma cadeira ou poltrona confortável. Desligue quaisquer distrações, como celular, computador e televisão. Respire devagar e de forma prolongada, puxando o ar pelo nariz e soltando pela boca. Sinta sua barriga se expandir como um balão cada vez que você inspira e se esvaziar quando você expira. Agora, continue respirando e simplesmente ouça. Ouça qualquer som que escutar dentro ou fora de casa e no seu próprio corpo. Conte cada som que escutar. Quando se distrair, volte a se concentrar na escuta. Talvez você ouça carros, pessoas ou aviões lá fora. Talvez ouça o tique-taque de um relógio ou o barulho de um ventilador. Ou quem sabe escute o som do seu próprio coração batendo. Ouça o ambiente de forma ativa e cuidadosa e conte o máximo de sons que puder. Faça este exercício por cinco minutos e repare em como se sente depois.

Uma variação deste exercício de escuta o ajudará a se manter concentrado no presente enquanto estiver conversando com outra pessoa. Se perceber que sua atenção está se dispersando e começar a pensar no passado ou no futuro, concentre-se em algo em seu interlocutor, como um botão na camisa, um chapéu ou uma gola. Repare na cor e na aparência do item. Às vezes, isso pode tirar você da viagem no tempo. Então, continue ouvindo. Se sua mente começar a divagar de novo, faça o mesmo exercício e tente seguir escutando.

Exercício: Respiração consciente

Outro exercício que ajudará você a manter a concentração no presente é a respiração. Parece simples, mas muitas vezes não respiramos tão bem quanto deveríamos. Pense nisto: quem o ensinou a respirar? Se você for como o restante da humanidade, é provável que ninguém. Ainda assim, você respira cerca de 15 vezes por minuto, ou 22 mil vezes por dia! Todos sabem que precisamos do ar para obter oxigênio. Mas qual porção do ar que você respira é oxigênio de fato – 100%, 75%? A resposta certa é 21%. Quando seu corpo não obtém oxigênio suficiente, o organismo inteiro pode se desequilibrar. Por esse motivo, é importante inspirar de maneira profunda e lenta. Outro benefício de respirar corretamente é que essa técnica simples ajuda a relaxar e se concentrar. Muitas tradições espirituais combinam métodos de respiração vagarosa com meditações guiadas para ajudar no relaxamento e na concentração.

A seguir, você verá um exercício que muitas pessoas acham útil. Ele usa algo chamado *respiração diafragmática*, que ativa o músculo do diafragma, localizado na parte inferior da cavidade pulmonar. Envolver o diafragma nos ajuda a respirar de maneira mais plena e profunda, o que também auxilia no relaxamento.

Leia as instruções antes de começar o exercício, para se familiarizar com a experiência. Se você se sentir mais confortável ouvindo as orientações, grave-as no seu celular em um tom lento e uniforme. Assim, poderá escutar a gravação enquanto pratica esta técnica. Programe um alarme para tocar em três ou cinco minutos e pratique a respiração até ele tocar. Então, à medida que você for se acostumando a este método, programe o alarme para períodos maiores, como 10 ou 15 minutos. Mas não tenha a expectativa de conseguir ficar sentado e parado por tanto tempo logo no começo. No início, três a cinco minutos é um longo intervalo para ficar quieto e respirar.

Ao usar esta nova forma de respiração, muitas pessoas costumam sentir que se "conectam" ao próprio ato de respirar, isto é, sentem uma conexão profunda com a experiência. Se isso acontecer com você, ótimo. Se não, tudo bem também. É só continuar treinando. Além disso, alguns indivíduos ficam tontos quando começam a praticar esta técnica. Isso pode ser causado por uma inspiração muito rápida, profunda ou lenta. Não se assuste. Se começar a sentir tontura, pare ou volte a respirar no ritmo normal e comece a contar quantas vezes inspira.

Instruções

Para começar, encontre um local confortável para se sentar, em um cômodo onde você não será incomodado pelo tempo que programar no seu alarme. Desligue qualquer som que possa distraí-lo. Respire lenta e demoradamente algumas vezes e relaxe. Coloque uma das mãos sobre o estômago e imagine sua barriga, e não seus pulmões, se enchendo de ar à medida que você respira. Agora, inspire devagar pelo nariz e, em seguida, expire pela boca, como se estivesse soprando velas de aniversário. Sinta seu estômago subir e descer com a respiração. Imagine sua barriga se enchendo de ar como um balão quando você inspira, então sinta-a se esvaziando sem qualquer esforço enquanto você expira. Sinta o ar entrando pelas narinas e depois saindo pelos lábios. Enquanto respira, observe suas sensações corporais. Sinta os pulmões se encherem de ar. Repare no peso do seu corpo apoiado onde você está sentado. A cada respiração, perceba como seu corpo vai ficando mais relaxado.

Agora, continue a respirar e comece a contar toda vez que soltar o ar. Você pode fazer isso mentalmente ou em voz alta. Conte cada exalação até chegar a 4 e, então, recomece do 1. Para começar, inspire devagar pelo nariz e solte o ar lentamente pela boca. Conte 1. Mais uma vez, inspire devagar pelo nariz e solte o ar lentamente pela boca. Conte 2. De novo, inspire devagar pelo nariz e solte o ar lentamente. Conte 3. Última vez: inspire pelo nariz e solte o ar pela boca. Conte 4. Agora retorne ao 1 e recomece o processo.

Quando sua mente começar a divagar e você se vir pensando em outra coisa, volte sua concentração à contagem de respirações. Tente não se criticar por se distrair. Apenas continue levando o ar lentamente até a barriga, inspirando e expirando. Siga contando cada respiração e, cada vez que soltar o ar, sinta seu corpo relaxar mais profundamente.

Continue respirando até seu alarme tocar, então, aos poucos, volte sua atenção ao cômodo onde está.

■ ■ ■

USE PENSAMENTOS DE AUTOMOTIVAÇÃO

Em muitos momentos estressantes da vida, precisamos ouvir palavras de incentivo para nos mantermos motivados ou para nos ajudar a suportar a dor que estamos vivenciando. No entanto, existem também períodos angustiantes em que estamos sozinhos e precisamos nos encorajar a permanecermos fortes. Muitas vezes, isso pode ser feito com pensamentos de enfrentamento automotivadores. Eles são lembretes de como você foi forte no passado ao sobreviver a situações estressantes e vêm em forma de palavras de incentivo que lhe deram força. São particularmente úteis quando você percebe que está agitado, nervoso, com raiva ou chateado. Se conseguir reconhecer seu mal-estar logo no início, você terá mais chances de usar um desses pensamentos para se acalmar. Talvez, em situações que ocorrem regularmente na sua vida, você tenha a oportunidade de prever quando um desses pensamentos de enfrentamento pode ser útil.

Lista de pensamentos de enfrentamento

Aqui está uma lista de alguns pensamentos de enfrentamento que muitas pessoas consideraram úteis (McKay, Davis e Fanning, 1997). Marque (✓) aqueles que você acha que podem ajudar e crie os seus próprios.

- ☐ "Esta situação não vai durar para sempre."
- ☐ "Já passei por muitas outras experiências dolorosas e sobrevivi."
- ☐ "Isto também vai passar."
- ☐ "Meus sentimentos estão me deixando desconfortável agora, mas posso aceitá-los."
- ☐ "Posso ficar ansioso e, ainda assim, lidar com a situação."
- ☐ "Sou forte o bastante para enfrentar o que está acontecendo comigo neste momento."
- ☐ "Esta é uma oportunidade para eu aprender a lidar com meus medos."
- ☐ "Sou capaz de aguentar isto e não permitir que me afete."
- ☐ "Posso levar o tempo que for necessário para deixar isso para lá e relaxar."
- ☐ "Minha ansiedade/meu medo/minha tristeza não vai me matar; só não estou me sentindo bem agora."
- ☐ "São apenas sentimentos e, em algum momento, eles irão embora."
- ☐ "Não há problema em sentir tristeza/ansiedade/medo às vezes."
- ☐ "Meus pensamentos não controlam minha vida; eu a controlo."
- ☐ "Posso pensar coisas diferentes se quiser."
- ☐ "Não estou correndo perigo neste exato momento."
- ☐ "E daí?"
- ☐ "Esta situação é péssima, mas é passageira."
- ☐ "Sou forte e consigo lidar com isso."
- ☐ Outras ideias: _____
_____
_____

Pensamentos de enfrentamento podem ajudar você a suportar situações ruins, dando-lhe força e motivação para suportar. Agora que você os conhece, comece a usá-los imediatamente. Escreva seus cinco pensamentos de enfrentamento preferidos em uma nota adesiva e a guarde na carteira ou a prenda em um lugar de destaque onde possa vê-la todo dia, como na porta da geladeira ou no espelho do banheiro. Ou, se quiser levar a lista consigo, anote-a no seu smartphone. Quanto mais você acessar seus pensamentos de enfrentamento, mais rapidamente eles se tornarão parte do seu raciocínio natural.

Use a planilha a seguir para registrar situações estressantes em que você possa usar seus pensamentos de enfrentamento para obter forças. Tire cópias dela (ou faça o download em www.sextante.com.br/dbt) e a carregue sempre com você para poder registrar a experiência assim que acontecer. Isso pode parecer constrangedor ou inconveniente, mas ajudará você a se lembrar de usar seus pensamentos de enfrentamento automotivadores com mais frequência. Leia a planilha a seguir para ter ideia das situações em que esses pensamentos podem ser úteis.

Exemplo: Planilha de Pensamentos de Enfrentamento

Situação estressante	Novo pensamento de enfrentamento
1. Meu chefe gritou comigo.	"Este trabalho é uma porcaria, mas é temporário."
2. O meteorologista disse na TV que uma tempestade horrível está se aproximando e pode causar alguns alagamentos.	"Posso continuar respirando fundo e me lembrar de que vai passar logo. Consigo lidar com isso."
3. Não consegui terminar de arrumar meu jardim antes de receber meus amigos. Eu queria muito que eles vissem como meu quintal é bonito.	"É decepcionante, mas consigo lidar com isso. Vou falar sobre meus planos para o quintal."
4. Minha irmã me chamou de "egoísta" por não sair cedo do trabalho para levá-la às compras.	"Ela vive em um mundo de sofrimento; é assim que lida com a decepção."
5. Fiquei triste vendo um filme.	"São apenas sentimentos que vão passar em algum momento. Posso usar minhas habilidades para lidar com eles."
6. Ouvi sirenes de polícia na rua e fiquei nervosa.	"Não estou em perigo agora. Estou em segurança e confortável dentro de casa."
7. O caixa da loja me deu o troco errado. Preciso voltar lá e reclamar.	"Sou capaz de resolver isso. Posso dizer o que quero e lidar com a decepção se não conseguir."
8. Minha filha está ingressando na faculdade e vou sentir muitas saudades dela.	"Minha tristeza não vai me matar; só não estou me sentindo bem agora."
9. Fico nervoso quando não tenho algo para me manter ocupado.	"Posso tirar todo o tempo que precisar agora para relaxar."
10. Odeio voar de avião, mas preciso visitar minha avó, que mora muito longe.	"Esta é uma oportunidade para eu aprender a lidar com meus medos. Vou usar minhas habilidades de respiração e visualização."

Planilha de Pensamentos de Enfrentamento

Situação estressante	Novo pensamento de enfrentamento
1.	
2.	
3.	
4.	
5.	
6.	
7.	
8.	
9.	
10.	

ACEITAÇÃO RADICAL

A palavra "dialética", que compõe a nomenclatura de *terapia comportamental dialética*, significa equilibrar e comparar duas coisas que parecem muito diferentes ou até contraditórias. Na terapia comportamental dialética, o equilíbrio está entre a mudança e a aceitação (Linehan, 2009). É necessário mudar os comportamentos que estão gerando mais sofrimento para si mesmo e para os outros e, ao mesmo tempo, aceitar-se como você é. Isso pode parecer contraditório, mas é uma parte crucial do tratamento. A DBT depende da aceitação *e* da mudança, não da aceitação *ou* da mudança. A maior parte deste livro se concentra em habilidades que você pode desenvolver para mudar sua vida. Mas esta seção tem a aceitação como enfoque. Na verdade, ela ensinará como aceitar *radicalmente* sua vida.

A aceitação radical, que exploramos pela primeira vez no capítulo 1, é uma das habilidades mais difíceis de dominar, porque exige que você olhe para si mesmo e para o mundo de um jeito diferente. No entanto, é também uma das habilidades mais importantes da terapia comportamental dialética (Linehan, 2009). (Você verá mais sobre ela entre os capítulos 4 e 6, sobre habilidades de atenção plena.) *Aceitação radical* significa aceitar algo por completo, sem julgar. Por exemplo, aceitar radicalmente o momento presente quer dizer que você não luta contra ele, não fica com raiva nem tenta transformá-lo. Aceitar radicalmente o agora significa que você precisa reconhecer que o presente é o que é por causa de uma longa série de acontecimentos e decisões tomadas por você e por outras pessoas *no passado*. O agora nunca surge do nada, sem ser causado por eventos pregressos. Imagine que todos os momentos da sua vida são conectados, como peças de dominó que se derrubam em uma fileira.

Mas lembre-se: aceitar algo radicalmente não significa desistir e se resignar a tudo de ruim que ocorrer. Na vida, algumas situações são injustas, como abusos ou agressões. No entanto, em outros acontecimentos, você é ao menos parcialmente responsável. Existe um equilíbrio entre o que você criou e o que os outros criaram. Contudo, muitas pessoas que enfrentam emoções extremas costumam sentir que a vida simplesmente "acontece" com elas, não reconhecendo o próprio papel em gerar uma situação. Por isso, a primeira reação delas é ter raiva. Uma mulher contou a um dos autores deste livro que a raiva era sua "emoção padrão". Isto é, quando estava apenas sendo ela mesma, essa mulher sentia raiva. Sua hostilidade excessiva a fazia se machucar – beber em excesso, se cortar e se repreender o tempo todo – e magoar as pessoas de quem ela mais gostava em discussões incessantes.

Por outro lado, aceitar radicalmente o presente abre a oportunidade de reconhecer o papel que desempenhamos na situação atual. E, por consequência, cria uma chance de reagir a essa situação de uma nova forma, menos dolorosa para nós mesmos e para os outros. Em muitos sentidos, a aceitação radical se parece com a Oração da Serenidade, que diz: "Conceda-me a serenidade para aceitar as coisas que não posso mudar, a coragem para mudar as coisas que posso e a sabedoria para discernir uma da outra." No exercício a seguir, você encontrará algumas perguntas para se fazer quando quiser usar a aceitação radical. Mas, antes, vejamos um exemplo de como ela pode ajudar uma pessoa em uma situação ruim.

Exemplo: usando a aceitação radical

Christine e o namorado, John, tinham um relacionamento difícil. John passava boa parte do tempo livre no bar, bebendo com os amigos. A reação de Christine era ficar brava, ameaçar terminar com John e fazer algo destrutivo para "irritá-lo". Isso ocorreu com regularidade durante cinco anos. Então, certa noite, Christine chegou irritada do trabalho. Ao perceber que John não estava lá para conversar, ela se sentiu desesperançosa. Ligou para

John, que estava no bar, para dizer que ia se matar por não conseguir mais suportar aquele comportamento. Ele correu para casa, onde encontrou Christine engolindo um punhado de comprimidos, e a forçou a cuspi-los. John a fez prometer que não faria aquilo de novo. Ela prometeu e, em seguida, ele saiu, levando as chaves do carro para que ela não pudesse ir a lugar algum. Nesse momento, Christine ficou com ainda mais raiva e ligou para a polícia para relatar que suas chaves tinham sido roubadas. Em seguida, ela caminhou até o bar, encontrou o carro de John e quebrou o para-brisa com um tijolo. Teria quebrado as outras janelas também, mas a polícia a impediu de fazer isso, levando-a presa. Obviamente, usar a aceitação radical nessa ocasião nem passou pela cabeça de Christine e John. Os dois estavam com raiva um do outro e, ao agir de acordo com ela, acabaram ferindo a si próprios e um ao outro.

Então, como seria essa situação se a aceitação radical fosse aplicada?

Observemos o ponto de vista de Christine. Em vez de ameaçar cometer suicídio, ela poderia ter usado a estratégia RAIA e uma das habilidades de tolerância ao mal-estar que aprendemos no capítulo anterior. Lembre-se de que sua estratégia para lidar com situações estressantes é relaxar, avaliar, estabelecer uma intenção e agir. Talvez Christine pudesse ter (1) parado o que estava fazendo e suspirado algumas vezes para relaxar, (2) avaliado a situação e reconhecido que estava muito chateada, (3) estabelecido a intenção de usar uma habilidade de tolerância ao mal-estar para ajudá-la a se acalmar e, então (4), agido, gritando em uma almofada ou saindo de casa para uma longa caminhada. Ou talvez ela pudesse ter ligado para alguma amiga para conversar por um tempo. Então, depois de esfriar um pouco a cabeça, poderia ter se perguntado algumas coisas e usado a aceitação radical para reavaliar o contexto. Examinemos essa situação e vejamos como ela poderia ter sido enfrentada de forma diferente:

- *Quais acontecimentos levaram à situação de Christine?* Fazia anos que ela e John se comportavam e brigavam assim. Aquela noite não foi novidade. Mas Christine tinha chegado em casa irritada por causa do trabalho e ficou com ainda mais raiva porque John não estava lá.

- *Qual foi o papel de Christine na criação dessa situação?* Em vez de tentar lidar de maneira saudável com a raiva e a frustração, ela descontou essas emoções em si mesma e em John. Além disso, Christine já tivera muitos motivos e oportunidades para terminar o relacionamento, mas havia escolhido permanecer nessa relação destrutiva.

- *Qual foi o papel de John na criação dessa situação?* John tinha um vício em álcool que vinha interferindo no relacionamento dos dois havia cinco anos. Naquela noite, ele tampouco dedicou um tempo para conversar com Christine sobre os comportamentos suicidas dela. Em vez disso, escolheu voltar para o bar, o que a deixou com mais raiva.

- *O que Christine pode controlar nessa situação?* Ela pode terminar o relacionamento ou escolher outra forma de lidar com essa situação estressante.

- *O que Christine **não** pode controlar nessa situação?* Em última instância, é John quem deve buscar ajuda para o alcoolismo. Ela não pode fazer com que ele pare de beber. Também não controla como John escolhe se comportar em relação a ela.

- *Qual foi a reação de Christine a essa situação?* Ela tentou se matar e depois quebrou o para-brisa de John.

- *Como a reação de Christine afetou os pensamentos e sentimentos dela?* As ações de Christine fizeram com que ela se sentisse pior em relação a si mesma e ao relacionamento, e ela não parou de se questionar por que ainda estava naquela relação destrutiva.

- *Como a reação dela afetou os pensamentos e sentimentos de outras pessoas?* Christine foi presa, e com isso os dois se sentiram ainda pior a respeito de si mesmos e do relacionamento.

- *Como Christine poderia ter mudado sua reação à situação de uma forma que levasse a menos sofrimento para ela e John?* Ela poderia ter usado a estratégia RAIA e outras habilidades de tolerância ao mal-estar para lidar com a dor e a raiva. Também poderia ter aplicado a aceitação radical para reavaliar a situação e conseguir escolher uma reação diferente. Talvez ela pudesse até ter deixado John naquela noite, mesmo que temporariamente, o que poderia ter sido menos doloroso para os dois.

- *O que teria acontecido de forma diferente se Christine tivesse optado pela aceitação radical?* Se tivesse usado alguma habilidade de tolerância ao mal-estar naquela noite, talvez ela pudesse ter esperado até a manhã seguinte para falar com John sobre como tinha ficado irritada no trabalho e como o alcoolismo dele a magoava. Ou, se tivesse terminado o relacionamento, ela talvez pudesse ter aberto espaço em sua vida para um namoro mais saudável ou se poupado da dor recorrente de uma relação abusiva.

Exercício: Aceitação radical

Agora pense em uma situação estressante que você viveu recentemente. Em seguida, responda às mesmas perguntas acima, que o ajudarão a aceitar radicalmente o acontecimento de uma nova forma (Este exercício está disponível para download em www.sextante.com.br/dbt.):

☐ O que aconteceu nessa situação estressante?
_____
_____

☐ Quais acontecimentos do passado levaram a ela?
_____
_____

☐ Qual foi o seu papel na criação dessa situação?
_____
_____

☐ Qual foi o papel de outras pessoas na criação dessa situação?
_____
_____

☐ O que você *pode* controlar nessa situação?
_____
_____

☐ O que você *não pode* controlar nessa situação?
_____
_____

☐ Qual foi sua reação a essa situação?
_____
_____

☐ Como sua reação afetou seus pensamentos e sentimentos?
_____
_____

☐ Como sua reação afetou os pensamentos e sentimentos dos outros?
_____
_____

☐ De que outro modo você poderia ter reagido a essa situação para que ela gerasse menos sofrimento para você e para os outros?
_____
_____

☐ O que poderia ter acontecido de diferente se você tivesse decidido aceitar radicalmente a situação?
_____
_____

É muito importante lembrar que a aceitação radical também se aplica à autoaceitação. Nesse caso, ela significa abraçar quem você é sem se julgar ou criticar. Em outras palavras, a aceitação radical quer dizer se amar do jeito que você é, com todas as suas qualidades e os seus defeitos. Encontrar as coisas boas dentro de si pode ser um desafio difícil, ainda mais se você estiver enfrentando emoções extremas. Muitas pessoas nessa situação pensam que são defeituosas, ruins ou impossíveis de amar. Por isso, ignoram suas virtudes e acrescentam ainda mais sofrimento à vida. É por isso que se aceitar radicalmente é tão crucial.

FRASES DE AUTOAFIRMAÇÃO

Para começar a construir uma autoimagem mais saudável, pode ser útil usar frases de autoafirmação. O objetivo delas é ajudá-lo a se lembrar das suas qualidades para dar a si mesmo força e resiliência diante de situações estressantes. Esse tipo de frase lembrará a você que, escondida debaixo das suas emoções extremas, existe uma pessoa gentil e amorosa capaz de lidar com uma situação ruim de forma mais saudável.

Exemplo: Frases de autoafirmação

Aqui estão alguns exemplos de frases de autoafirmação. Marque (✓) as que você está mais disposto a usar e, em seguida, crie as suas próprias:

- ☐ "Posso ter alguns defeitos, mas continuo sendo uma boa pessoa."
- ☐ "Eu me preocupo comigo e com os outros."
- ☐ "Eu aceito quem sou."
- ☐ "Eu me amo."
- ☐ "Sou uma boa pessoa, não um erro."
- ☐ "Sou uma boa pessoa e ninguém é perfeito."
- ☐ "Aceito tanto minhas qualidades quanto meus defeitos."
- ☐ "Hoje me responsabilizo por tudo que digo e faço."
- ☐ "Estou me tornando uma pessoa melhor todos os dias."
- ☐ "Sou uma pessoa sensível que vivencia o mundo de forma diferente."
- ☐ "Sou uma pessoa sensível com experiências emocionais complexas."
- ☐ "Todo dia faço o melhor que posso."
- ☐ "Mesmo que eu às vezes me esqueça, continuo sendo uma boa pessoa."
- ☐ "Mesmo que coisas ruins tenham acontecido comigo no passado, continuo sendo uma boa pessoa."
- ☐ "Mesmo tendo cometido erros no passado, continuo sendo uma boa pessoa."
- ☐ "Eu estou aqui para um propósito."
- ☐ "Minha vida tem um propósito, mesmo que eu nem sempre o enxergue."
- ☐ "Eu me aceito radicalmente."

- ☐ Outras ideias: _____
_____
_____
_____

É útil escrever suas frases de autoafirmação em notas adesivas e prendê-las por toda a casa. Uma mulher escreveu sua frase no espelho do banheiro com uma caneta especial para que fosse a primeira coisa que ela visse de manhã. Um homem escreveu a frase dele em uma nota adesiva e a prendeu no computador. Você pode decidir se lembrar da sua frase de autoafirmação de qualquer forma que funcione para você, mas escolha uma técnica que sirva como lembrete várias vezes ao dia. Se você resolver escrever sua frase em um aplicativo de notas no celular, não deixe de checá-lo todos os dias. Quanto mais você vir a frase, mais ela o ajudará a mudar a maneira como pensa sobre si mesmo.

EQUILÍBRIO SENTIMENTO-AMEAÇA (enfrentamento ESA)

Como você sabe, emoções fortes costumam trazer consigo um desejo impulsivo de agir. A raiva e a ansiedade, em especial, fazem você querer superar uma ameaça. Às vezes, a ameaça de fato exige uma ação, se houver um perigo sério ou se alguém estiver tentando ferir você. No entanto, muitas vezes a emoção é muito maior que a ameaça real. O equilíbrio sentimento-ameaça (enfrentamento ESA) é uma habilidade que pode ajudá-lo a reconhecer o equilíbrio entre o sentimento e a ameaça e, em seguida, lidar com o estressor de forma apropriada. Por exemplo, em uma escala de 1 a 10, seu medo e seu ímpeto de evitação estão em 10, mas o perigo real está apenas em 2? Ou sua raiva e seu impulso de atacar estão em 9, enquanto a provocação e a ameaça estão somente em 3?

O processo de enfrentamento ESA o ajudará a comparar o verdadeiro nível de ameaça com a intensidade dos seus sentimentos. Quanto maior a distância entre eles, mais motivos para lidar com as emoções, em vez de agir de acordo com elas. Em geral, a lacuna entre uma alta intensidade de emoção e um baixo nível de perigo real é alimentada por algo chamado *raciocínio emocional* – a tendência humana a acreditar que emoções fortes confirmam alguma verdade a respeito da situação. Por exemplo, talvez você acredite que:

- A raiva intensa significa que fizeram algo muito ruim contra você

- A ansiedade intensa significa que você está diante de algo muito perigoso

- A vergonha intensa significa que você fez algo condenável

O problema do raciocínio emocional é que as emoções sozinhas não provam nada, são apenas sentimentos. De vez em quando, há pouca relação entre a intensidade de uma emoção negativa e qualquer problema, ameaça ou fracasso verdadeiros. Como você aprenderá no capítulo 7, os sentimentos são mensagens que às vezes estão corretas e outras vezes não. Sendo assim, como podemos avaliar o real nível de ameaça e compará-lo ao que as emoções estão nos dizendo?

Avaliando o equilíbrio sentimento-ameaça

(A planilha para avaliar seu equilíbrio sentimento-ameaça está disponível para download em www.sextante.com.br/dbt.)

Primeiro, dê uma nota de 0 a 10 à intensidade do seu sentimento (sendo que 10 representa o nível mais intenso que você já sentiu).

0   1   2   3   4   5   6   7   8   9   10

Mal-estar baixo   Mal-estar moderado   Mal-estar alto

Agora, avalie a ameaça.

Para raiva:

Quanto dano real a outra pessoa ou a situação causou ao seu bem-estar?

0	1	2	3	4	5	6	7	8	9	10

Pouco dano — Dano moderado — Dano excessivo

Quanto dano duradouro a outra pessoa ou a situação causou à sua autoestima?

0	1	2	3	4	5	6	7	8	9	10

Pouco dano — Dano moderado — Dano excessivo

Para ansiedade/medo:

Qual é o potencial de dano dessa situação?

0	1	2	3	4	5	6	7	8	9	10

Potencial baixo — Potencial moderado — Potencial alto

Qual é a probabilidade de esse dano ocorrer?

0	1	2	3	4	5	6	7	8	9	10

Probabilidade baixa — Probabilidade moderada — Probabilidade alta

Para culpa/vergonha:

Quanto prejuízo eu causei?

0	1	2	3	4	5	6	7	8	9	10

Nenhum — Algum — Muito

Quanto meu comportamento se desviou dos meus valores ou crenças sobre o que é correto?

0	1	2	3	4	5	6	7	8	9	10

Nada — Um pouco — Muito

Para tristeza:

Qual foi a intensidade da perda que sofri?

0	1	2	3	4	5	6	7	8	9	10

Intensidade baixa — Intensidade moderada — Intensidade alta

Qual é a gravidade ou a duração do efeito do meu fracasso ou erro?

0	1	2	3	4	5	6	7	8	9	10

Pouco efeito — Efeito moderado — Efeito grave

Agora compare a intensidade do sentimento e a maior intensidade de ameaça (o item com a avaliação mais alta). Se os números forem próximos, suas emoções estão equilibradas com o nível real de ameaça. Uma vez que seus sentimentos estão refletindo um perigo realista, talvez seja o momento de agir. Por exemplo, use a seção "Redescubra seus valores" (p. 48) e a planilha "Questionário de valores de vida" (p. 49) deste capítulo para guiar suas escolhas comportamentais. Você também pode utilizar as decisões da "Mente sábia" no capítulo 5 ou a "Resolução de problemas" no capítulo 8.

No entanto, se houver um desequilíbrio significativo entre seus sentimentos e os níveis de ameaça – isto é, se sua emoção estiver alta e o perigo real for baixo –, faça um esforço para *não reagir guiado pela emoção*. Não aja de acordo com impulsos ou desejos. Esta é a hora de *lidar*. Em vez de reagir, use as habilidades dos capítulos de tolerância ao mal-estar para abrandar suas emoções:

- Estratégia RAIA
- Distração
- Autoacalmar-se
- Visualização de um lugar seguro
- Relaxamento controlado por deixas
- Dar um tempo
- Pensamentos de enfrentamento
- Aceitação radical
- Frases de autoafirmação

Resumo do enfrentamento ESA

Lembre-se de usar o enfrentamento ESA sempre que sentir uma emoção intensa e tiver um forte ímpeto de fazer algo. Em vez de agir de acordo com esse impulso, faça o seguinte:

1. Calcule a intensidade do seu sentimento (0-10).

2. Calcule o verdadeiro nível de ameaça (0-10).

3. Se o sentimento e o nível de ameaça estiverem equilibrados (com números próximos), pode ser benéfico agir com base em valores, mente sábia (capítulo 5) ou resolução de problemas (capítulo 8).

4. Por outro lado, se a intensidade do sentimento for significativamente maior que a da ameaça, não aja de acordo com a emoção. Escolha uma habilidade de enfrentamento que aprendeu para suavizar o que está sentindo.

CRIE ESTRATÉGIAS DE ENFRENTAMENTO

Agora que você já conhece todas as habilidades de tolerância ao mal-estar, pense em novas estratégias de enfrentamento. O jeito mais fácil de fazer isso é examinando algumas das situações estressantes que você já vivenciou e identificar como lidou com elas. Muitas vezes, pessoas com emoções extremas passam por circunstâncias angustiantes parecidas. Portanto, de certa forma, essas situações são previsíveis. Neste exercício, você identificará quais foram esses acontecimentos, como você lidou com eles e quais foram as consequências prejudiciais. Depois, apontará quais novas estratégias de enfrentamento pode usar no futuro se passar por situações parecidas e como o uso delas poderia resultar em desfechos mais saudáveis.

Mas, como perceberá adiante, você terá duas planilhas diferentes para as novas estratégias de enfrentamento, portanto serão necessárias táticas distintas para ocasiões em que você estiver só ou acompanhado. Por exemplo, quando você estiver sozinho, pode ser mais eficaz praticar o relaxamento controlado por deixas ou a respiração consciente para se acalmar. Mas essas técnicas talvez sejam constrangedoras de aplicar se você estiver com mais alguém. É preciso, portanto, estar munido de outras habilidades para enfrentar essas situações.

Aqui está um exemplo de como estar pronto para os dois cenários. Carl identificou algo estressante que acontecia quando estava com outra pessoa. Ele escreveu: "Quando estou com meu irmão, ele sempre corrige tudo o que faço." Essa é uma boa situação para Carl examinar, porque, quando encontrar o irmão novamente, ele sabe que vivenciará uma má experiência.

Em seguida, Carl identificou como geralmente lidava com aquela situação com o irmão, usando suas estratégias de enfrentamento antigas. Ele escreveu: "Nós brigamos. Eu como demais. Me arranho. Penso em todas as vezes que ele já me insultou." Então, Carl registrou as consequências prejudiciais dessas ações: "Nós dois ficamos com raiva. Eu ganho peso. Fico com cortes no rosto e nos braços. Me sinto horrível por dias pensando no passado." Obviamente, nenhuma das estratégias antigas tinha um benefício duradouro. Em seguida, Carl apontou novas habilidades de tolerância ao mal-estar que poderia usar quando a questão com o irmão voltasse a acontecer. Em "Novas estratégias de enfrentamento", ele escreveu as técnicas mais apropriadas para aquele tipo de situação.

Carl as selecionou a partir das habilidades que considerou úteis nestes dois primeiros capítulos. Ele anotou: "Dar um tempo. Usar meu novo pensamento de enfrentamento: 'Sou forte e consigo lidar com meu irmão.' Aceitar radicalmente a mim mesmo e a situação de uma forma diferente." Então, ele previu quais seriam as possíveis consequências saudáveis dessas novas estratégias: "Não vamos mais brigar tanto. Não vou comer em excesso. Vou me sentir mais forte. Talvez eu consiga lidar melhor com a situação no futuro." É claro que os resultados do uso das novas habilidades de tolerância ao mal-estar serão muito mais benéficos para Carl.

Mas é provável que essas estratégias de enfrentamento sejam diferentes das que ele escolheria para ocasiões angustiantes em que esteja sozinho. Por isso, Carl também preencheu a planilha para enfrentar cenários estressantes quando desacompanhado. A situação escolhida foi esta: "Às vezes, fico com medo quando estou só." Mais uma vez, essa é uma boa situação para examinar, porque é previsível que ele vivencie o mesmo sentimento extremo na próxima vez em que ficar sozinho. As estratégias que Carl usava antes para lidar com esse cenário eram as seguintes: "Fumo maconha. Vou ao bar e bebo. Me corto. Uso muito o cartão de crédito." E as consequências prejudiciais dessas ações eram: "Fico enjoado depois de fumar ou beber demais. Me meto em brigas no bar. Sangro. Gasto muito dinheiro com coisas desnecessárias." Em seguida, para se preparar para o futuro, Carl escolheu novas estratégias de enfrentamento: "Praticar a respiração consciente. Lembrar que tenho uma conexão com o universo. Usar a visualização de um lugar seguro. Relembrar o que valorizo."

E, por fim, ele previu os possíveis resultados mais benéficos: "Não vou me sentir tão ansioso. Não vou me machucar. Não vou gastar dinheiro. Vou me sentir mais relaxado." É fácil perceber que as novas habilidades de tolerância ao mal-estar de Carl são muito mais saudáveis do que as estratégias de enfrentamento antigas. Você pode obter os mesmos resultados se dedicando à preparação para situações previsíveis no seu futuro.

Crie estratégias de enfrentamento para situações

Situação estressante	*Exemplo: Quando estou com meu irmão, ele sempre corrige tudo o que faço.*	**1.**
Estratégias de enfrentamento antigas	*Nós brigamos. Eu como demais. Me arranho. Penso em todas as vezes que ele já me insultou.*	
Consequências prejudiciais	*Nós dois ficamos com raiva. Eu ganho peso. Fico com cortes no rosto e nos braços. Me sinto horrível por dias pensando no passado.*	
Novas estratégias de enfrentamento	*Dar um tempo. Usar meu novo pensamento de enfrentamento: "Sou forte e consigo lidar com meu irmão." Aceitar radicalmente a mim mesmo e a situação de uma forma diferente.*	
Possíveis consequências mais saudáveis	*Não vamos mais brigar tanto. Não vou comer em excesso. Vou me sentir mais forte. Talvez eu consiga lidar melhor com a situação no futuro.*	

estressantes em que você estiver acompanhado

	2.	3.	4.

Crie estratégias de enfrentamento para situações

Situação estressante	*Exemplo: Às vezes, sinto medo quando estou só.*	**1.**
Estratégias de enfrentamento antigas	*Fumo maconha. Vou ao bar e bebo. Me corto. Uso muito o cartão de crédito.*	
Consequências prejudiciais	*Fico enjoado depois de fumar ou beber demais. Me meto em brigas no bar. Sangro. Gasto muito dinheiro com coisas desnecessárias.*	
Novas estratégias de enfrentamento	*Praticar a respiração consciente. Lembrar que tenho uma conexão com o universo. Usar a visualização de um lugar seguro. Relembrar o que valorizo.*	
Possíveis consequências mais saudáveis	*Não vou me sentir tão ansioso. Não vou me machucar. Não vou gastar dinheiro. Vou me sentir mais relaxado.*	

estressantes em que você estiver sozinho

	2.	3.	4.

Em cada planilha, selecione quatro situações estressantes do passado e examine como lidou com elas. Identifique as estratégias de enfrentamento prejudiciais que usou e quais foram as consequências para você e para quem mais estava envolvido. Em seguida, registre as novas habilidades de tolerância ao mal-estar que poderiam ter sido aplicadas para lidar com os cenários de forma mais saudável. Reveja este capítulo e o capítulo 1 e escolha as habilidades que você está mais disposto a colocar em prática. Leve-as em consideração para preencher a linha "Novas estratégias de enfrentamento" nas duas planilhas. O mais importante é que você seja específico. Se escrever "Praticar um novo pensamento de enfrentamento", indique qual seria ele. Ou, se anotar "Dar um tempo", inclua o que fará nesse tempo. Seja minucioso para não se esquecer no futuro. Por fim, registre as consequências mais positivas se você aplicar suas novas habilidades de tolerância ao mal-estar.

Use os exemplos oferecidos para se guiar. Se precisar de mais espaço, faça cópias das planilhas ou o download delas em www.sextante.com.br/dbt.

CRIE UM PLANO DE ENFRENTAMENTO DE EMERGÊNCIA

Você deve estar praticando as novas habilidades de tolerância ao mal-estar destes dois primeiros capítulos – incluindo a estratégia RAIA – e já tem uma boa ideia de quais funcionam melhor no seu caso. Ou talvez usar as planilhas para criar novas estratégias de enfrentamento, apresentadas na última seção, tenha ajudado você a prever quais técnicas fornecem os melhores resultados. Agora você está pronto para o próximo passo, que o ajudará a criar um plano personalizado para lidar com algumas das situações estressantes mais comuns quando estiver acompanhado ou sozinho.

Para ocasiões em que estiver com outras pessoas, liste quatro estratégias de enfrentamento que acredita que serão eficazes para você. Mais uma vez, seja específico e inclua a maior quantidade possível de detalhes a respeito da técnica que utilizará. Comece com sua estratégia mais eficiente, depois passe para a segunda e daí por diante. O plano é que você tente a primeira estratégia para ver se isso ajuda a lidar com a situação. Caso ela não seja útil, passe para a técnica seguinte, e por aí vai.

Consulte as habilidades de tolerância ao mal-estar que você achou úteis nestes dois primeiros capítulos, a RAIA, suas planilhas de novas estratégias de enfrentamento e qualquer experiência que tenha explorado até agora. (Visite www.sextante.com.br/dbt para baixar os formulários de "Plano de enfrentamento de emergência".) No próximo capítulo, você também aprenderá algumas habilidades fisiológicas que podem ser acrescentadas aos seus planos de enfrentamento de emergência.

Meu plano de enfrentamento de emergência

para situações em que eu estiver mal e lidando com outras pessoas

Em primeiro lugar, eu _____

_____

Em seguida, eu _____

_____

Depois, eu _____

_____

Por fim, eu _____

_____

_____

- -

Meu plano de enfrentamento de emergência

para situações em que eu estiver mal e sozinho

Em primeiro lugar, eu _____

_____

Em seguida, eu _____

_____

Depois, eu _____

_____

Por fim, eu _____

_____

_____

Quando tiver terminado de elaborar os dois planos, copie-os em um cartão para levar na carteira ou na bolsa ou anote-os no celular. Essa estratégia fornecerá lembretes constantes sobre suas novas habilidades de tolerância ao mal-estar, e você não precisará mais recorrer às suas antigas técnicas ineficazes. Além disso, não será necessário tentar se lembrar do que fazer quando estiver com raiva, magoado ou chateado. É só pegar o cartão ou o celular e seguir seu plano personalizado de enfrentamento de emergência.

CONCLUSÃO

Não se esqueça de praticar suas novas habilidades de tolerância ao mal-estar com a maior frequência possível e não se frustre se não conseguir segui-las corretamente na primeira tentativa. Aprender novas habilidades é difícil e muitas vezes parece constrangedor. Mas todos podem colocar essas técnicas em prática, pois elas já ajudaram milhares de pessoas como você. Boa sorte.

CAPÍTULO 3

Mais habilidades de tolerância ao mal-estar

HABILIDADES FISIOLÓGICAS DE ENFRENTAMENTO PARA TOLERÂNCIA AO MAL-ESTAR

Além de todas as habilidades cognitivas e comportamentais de tolerância ao mal-estar que você aprendeu nos capítulos 1 e 2, há algumas estratégias fisiológicas que podem ser úteis. Algumas delas já foram sugeridas, mas vale relembrá-las.

Elas podem reduzir rapidamente a intensidade de emoções extremas, em especial quando você estiver triste, irritado ou com raiva demais para colocar outras técnicas em prática. Em muitos sentidos, as habilidades fisiológicas de tolerância ao mal-estar ultrapassam a necessidade de "pensar com clareza", uma vez que são amplamente baseadas em princípios biológicos e reflexos corporais que são eficazes mesmo que você não lembre *como* elas funcionam; só é preciso *fazê-las*.

Mais à frente, no capítulo 7, aprenderemos um pouco mais sobre a reação de "luta, fuga ou congelamento" no sistema nervoso, que nos ajuda a sobreviver em situações perigosas. Por enquanto, basta saber que dois dos muitos propósitos do sistema nervoso são sobrevivência e relaxamento. No modo de sobrevivência, ele ativa as reações corporais de "luta, fuga ou congelamento" necessárias para nos mantermos a salvo, como o aumento da frequência cardíaca e da tensão muscular. Por sua vez, a reação de relaxamento causa uma série de reflexos opostos – como a redução dos batimentos cardíacos e da tensão nos músculos –, o que ajuda você a descansar e se sentir à vontade. As habilidades de enfrentamento fisiológicas que veremos a seguir ativam a reação de relaxamento, desencadeando respostas biológicas.

Algumas podem funcionar melhor do que outras. Registre as que tiverem melhores resultados e as incorpore ao seu plano de enfrentamento de emergência, que você completou no final do capítulo 2. Além disso, caso tenha qualquer questão médica que afete seu equilíbrio, sua pressão arterial ou sua frequência cardíaca – em especial problemas cardiorrespiratórios, pressão alta ou gravidez –, sempre consulte um médico antes de tentar qualquer uma dessas habilidades, já que algumas podem reduzir rapidamente a frequência dos batimentos cardíacos e a pressão arterial. Isso também é importante se você tomar algum medicamento para regular esses tipos de problema.

MOVIMENTOS OCULARES DE UM LADO PARA OUTRO

Pesquisas mostraram que mover os olhos de um lado para outro rapidamente, mantendo a cabeça parada, tem um efeito relaxante em pessoas que vivenciam estresse (Barrowcliff, Gray, MacCulloch, Freeman e MacCulloch, 2003). Também foi demonstrado que esse movimento ocular reduz o mal-estar emocional relacionado a lembranças dolorosas e torna essas memórias menos vívidas (Barrowcliff, Gray, Freeman e MacCulloch, 2004). Um tratamento psicológico que incorpora esses movimentos oculares para abrandar emoções cronicamente dolorosas relacionadas a traumas é chamado de dessensibilização e reprocessamento por meio dos movimentos oculares, também conhecido pela sigla em inglês EMDR (Shapiro, 2020). No entanto, mesmo em sua forma mais simples, mover os olhos de um lado para outro por cerca de 30 segundos em um ritmo confortavelmente acelerado tem um efeito relaxante para muitas pessoas. Pesquisadores ainda estão debatendo *por que* isso funciona (Lee e Cuijpers, 2013), mas, de qualquer forma, é uma técnica rápida e simples, e vale a pena testá-la.

Instruções

O ideal é que você pratique essa técnica pela primeira vez quando estiver relaxado e sem ser perturbado pelas emoções. Sente-se em um lugar confortável e, com os olhos abertos, mova-os de um lado para outro. Faça isso em um ritmo tranquilo, mais ou menos um movimento de ida e volta por segundo, como se estivesse assistindo a um jogo rápido de pingue-pongue. Tente ao máximo *não* mexer a cabeça, permitindo que apenas seus olhos se movam de um lado para outro, olhando de um canto a outro da sala em que você estiver. Faça isso por cerca de 30 segundos. Acostume-se com o movimento. Pare se sentir dor ou fadiga ocular excessiva ou desacelere até encontrar um ritmo mais adequado.

Em seguida, pratique essa técnica com uma lembrança *levemente* desagradável. Pense nela e na reação emocional que causou. Faça o possível para avaliar o mal-estar emocional em uma escala de 0 a 10, sendo 10 o pior sofrimento que você possa imaginar. Além disso, observe qualquer estresse ou tensão que a memória cause no corpo. Agora, use o movimento ocular por cerca de 30 segundos. Não tente se apegar à lembrança perturbadora; em vez disso, deixe que qualquer memória ou sentimento que venha a seguir apareça naturalmente. Após cerca de meio minuto, observe quaisquer mudanças no seu estado emocional ou físico. Em seguida, tente a técnica mais uma vez, começando na lembrança perturbadora original e deixando surgir de forma natural tudo o que vier à tona durante esses 30 segundos. Então, de novo, observe quaisquer mudanças em como você se sente emocional ou fisicamente. Faça isso quatro ou cinco vezes e observe se há melhoras no seu estado emocional ou físico.

Se você perceber qualquer progresso ao praticar essa técnica, tente aplicá-la na próxima vez em que sentir uma reação emocional dolorosa ou intensa. Identifique qual foi a parte mais incômoda do acontecimento, qual emoção foi mais aflitiva ou o que desencadeou o sentimento ruim. Comece daí. Se você estiver em um lugar tranquilo e puder mexer os olhos sem chamar atenção indesejada, sente-se e tente fazer esse exercício. Caso não possa praticar o movimento ocular abertamente, tente *fechá-los* e usar a mesma técnica. Mexa-os rapidamente por cerca de 30 segundos com as pálpebras fechadas, observe se há mudanças no seu estado emocional ou físico e repita o exercício três ou quatro vezes, se necessário. Mais uma vez, para cada intervalo de 30 segundos, permita que lembranças ou pensamentos venham à tona naturalmente. Então, ao reiniciar a técnica, volte para a memória ou emoção dolorosa original.

Um dos autores deste livro costuma recomendar essa técnica para casos ocasionais de insônia e pensamentos ansiosos na hora de dormir. Tente aplicá-la quando tiver dificuldade para pegar no sono. Na cama, com as pálpebras fechadas, mexa os olhos de um lado para outro por cerca de 30 segundos, do mesmo jeito que você treinou. Imagine que está "apagando" quaisquer lembranças ou pensamentos perturbadores à medida que seus olhos se movem. Repita por quatro ou cinco vezes e então tente dormir.

USE BAIXAS TEMPERATURAS PARA RELAXAR

Temperaturas mais baixas podem ajudar você a relaxar de duas formas. A primeira é aplicando uma compressa fria e úmida no rosto. A segunda é segurando algo frio nas mãos.

Exercício: Reflexo de mergulho

Pode parecer contraintuitivo, mas pesquisas indicam que, se mergulharmos o rosto em água muito fria prendendo a respiração, nosso corpo ativa a reação de relaxamento do sistema nervoso, desacelerando os batimentos cardíacos (Kinoshita, Nagata, Baba, Kohmoto e Iwagaki, 2006). Esse fenômeno, conhecido como *reflexo de mergulho* (Gooden, 1994), ocorre com a maioria dos mamíferos. Acredita-se que a reação serve para economizar oxigênio no cérebro e no coração enquanto estamos embaixo d'água. Mais uma vez, se você estiver grávida ou lidando com problemas cardíacos ou de pressão arterial, verifique com seu médico antes de tentar essa técnica.

Instruções
Para desencadear o reflexo de mergulho, recomenda-se colocar uma toalha molhada gelada na testa ou nas bochechas ou usar uma bolsa de gelo semiderretida envolta em uma toalha. (Nunca encoste o gelo diretamente na pele; mantenha-o sempre enrolado para evitar se machucar.) Tente uma dessas técnicas em vez de mergulhar a cabeça toda em uma banheira de água gelada. Colocar a compressa fria na testa ou nas bochechas tem sobre o nervo trigêmeo, localizado no rosto, um efeito parecido com o de afundar a face inteira. (Se você sentir dor, pare na mesma hora.) Se estiver usando uma toalha molhada, certifique-se de que ela esteja abaixo de 21 graus para desencadear o reflexo de mergulho. Em seguida, para completar a simulação, prenda a respiração por alguns segundos (ou pelo tempo que achar confortável), mantendo a compressa na testa ou nas bochechas. No entanto, nunca use qualquer outro artifício para bloquear de propósito suas vias aéreas, uma vez que isso pode levar a tontura, desmaio ou até morte.

Exercício: Técnica de pressão a frio

Outra forma de usar baixas temperaturas para obter alívio emocional é segurar uma bolsa de gelo ou deixar as mãos sob água gelada por dois a quatro minutos. Em pesquisas que analisaram pessoas com comportamentos de automutilação proposital (como se cortar ou se arranhar), os resultados indicam que, na verdade, essas práticas dolorosas podem trazer uma sensação de alívio emocional para alguns indivíduos. Entretanto, é óbvio que essas atitudes também levam a lesões e urgências médicas, e por isso não são recomendadas. Aliás, um dos objetivos da terapia comportamental dialética é parar esses comportamentos autodestrutivos. Em vez disso, em algumas pesquisas que tentam replicar práticas dolorosas semelhantes, o *teste de pressão a frio* é aplicado com frequência. Durante esse teste, o participante mergulha a mão em um balde de água gelada, entre 0 e 10 graus, até a altura do pulso, por um período de dois a quatro minutos. Em uma pesquisa, alguns dos participantes com transtorno da personalidade limítrofe (borderline) tiveram uma redução perceptível na raiva, na confusão, na depressão e na ansiedade (Russ *et al.*, 1992), com resultados parecidos em um estudo posterior que também aplicou o teste (Franklin *et al.*, 2010). Ainda está sendo debatido o motivo exato pelo qual a aplicação de estímulos dolorosos leva a um alívio emocional tão grande (Klonsky, 2007), mas os resultados desses experimentos são promissores para pessoas que lidam com emoções extremas e negativas.

Instruções

Em vez de enfiar a mão em um balde, mantenha as mãos sob uma corrente de água gelada ou segure uma bolsa de gelo envolta por uma toalha durante o período de dois a quatro minutos. (É improvável que você encontre um balde de água gelada quando estiver muito angustiado, ainda mais se não estiver em casa, e é mais fácil ter acesso a uma bolsa de gelo ou água gelada. Se nada disso estiver disponível, segure uma lata de refrigerante ou uma garrafa d'água bem gelada.) A temperatura da água ou da bolsa de gelo deve estar tão baixa quanto você suportar, entre 0 e 10 graus. É esperado um nível de desconforto leve a moderado, mas não se sentir uma dor muito forte. Se em qualquer momento você sentir muita dor ou incômodo, pare imediatamente. Programe um alarme para, no máximo, quatro minutos e tente suportar o desconforto. Se precisar de um foco de concentração durante o exercício, pratique sua técnica de respiração consciente.

■ ■ ■

EXERCÍCIO DE TREINO INTERVALADO DE ALTA INTENSIDADE (HIIT)

Não é surpresa que o exercício físico possui inúmeros benefícios para a saúde (Warburton, Nicol e Bredin, 2006), além de ser um tratamento eficaz para depressão leve e moderada, ansiedade, fobias, ataques de pânico e até transtorno de estresse pós-traumático (ver Ströhle, 2009, para uma revisão). Praticar exercícios aeróbicos aumenta substâncias químicas cerebrais de forma semelhante a tomar medicações antidepressivas e ansiolíticas (Dishman, 1997). Por esses motivos, a atividade física pode ser uma estratégia de enfrentamento muito eficiente para lidar com sentimentos ruins e emoções extremas. Ainda assim, muitas pessoas evitam praticar exercícios com regularidade por acharem que é chato ou difícil ou que toma muito tempo (Trost, Owen, Bauman, Sallis e Brown, 2002). Felizmente, ao longo dos últimos anos, pesquisas confiáveis apontaram a eficácia de uma nova atividade física – mais agradável, menos demorada e com ainda mais benefícios para a saúde.

Antes, instituições como o Departamento de Saúde e Serviços Humanos dos Estados Unidos recomendavam oficialmente exercícios de intensidade moderada, cinco vezes por semana, durante 30 minutos (Comitê Consultivo de Diretrizes de Atividade Física, 2008). Entretanto, novos estudos apontam que intervalos mais curtos de atividades de alta intensidade, seguidos por pequenas pausas para recuperação, têm os mesmos benefícios para a saúde que se exercitar por períodos mais longos (Gibala e McGee, 2008). Esse tipo de exercício costuma ser chamado de *treino intervalado de alta intensidade* (ou HIIT, na sigla em inglês). Uma versão do HIIT, usada em um estudo bem-sucedido, demonstrou resultados benéficos na prática de apenas um minuto de atividade física intensa, seguida por um minuto de recuperação de menor intensidade, em um total de aproximadamente 10 intervalos do par "intenso/moderado" (Little, Safdar, Wilkin, Tarnopolsky e Gibala, 2010). Isso significa que os participantes se exercitaram intensamente por cerca de 10 minutos. Talvez por causa desses períodos menores de esforço, o treino HIIT se mostrou mais agradável e preferível a formas mais demoradas de exercício aeróbico (Jung, Bourne e Little, 2014).

Muitas pesquisas apoiam a prática do HIIT por indivíduos de todas as idades (Robinson *et al.*, 2017) e por pessoas com doenças como diabetes tipo 2 (Little *et al.*, 2011). Em um estudo, o HIIT chegou até a reverter alguns sinais de envelhecimento celular humano (Robinson *et al.*, 2017): participantes pedalaram intensamente em uma bicicleta por quatro minutos e, em seguida, pedalaram com menos intensidade, repetindo esse ciclo "intenso/moderado" quatro vezes. Eles se exercitaram assim três vezes por semana e depois caminharam em um ritmo acelerado duas vezes por semana, em um total de 12 semanas.

Em alguns dos estudos sobre o treino HIIT, os níveis de esforço dos participantes foram medidos por meio de monitoramento dos batimentos cardíacos. Durante os períodos de exercício intensivo, as pessoas tentavam manter um nível de esforço que fazia os batimentos chegarem a aproximadamente 90% da frequência cardíaca máxima (Gibala, Little, MacDonald e Hawley, 2012). Então, nas atividades menos intensas ou moderadas, o nível de esforço baixava, permitindo que os batimentos desacelerassem e voltassem ao normal. Embora "90% da frequência cardíaca máxima" pareça intimidador para se manter durante uma atividade física, e até para se calcular, não se assuste. Por exemplo, se decidir tentar uma rotina de treinos HIIT e 90% da frequência cardíaca máxima parecer muito aterrorizante, estabeleça um objetivo inicial de manter apenas 75% ou 80% até ganhar força, confiança e resistência. Depois, aumente sua meta para 90%.

Para calcular sua frequência cardíaca máxima durante uma atividade física, multiplique sua idade por 0,64 e, em seguida, subtraia o resultado de 211 (Nes, Janszky, Wisløff, Stølen e Karlsen, 2013). Por exemplo, se você tiver 41 anos: 41 × 0,64 = 26,24, então 211 − 26,24 = 184,76. Portanto, para calcular uma meta de 90% da sua frequência cardíaca máxima durante o exercício, multiplique esse resultado por 0,9. Seguindo o exemplo: 184,76 × 0,9 = 166,28. Ou seja, se você tiver 41 anos, sua meta de 90% da frequência cardíaca será de 166 batimentos por minuto. (No entanto, lembre-se de que remédios, condições de saúde e nível de condicionamento físico também podem afetar o cálculo. E, se você estiver começando agora uma rotina de exercícios, pode ser bom começar com um objetivo mais baixo, como 80% ou até 75% da sua frequência cardíaca máxima. Neste caso, em vez de multiplicar seu resultado por 0,9, multiplique-o por 0,8 para 80% ou 0,75 para 75%.)

Acompanhar os batimentos cardíacos durante a prática de atividades físicas é fácil: basta usar um monitor cardíaco, que pode ser comprado on-line e na maioria das lojas de itens esportivos. Porém, outra forma geral de monitorar seu nível de esforço geral durante o treino é usar o "teste da fala" (Downing, 2016). Se você conseguir falar e cantar enquanto se exercita – sem perder o fôlego –, está se esforçando com baixa intensidade. Em um nível moderado, você consegue falar, mas é capaz de cantar apenas algumas palavras antes de perder o fôlego. Em atividades de alta intensidade, você não consegue cantar e tem dificuldade de falar mais que algumas palavras por vez. Se usar o teste da fala durante o treino HIIT, tente manter a alta intensidade nos períodos de esforço e continue verificando se consegue falar. Se estiver muito fácil, é provável que você não esteja se esforçando o suficiente. Em exercícios mais intensos, o ideal é que você tenha dificuldade de falar por estar respirando com mais dificuldade. Eles também devem parecer mais extenuantes, como se você não fosse capaz de manter aquele ritmo por períodos maiores que uns poucos minutos. Então, nos momentos intercalados de recuperação, diminua a intensidade do exercício até um nível em que você consiga falar e respirar facilmente de novo.

Resumindo: foi comprovado que a atividade física tem diversos benefícios para a saúde e a psique, mas o HIIT também mostrou ser mais agradável e preferível a outras formas de exercício aeróbico. Além disso, ele não requer muito tempo, não obriga você a pagar uma academia cara (veja adiante algumas ideias alternativas), não exige equipamentos de última geração para monitorar seu nível de esforço, pode reverter alguns efeitos do envelhecimento, é seguro para todas as idades e pode ser uma habilidade de enfrentamento eficaz para lidar com emoções desagradáveis. Esperamos que você se comprometa a usar o HIIT regularmente, de duas a três vezes por semana. Mas, no mínimo, será benéfico praticá-lo quando você se sentir angustiado, com raiva, triste ou sobrecarregado.

Use as instruções gerais a seguir para colocar em prática seu programa de treinos HIIT. No entanto, é claro, antes de começar uma rotina de exercícios, verifique seu estado de saúde com um médico, especialmente se você tiver histórico de doenças cardíacas, derrame, diabetes, dificuldades respiratórias, dor crônica ou problemas nas articulações. Então, lembre-se de iniciar a atividade física aos poucos e ir aumentando a intensidade e a resistência com o tempo.

Instruções

Para realizar exercícios HIIT, pode ser bom usar uma esteira, uma bicicleta ergométrica, um elíptico, um simulador de escadas, um aparelho de remo ou outro equipamento que permita que você se esforce em nível intenso por vários minutos. (Se precisar de ajuda para usar um equipamento que não conheça, consulte primeiro um profissional de educação física.) No entanto, se você não tiver acesso a aparelhos como esses, pense em outras atividades físicas de alta intensidade, como correr ao ar livre ou sem sair do lugar, pular corda, realizar burpees *ou até fazer exercícios como polichinelos.*

Antes de iniciar cada série de HIIT, tente se aquecer com alongamentos ou movimentos lentos para soltar e ativar os músculos. Em qualquer rotina de exercícios, "comece devagar e vá devagar", o que significa praticar um tempo total de exercício menor em vez de manter 90% da frequência cardíaca máxima imediatamente, se isso parecer muito difícil ou intimidador. Em vez disso, pense em começar com 30 segundos de exercício de alta intensidade, a fim de manter apenas 75% da frequência cardíaca máxima (ou modere a intensidade usando o "teste da fala"), seguidos por dois minutos de movimento em um ritmo mais lento, permitindo que os batimentos cardíacos desacelerem e a respiração fique mais fácil. Depois, quando tiver mais força e resistência, você pode aumentar o tempo, o nível de intensidade e a meta de frequência cardíaca.

Além disso, tente ajustar o número de intervalos. Talvez, no começo, você só consiga realizar três ou quatro pares de um minuto de períodos "intenso/moderado" (totalizando 6 a 8 minutos de exercício). Então, à medida que for ganhando resistência e experiência, você talvez consiga fazer cinco ou seis pares de intervalos de um minuto (totalizando 10 a 12 minutos de exercício). Lem-

bre-se: o nível em que você começa a se exercitar e o seu progresso serão determinados pela idade, pelo nível de atividade, pelas condições de saúde e pela regularidade. Mantenha objetivos e expectativas razoáveis e não espere fazer muita coisa com rapidez exagerada.

Por fim, considere as sugestões a seguir. Um autor de livros sobre atividades físicas que entrevistou treinadores especialistas em HIIT recomenda que você evite sete erros que as pessoas às vezes cometem ao iniciar uma rotina de treinos HIIT (Migala, 2017): (1) Não deixe de fazer aquecimento antes do exercício. (2) Não se exercite por mais que 20 ou 30 minutos de cada vez. (3) Aplique sempre alta intensidade nos períodos de esforço para obter os benefícios do HIIT. (4) Entre cada período de esforço de alta intensidade, desacelere e faça um intervalo de recuperação suficiente para que você possa voltar a se esforçar no período de alta intensidade seguinte. (5) Seja qual for a atividade que você usar para realizar o HIIT, certifique-se de que os movimentos sejam simples, porque você se cansará rapidamente e perderá a capacidade de fazer movimentos muito complexos. (6) Não aumente a duração total dos treinos muito rapidamente – por exemplo, passando de 5 para 20 minutos na primeira semana; em vez disso, dê ao seu corpo o tempo necessário para ganhar força antes de exigir mais dele. E, por último, (7) não pratique exercícios HIIT mais de três vezes por semana, porque seu corpo precisa de tempo para se recuperar entre os treinos.

Use o "Registro de Exercícios HIIT" a seguir para monitorar a intensidade das suas atividades, seu progresso geral e o efeito dos treinos sobre o seu humor. Se necessário, faça cópias da planilha. (Visite www.sextante.com.br/dbt para baixá-la.)

Registro de Exercícios HIIT

Data	Exercício realizado	Duração dos intervalos de alta intensidade e número de intervalos	Nível máximo de intensidade (frequência cardíaca ou teste da fala)
Exemplo: Seg., 12 de junho	Bicicleta ergométrica na academia	Intervalos de 1 min. x 5 intervalos totais	Intensidade alta, dificuldade para falar durante o exercício; 80% freq. máx. no monitor

Duração dos intervalos de intensidade moderada	Humor antes do HIIT. Classifique a intensidade de 0 a 10 (máx.)	Humor após o HIIT. Classifique a intensidade de 0 a 10 (máx.)
Intervalos de 2 min., consegui falar e respirar com mais facilidade	Estava muito irritada com o trabalho 8/10	Me senti melhor, sem irritação 4/10

RESPIRAÇÃO LENTA

Você já aprendeu a usar a respiração consciente como uma habilidade para manter a concentração no presente. Mas regular o ritmo em que você respira também pode ajudá-lo a relaxar quando vivenciar mal-estar e ansiedade (McCaul, Solomon e Holmes, 1979). O motivo é este: a forma como respiramos influencia diretamente a frequência cardíaca e o sistema nervoso. Cada vez que inalamos, o coração acelera um pouco. E, a cada exalação, ele bate em um ritmo um pouco mais lento (Hirsch e Bishop, 1981). Exalar também desencadeia a reação de relaxamento no sistema nervoso. Além disso, foi demonstrado que desacelerar o ritmo da respiração e soltar o ar mais devagar do que quando o puxamos tem efeitos relaxantes (veja a revisão em Lehrer e Gevirtz, 2014).

Em um estudo, pessoas que respiraram em um ritmo mais lento tiveram uma redução perceptível na ansiedade e na tensão (Clark e Hirschman, 1990). Nessa pesquisa, os participantes diminuíram a frequência respiratória para seis respirações por minuto, ou seja, um ciclo de inalação e exalação a cada 10 segundos. Isso é bem mais devagar do que a média das pessoas, que costuma variar entre 9 e 24 respirações por minuto (Lehrer e Gevirtz, 2014). Portanto, é provável que você precise de um pouco de tempo e prática para chegar a um ritmo de seis respirações por minuto.

Da mesma forma, exalar mais lentamente do que inalar também mostrou ter efeitos positivos sobre a capacidade de relaxamento. Em outro estudo, os participantes conseguiram reduzir a agitação durante uma situação estressante quando inspiraram rapidamente por dois segundos e soltaram o ar por oito (Cappo e Holmes, 1984). E mais uma vez, nesse mesmo experimento, as pessoas também diminuíram a frequência respiratória para seis respirações por minuto. (Este parece ser o número "mágico", em que muitos indivíduos se sentem bem relaxados.)

Então, revisando rapidamente: (1) desacelerar o ritmo geral da respiração e (2) exalar mais longamente pode nos ajudar a relaxar e a lidar melhor com situações estressantes.

A técnica de respiração lenta que você aprenderá a seguir é uma técnica de tolerância ao mal-estar que deve ser praticada por três a cinco minutos todos os dias. Mas não se preocupe: você *não* precisa respirar tão devagar ao longo do dia inteiro. Pense nela como mais uma habilidade que você deve treinar em um ambiente calmo, antes de precisar dela para lidar com emoções extremas. Com bastante prática, você será capaz de usar essa estratégia de enfrentamento quando se deparar com uma situação muito estressante.

No entanto, antes de começar a treinar, descubra qual é a velocidade usual da sua respiração. Relaxado e com um relógio ou cronômetro em mãos, sente-se e conte quantas vezes você respira durante um minuto inteiro. Compute cada par de inalação e exalação como um número só. Por exemplo, puxar o ar e soltar o ar, conte 1. Inalação e exalação, conte 2, e daí em diante. Após um minuto, registre a quantidade de respirações que você deu e use a tabela a seguir para identificar o ritmo mais próximo do seu. Por exemplo, se tiver contado 23 pares por minuto, observe o 24 na tabela. Se tiver contado 14, observe o 15.

Respirações por minuto	Duração de cada par inspiração/expiração
24	2,5 segundos
20	3 segundos
15	4 segundos
10	6 segundos
8	8 segundos (aproximadamente)
6	10 segundos

Talvez você ache difícil reduzir imediatamente o ritmo para seis respirações por minuto (ou seja, inspirar e expirar uma vez a cada 10 segundos), ainda mais se, agora, estiver respirando com uma frequência maior, como 20 respirações por minuto (inspirar e expirar a cada 2,5 segundos). Em vez disso, recomendamos reduzir o ritmo aos poucos, ao longo de vários dias ou semanas, usando essa tabela como guia. Reduza a frequência respiratória em uma linha a cada dia ou semana – à medida que for ficando mais fácil – até chegar a seis respirações por minuto. Por exemplo, se atualmente você estiver respirando 14 vezes por minuto, tente diminuir seu ritmo para 10 respirações por minuto na primeira semana. Então, quando se acostumar, reduza para oito. E, por fim, após dias ou semanas, diminua a frequência para seis.

Além de reduzir o ritmo geral, tente se concentrar em tornar a exalação um ou dois segundos mais longa do que a inalação. Por exemplo, quando conseguir chegar a 10 respirações por minuto (inalar e exalar a cada seis segundos), você pode então focar em puxar o ar por dois segundos e soltá-lo por quatro. Depois, quando atingir seis respirações por minuto (inalar e exalar a cada 10 segundos), você pode puxar o ar por quatro segundos e soltá-lo por seis ou puxá-lo por dois e soltá-lo por oito. Mas, de novo, não crie expectativas de conseguir isso logo de primeira, em especial se você costuma respirar em um ritmo bem mais acelerado.

Se, em qualquer ponto deste exercício, você sentir tontura, sensação de desmaio ou perceber um formigamento nos lábios ou na ponta dos dedos, pare e volte à sua frequência normal de respiração. Tais sensações costumam indicar hiperventilação, o que significa que você está respirando rápido demais. Tente a técnica novamente mais tarde, mais devagar, quando se sentir estável.

Por fim, é de *grande* ajuda conduzir este exercício usando um aplicativo de respiração que pode ser baixado no seu celular. Muitas dessas ferramentas encontradas on-line são gratuitas e oferecem um guia visual para mostrar quando puxar o ar e quando soltá-lo. Além disso, em alguns dos aplicativos, é possível até programar a duração de cada respiração (por exemplo, 10 segundos) e de cada inspiração e expiração (por exemplo, dois segundos inspirando e oito segundos expirando). Assim, você pode observar o guia visual no celular e respirar de acordo com ele. Uma alternativa é usar um cronômetro para contar os segundos. Nesse caso, tente inspirar e expirar contando durante a respiração, por exemplo: "Puxar o ar, 2, 3. Soltar 2, 3, 4, 5."

Leia as instruções a seguir antes de começar o exercício para se familiarizar com a experiência. Se você se sentir mais confortável ouvindo o passo a passo, grave-o com o celular, em um tom de voz lento e equilibrado, para poder escutá-lo enquanto pratica a técnica.

Caso esteja usando um aplicativo de respiração, programe a duração geral da sua respiração, além da extensão de cada inalação e exalação e, em seguida, siga o guia visual até o tempo acabar. Se estiver usando um cronômetro no celular, estabeleça uma duração de três a cinco minutos e observe os segundos enquanto conta os momentos de puxar e soltar o ar. O exemplo a seguir usa 10 respirações por minuto (seis segundos para cada par inspiração/expiração), com dois segundos para inalar e quatro para exalar. Mude os números de acordo com os tempos que estiver praticando.

Instruções

Para começar, encontre um local confortável para se sentar, em um cômodo onde você não será perturbado durante o período que tiver determinado. Desligue qualquer aparelho que possa distraí-lo. Respire de forma lenta e prolongada algumas vezes e relaxe. Posicione uma das mãos na barriga. Agora, puxe o ar devagar pelo nariz e, em seguida, solte-o pela boca. Sinta sua barriga subir e descer à medida que você respira. Imagine que ela se enche de ar como um balão enquanto você inspira e, então, veja como ela murcha sem esforço quando você expira. Sinta o ar atravessar as narinas e, depois, sair pelos lábios, como se você estivesse soprando velas de aniversário.

Agora, continue respirando e comece a contar por quanto tempo você inspira e expira. Conte para si mesmo enquanto observa o cronômetro. Inspirando vagarosamente, pense: "Puxar o ar, 2." E, quando começar a expirar, pense: "Soltar, 2, 3, 4." Em seguida, recomece o padrão: "Puxar, 2. Soltar, 2, 3, 4. Puxar, 2. Soltar, 2, 3, 4." Continue a respirar silenciosamente com o cronômetro, tentando manter o ritmo lento e constante. Respirações lentas e constantes. Faça o possível para não respirar muito rápido. Lembre-se: você não precisa preencher toda a sua capacidade pulmonar. Em vez disso, pense em respirações lentas entrando e saindo da sua barriga, enchendo-a suavemente como um balão. "Puxar, 2. Soltar, 2, 3, 4. Puxar, 2. Soltar, 2, 3, 4. Puxar, 2. Soltar, 2, 3, 4." Quando sua mente se distrair ou quando você perder a conta das respirações, apenas volte calmamente a se concentrar na respiração entrando e saindo da barriga ou foque de novo no cronômetro. "Puxar, 2. Soltar, 2, 3, 4. Puxar, 2. Soltar, 2, 3, 4. Puxar, 2. Soltar, 2, 3, 4."

Continue respirando até o tempo determinado acabar e, em seguida, volte aos poucos a se concentrar no cômodo onde está.

RELAXAMENTO MUSCULAR PROGRESSIVO

O relaxamento muscular progressivo é uma técnica de contração e afrouxamento sistemáticos de grupos musculares específicos para aliviar a ansiedade e ajudar a relaxar. Ela foi criada pelo médico Edmund Jacobson no início do século XX, e os resultados da pesquisa dele foram publicados no livro *Progressive Relaxation* (Relaxamento progressivo), em 1929. O Dr. Jacobson foi um dos pioneiros na *medicina psicossomática*, que investiga a relação entre estados mentais e emocionais e sua influência no corpo. Ele descobriu que os humanos reagem ao estresse e à ansiedade contraindo os músculos; ou seja, o estresse emocional causa tensão muscular. Para corrigir isso e aliviar a ansiedade, o Dr. Jacobson promoveu a técnica do relaxamento progressivo, em que a tensão e a descontração dos músculos aliviavam o sofrimento mental e emocional. Com a prática regular, ele descobriu que essa técnica não apenas alivia o sofrimento imediato, mas também pode evitar o mal-estar, porque os músculos do corpo não podem estar relaxados e tensos ao mesmo tempo.

Quase 30 anos depois, o psiquiatra Joseph Wolpe adaptou o relaxamento progressivo em seu próprio tratamento para a ansiedade, usando uma versão mais curta da técnica e incluindo sugestões verbais para relaxar (1958). Ao associar repetidamente uma *deixa* falada (como a palavra "paz") com o processo de relaxamento muscular, é possível treinar os músculos para liberar a tensão apenas usando a palavra no futuro, ou seja, simplesmente dizendo "paz". O Dr. Wolpe descobriu que os clientes que usavam essa versão do relaxamento progressivo conseguiam enfrentar melhor as situações que lhes causavam ansiedade e medo.

Desde que o Dr. Wolpe desenvolveu uma nova versão da técnica do Dr. Jacobson, vários outros profissionais de saúde mental a adaptaram de acordo com as próprias necessidades. O formato de relaxamento muscular progressivo descrito a seguir é adaptado do *Manual de relaxamento e redução do stress*, de Davis, Eshelman e McKay (1996).

Instruções
Infelizmente, a maioria dos indivíduos não tem consciência da tensão muscular que carrega no

corpo. Na próxima vez em que estiver com um grupo de pessoas, perceba quantas delas enfrentam tensões musculares. Observe os ombros caídos, a postura inadequada, o maxilar retesado, os punhos cerrados e as caretas. Lamentavelmente, muitos de nós nos acostumamos tanto a carregar a tensão no corpo que a aceitamos como algo normal. Mas ela pode ser corrigida na maior parte dos casos.

O relaxamento muscular progressivo ajuda você a reconhecer a diferença entre uma sensação de aperto e tensão nos músculos e uma percepção de soltura e descontração. Para ajudá-lo a percebê-las com mais facilidade, o relaxamento muscular progressivo se concentra em retesar e soltar pequenos grupos de músculos, um de cada vez. Ao contraí-los e relaxá-los, você aprende a reconhecer a diferença. No futuro, quando acumular tensão neles, conseguirá identificá-la mais facilmente e desfazê-la. Com a técnica a seguir, você percorrerá todo o seu corpo, retesando e soltando pequenos grupos de músculos, aprendendo a reconhecer e a liberar a tensão para obter relaxamento muscular.

À medida que passar por cada grupo de músculos, você vai contraí-los por cerca de cinco segundos e, então, liberar rapidamente a tensão. É importante fazer isso da forma mais rápida possível, para que você consiga reconhecer a sensação de relaxamento. Em seguida, dedique 15 a 30 segundos para reparar nos músculos se soltando e relaxando. Então, contraia e solte os mesmos músculos de novo e continue percebendo a diferença entre as sensações de tensão e relaxamento. Em geral, retraia e libere cada grupo de músculos ao menos duas vezes. No entanto, se precisar se concentrar mais em uma área específica, repita o processo até cinco vezes. O relaxamento muscular progressivo pode ser feito sentado ou deitado. Com a prática, você poderá até praticá-lo andando ou em pé.

Antes de começar, leve em conta três segmentos de instruções gerais. Em primeiro lugar, você precisa estabelecer o tipo de contração que fará. Existem três tipos: tensão ativa, tensão de limiar e tensão passiva. Elas serão explicadas a seguir. Em segundo, escolha uma deixa falada para usar enquanto estiver relaxando. Oferecemos algumas sugestões. Ao associar repetidamente uma palavra com o ato de descontrair os músculos, você pode, em dado momento, treiná-los para que relaxem com o simples uso da deixa. E, por último, decida se usará o procedimento básico ou o resumido para o relaxamento muscular progressivo. Quando estiver começando a aprender como retesar e soltar os grupos de músculos, é recomendável que você use o procedimento básico por várias semanas, até ser capaz de perceber facilmente a tensão muscular e liberá-la de forma eficaz. Então, você poderá colocar em prática o procedimento resumido, que reúne os músculos em grupos maiores. Sugerimos que você grave as instruções no celular para que possa fechar os olhos e relaxar enquanto pratica a técnica.

Antes de começar o relaxamento muscular progressivo, pense nas suas limitações físicas (caso tenha) e siga com cuidado redobrado se estiver sentindo dores nas costas, no pescoço, nas articulações ou nos ombros. Se tiver qualquer dúvida sobre sua capacidade de contrair e soltar os músculos, converse com um profissional da área médica antes de começar. Faça isso também caso esteja grávida ou tenha tendência a desmaiar. E, mesmo que sua saúde não seja uma preocupação, prossiga com cautela ao retesar os músculos das costas, do pescoço e até dos pés. Nunca os contraia a ponto de causar dor.

Três níveis de contração

Ao usar o relaxamento muscular progressivo, existem três diferentes tipos de contração que podem ser testados. Em geral, as pessoas começam com a tensão ativa, então experimentam a de limiar e, finalmente, com o tempo, praticam a passiva. Mas se, por qualquer motivo, você se sentir confortável usando apenas uma delas, faça o que funcionar melhor no seu caso.

1. A *tensão ativa* exige que você contraia fisicamente um grupo de músculos até perceber a tensão, segurando-a por cinco segundos e, então, soltando-a rapidamente. Alguns praticantes recomendam segurar os grupos de músculos com a maior força possível, mas muitas vezes isso pode provocar uma tensão excessiva e, às vezes, dor. Em vez disso, contraia os músculos o suficiente para perceber a tensão, mas não a ponto de doer. Enquanto retesa um grupo de músculos, relaxe o resto do corpo. Além disso, continue a respirar enquanto estiver contraindo. Algumas pessoas gostam de respirar normalmente ou usar a respiração diafragmática ao longo de todo o exercício; outras preferem inspirar, segurar a contração e, então, expirar enquanto liberam a tensão. Os dois métodos funcionam, portanto pratique o que for mais confortável. A tensão ativa costuma ser o método preferencial dos indivíduos que não sentem dores em geral, porque a sensação de contrair e, em seguida, relaxar os músculos é muitas vezes prazerosa, quase como fazer uma pequena massagem em si mesmo.

2. A *tensão de limiar* é mais sutil que a ativa. Ela também exige que você contraia os músculos ativamente, mas apenas até o ponto em que a contração é quase imperceptível. Mais uma vez, mantenha a tensão de forma mínima por cinco segundos. Em seguida, solte a contração sutilmente e relaxe de 15 a 30 segundos. Continue respirando ao longo de todo o exercício. Muitas pessoas preferem a tensão de limiar depois que já se familiarizaram bastante com o processo de notar e liberar contração com a tensão ativa. No entanto, outros indivíduos optam por ela porque têm problemas nas costas ou uma lesão que estão tentando proteger.

3. A *tensão passiva* exige que você simplesmente perceba a tensão em um grupo específico de músculos, em vez de contraí-lo. Mais uma vez, note a tensão nos músculos por cinco segundos e, então, concentre-se em soltá-la com pensamentos criativos. Por exemplo, imagine que os músculos estão ficando mais longos e soltos, como cera derretendo ao sol. Ou inspire, prenda o ar e, em seguida, solte-o imaginando a tensão muscular se dissipando. Depois, preste atenção na sensação física de relaxamento durante 15 a 30 segundos. Muitas vezes, é mais fácil praticar a tensão passiva depois que você já treinou contrair os músculos fisicamente e percebeu a tensão. Por outro lado, algumas pessoas a preferem por causa de lesões e problemas de saúde que as impedem de retesar os músculos na prática. Se estiver praticando a tensão passiva, preste atenção no procedimento básico a seguir e, quando as instruções indicarem que você deve contrair fisicamente um músculo, simplesmente perceba a tensão.

Deixas de relaxamento

Escolha uma deixa verbal para usar enquanto estiver liberando a tensão nos músculos. Ela será um lembrete para que você relaxe. Além disso, ao unir repetidamente a palavra-chave ou expressão com o ato de relaxar, você conseguirá, depois de um tempo, treinar seus músculos para se soltarem quando pronunciá-la. Aqui estão algumas sugestões de deixa, mas você também pode criar a sua:

- Solte e deixe fluir
- Relaxe
- Calmo e descansado
- Paz
- Soltando cada vez mais
- Descontraindo e relaxando

- Músculos relaxados
- Calma
- _____
  _____

Procedimento básico

Para começar, encontre um lugar confortável para sentar ou deitar, em um cômodo onde você não será interrompido. Desligue qualquer aparelho que possa distraí-lo. Afrouxe as roupas que estiverem muito justas ou que possam desviar sua atenção. Respire de forma lenta e prolongada algumas vezes e relaxe.

Agora, conforme você deixa o resto do seu corpo relaxar, aperte as mãos e as dobre para trás, na direção do pulso. Contraia-as até notar a tensão em seus punhos, pulsos e antebraços. Segure por cinco segundos. [Se estiver gravando, conte 1, 2, 3, 4, 5 aqui e faça o mesmo abaixo para os outros grupos musculares.] *Em seguida, libere a tensão e relaxe. Se você estiver usando uma palavra-chave para ajudá-lo a relaxar, fale-a enquanto libera a tensão: "Paz."* [Se você estiver usando uma deixa, insira sua(s) própria(s) palavras aqui e nas instruções a seguir, cada vez que liberar a tensão.] *Observe a diferença entre as sensações de contração e de relaxamento à medida que seus músculos se alongam, se soltam e relaxam. Agora, passe alguns segundos percebendo melhor a sensação de relaxamento nos músculos.* [Se estiver gravando, pare de falar por 15 segundos aqui e faça o mesmo para os outros grupos musculares a seguir.] *Agora, repita a contração e o relaxamento desse mesmo grupo de músculos.* [Se estiver gravando, repita as mesmas instruções aqui e para cada grupo muscular a seguir.]

Agora dobre os braços e contraia os bíceps. Aperte-os até sentir a tensão. Segure por cinco segundos. Em seguida, solte as mãos, libere a tensão e relaxe. [Insira sua deixa se estiver usando uma.] *Sinta a diferença e dedique alguns segundos a perceber melhor a sensação de relaxamento.* [Repita.]

Agora, volte sua atenção para a cabeça e enrugue a testa, levantando as sobrancelhas. Aperte os músculos até sentir a tensão na testa e no couro cabeludo. Segure por cinco segundos. Em seguida, libere a contração e imagine sua testa e seu couro cabeludo voltando a ficar lisos. [Insira sua deixa se estiver usando uma.] *Sinta a diferença e, então, dedique alguns segundos para perceber melhor a sensação de relaxamento.* [Repita.]

Agora faça cara de bravo e note a tensão na testa e em torno das sobrancelhas enquanto elas se esticam. Contraia os músculos até perceber a tensão na testa. Segure por cinco segundos. Em seguida, solte e imagine sua testa e suas sobrancelhas lisas e relaxadas novamente. [Insira sua deixa se estiver usando uma.] *Sinta a diferença e dedique alguns segundos a perceber melhor a sensação de relaxamento.* [Repita.]

Agora aperte bem os olhos e perceba a tensão em torno deles, no nariz e nas bochechas. Segure por cinco segundos. Em seguida, com os olhos ainda fechados, libere a tensão e imagine os músculos ao redor dos olhos ficando macios e relaxados novamente. [Insira sua deixa se estiver usando uma.] *Sinta a diferença e dedique alguns segundos a perceber melhor a sensação de relaxamento.* [Repita.]

Agora abra bem a boca e sinta a tensão no maxilar. Segure por cinco segundos. Em seguida, libere a tensão fechando a boca. [Insira sua deixa se estiver usando uma.] *Sinta a diferença e dedique alguns segundos para perceber melhor a sensação de relaxamento.* [Repita.]

Agora leve a língua até o céu da boca. Empurre-a com força, até sentir a tensão nela e na parte de trás da boca. Segure por cinco segundos. Em seguida, libere a tensão e permita que a língua relaxe. [Insira sua deixa se estiver usando uma.] *Sinta a diferença e dedique alguns segundos para perceber melhor a sensação de relaxamento.* [Repita.]

Agora contraia os lábios, formando um "O", e sinta a tensão ao redor da boca e no maxilar. Segure por cinco segundos. Em seguida, solte os lábios e deixe a boca relaxar. [Insira sua deixa se estiver usando uma.] Sinta a diferença e dedique alguns segundos para perceber melhor a sensação de relaxamento. [Repita.]

Agora perceba a sensação geral de relaxamento na testa, no couro cabeludo, nos olhos, no maxilar, na língua e nos lábios. Examine mentalmente essas áreas e, se ainda notar alguma tensão, volte para esse grupo muscular e repita a contração e o relaxamento dessa área. Permita que a sensação geral de relaxamento se espalhe por todo o corpo. [Insira sua deixa se estiver usando uma.]

Agora vire a cabeça lentamente. Começando com uma orelha quase se encostando no ombro, gire o queixo lentamente para baixo, quase tocando no peito, até chegar ao outro ombro. Sinta os pontos de tensão mudarem à medida que sua cabeça se mexe de um lado para outro. Em seguida, mova o queixo novamente para baixo e volte para o ombro inicial. Agora relaxe e permita que sua cabeça retorne a uma posição reta confortável. [Insira sua deixa se estiver usando uma e/ou repita o processo.]

Agora dê de ombros, erguendo-os na direção das orelhas. Continue subindo até notar a tensão no pescoço, nos ombros e na parte superior das costas. Segure por cinco segundos. Em seguida, solte-os de repente, deixando-os cair. Sinta o relaxamento se espalhar pelo pescoço, pelos ombros e pela parte superior das costas. [Insira sua deixa se estiver usando uma.] Sinta a diferença e dedique alguns segundos para perceber melhor a sensação de relaxamento. [Repita.]

Agora inspire e preencha completamente os pulmões. Sinta a tensão no peito. Prenda a respiração e mantenha a tensão por cinco segundos. Em seguida, solte e respire normalmente. [Insira sua deixa se estiver usando uma.] Sinta a diferença e dedique alguns segundos a perceber melhor a sensação de relaxamento. [Repita.]

Agora contraia os músculos na parte inferior do abdômen. Segure a tensão por cinco segundos e depois solte. [Insira sua deixa se estiver usando uma.] Observe a sensação de relaxamento no abdômen. Coloque uma das mãos em cima da região abdominal inferior. Respire de forma lenta e plena, permitindo que a barriga se expanda aos poucos, como um balão, enquanto você inspira. Em seguida, prenda a respiração, notando a tensão na área abdominal. Por fim, solte o ar enquanto relaxa seu abdômen sem esforço. Sinta a tensão desaparecer ao expirar. [Insira sua deixa se estiver usando uma.] Sinta a diferença e dedique alguns segundos para perceber melhor a sensação de relaxamento. [Repita.]

Agora arqueie as costas com cuidado, sem forçar muito. Apenas o suficiente para perceber a tensão se acumulando nos músculos na parte inferior. Deixe o resto do corpo o mais relaxado possível. Mantenha a leve tensão na região lombar por cinco segundos. Em seguida, libere-a, voltando a endireitar a postura. [Insira sua deixa se estiver usando uma.] Sinta a diferença e dedique alguns segundos para perceber melhor a sensação de relaxamento. [Repita.]

Agora contraia as coxas e a área do bumbum. Aperte os quadríceps, os músculos isquiotibiais das pernas e os glúteos. Mantenha a tensão por cinco segundos. Em seguida, libere-a e relaxe. [Insira sua deixa se estiver usando uma.] Sinta a diferença e dedique alguns segundos para perceber melhor a sensação de relaxamento. [Repita.]

Agora deixe as pernas retas e as contraia apontando os dedões dos pés para baixo. Sinta a tensão em toda a extensão das pernas. Segure por cinco segundos. Em seguida, solte e relaxe. [Insira sua deixa se estiver usando uma.] Sinta a diferença e dedique alguns segundos para perceber melhor a sensação de relaxamento. [Repita.]

Agora deixe as pernas retas e as contraia apontando os dedos dos pés para cima. Sinta a tensão em toda a extensão das pernas, especialmente nos músculos da panturrilha. Segure por cinco segundos. Em seguida, libere a contração e relaxe.

[Insira sua deixa se estiver usando uma.] *Sinta a diferença e dedique alguns segundos para perceber melhor a sensação de relaxamento.* [Repita.]

Enfim, observe todos os seus músculos relaxando e liberando a tensão. Permita que o calor confortável desse relaxamento continue a se espalhar por todo o seu corpo, crescendo e se expandindo. [Insira sua deixa se estiver usando uma.] *Examine mentalmente todas as áreas, dos dedos dos pés à cabeça, observando os músculos que precisam relaxar de forma mais completa e permitindo que eles se alonguem, afrouxem e relaxem. Começando pelas pernas, relaxe os pés... os tornozelos... as panturrilhas... as canelas... os joelhos... as coxas... e os glúteos. Em seguida, permita que o relaxamento siga pelo abdômen e pela lombar. Então, deixe a descontração se espalhar rumo ao peito e à parte superior das costas. Permita que todos esses músculos se alonguem, afrouxem e relaxem. Agora, deixe o relaxamento se expandir e chegar aos ombros... aos braços... às mãos... e aos dedos. Então, permita que ele continue e chegue até o pescoço... o maxilar... a boca... as bochechas... o entorno dos olhos... a testa... o couro cabeludo... e a parte de trás da cabeça. Siga respirando lentamente e observe a sensação de relaxamento crescendo e se expandindo a cada respiração.* [Insira sua deixa se estiver usando uma.]

Quando estiver pronto, abra os olhos devagar e volte sua concentração para o cômodo onde está, sentindo-se relaxado, alerta e consciente do seu entorno.

Procedimento resumido

Depois que conseguir relaxar cada músculo usando o procedimento básico descrito anteriormente, tente o exercício resumido. Ele agrupa os músculos em cinco poses básicas que o ajudarão a relaxar mais rapidamente. Em cada pose, grupos musculares inteiros são tensionados e liberados juntos, encurtando o tempo necessário para descontrair o corpo inteiro. O processo para usar o procedimento resumido é o mesmo do básico: em cada pose, mantenha a tensão por cinco segundos e, então, libere-a e repare no relaxamento durante 15 a 30 segundos. Em seguida, repita a contração pelo menos mais uma vez. Além disso, se continuar a usar sua deixa, pronuncie-a toda vez que liberar a tensão.

1. Cerre os punhos, flexione os bíceps e os antebraços e levante os braços como um fisiculturista posando em frente a um espelho. Sinta a tensão nas mãos, nos braços, nos ombros e na parte superior das costas. Em seguida, solte e relaxe os músculos. [Repita.]

2. Tente encostar a orelha esquerda no ombro esquerdo e, em seguida, gire o queixo lentamente até o peito; continue a girar a cabeça devagar, até que a orelha direita quase encoste no ombro direito. Então, inverta o movimento e mova a cabeça em direção ao ombro esquerdo, passando o queixo pelo peito novamente. Sinta a tensão no pescoço, na parte superior das costas e na mandíbula enquanto sua cabeça gira vagarosamente. Solte e relaxe os músculos. [Repita.]

3. Contraia todos os músculos do rosto e dos ombros, franzindo a expressão e elevando os ombros, como se tivesse acabado de comer algo muito azedo. (Ou imagine que está enrugando o rosto como uma noz ao mesmo tempo em que sobe os ombros.) Contraia os músculos ao redor dos olhos, da boca, da testa e dos ombros. Em seguida, solte e relaxe os músculos. [Repita.]

4. Com cuidado, arqueie os ombros para trás e alongue o peito. Em seguida, respire fundo, expandindo o tórax e o abdômen. Segure a

respiração por cinco segundos, reparando na tensão no peito, nos ombros, nas costas e no abdômen. Em seguida, solte o ar e libere a tensão muscular. [Repita.]

5. Deixe as pernas retas e aponte os dedos dos pés na direção do seu rosto. Sinta a tensão nas coxas e nas panturrilhas. Em seguida, solte e relaxe. Agora, deixe as pernas retas novamente e aponte os dedos dos pés para a frente. Mais uma vez, sinta a tensão nas coxas e nas panturrilhas, depois solte e relaxe. [Repita.]

Por fim, à medida que você começa a usar o método do relaxamento muscular progressivo, use estas dicas para tornar a prática mais eficaz:

1. É necessário praticar com regularidade. Tente uma vez por dia nas primeiras duas semanas. Ou, no mínimo, três vezes por semana. Lembre-se de começar com o procedimento básico e só fazer a transição para o resumido depois de perceber a diferença entre as sensações de contração e relaxamento nos seus músculos. Quanto mais você exercitar esta técnica, mais efetiva ela será como uma habilidade de tolerância ao mal-estar quando você sentir emoções extremas.

2. Tome muito cuidado ao retesar os músculos do pescoço e das costas, especialmente se você tiver diagnóstico ou suspeita de lesões ou condições degenerativas nessas áreas. Evite qualquer contração que cause dor. Evite também apertar excessivamente os dedos dos pés ou os pés, uma vez que isso também pode causar cãibras.

3. Ao liberar a tensão dos músculos, faça-o de forma rápida. Por exemplo, se estiver erguendo os ombros, quando soltá-los, deixe que eles relaxem depressa, em vez de abaixá-los lentamente. Liberar os músculos rapidamente acentuará a sensação de relaxamento.

4. Conforme for praticando o relaxamento muscular progressivo, você tomará mais consciência das regiões onde acumula a tensão. À medida que for percebendo isso, verifique esses músculos periodicamente ao longo do dia, mesmo se estiver no trabalho ou em outro lugar onde não possa fazer um procedimento de relaxamento completo. É muito provável que você consiga contrair e soltar esses músculos mesmo que esteja em movimento, em qualquer local.

5. Se for gravar as instruções para si mesmo no celular ou em outro dispositivo, faça pausas longas o suficiente, a fim de que possa sentir tanto a tensão quanto os períodos mais duradouros de relaxamento.

USANDO HABILIDADES FISIOLÓGICAS DE ENFRENTAMENTO

É claro que cada uma dessas habilidades fisiológicas de enfrentamento requer prática. Não é razoável testar a técnica pela primeira vez quando estiver sentindo emoções extremas e esperar que funcione. Além disso, haverá habilidades que são mais eficazes para você, e algumas podem não ser apropriadas em todas as situações, mesmo que funcionem. Por exemplo, pode não ser prático ou seguro usar a técnica de mergulho dirigindo. Portanto, certifique-se de experimentar cada estratégia e praticar com regularidade as que você achar eficazes. Inclua também as habilidades fisiológicas de enfrentamento que funcionam para você no seu plano de enfrentamento de emergência elaborado no final do capítulo 2.

Além disso, é recomendável dedicar algum tempo para se imaginar usando as habilidades fisiológicas de enfrentamento em situações estressantes. Isso aumentará a probabilidade de você usá-las em ocasiões perturbadoras no futuro. Por exemplo, lembre-se de uma experiência estressante que levou a emoções extremas. Qual era a situação? Como você se sentiu? Como reagiu? Qual foi o resultado da experiência? Agora, imagine que você usou uma das habilidades fisiológicas de enfrentamento quando começou a se sentir sobrecarregado. Qual técnica poderia ter sido aplicada? Como ela teria feito você se sentir? Como sua reação poderia ter sido diferente? Como a situação poderia ter terminado de outra forma? Use o espaço a seguir para registrar suas respostas.

Qual foi a situação no passado que levou a emoções extremas?
_____
_____
_____

Como você se sentiu naquela situação?
_____
_____
_____

Como reagiu?
_____
_____
_____

Qual foi o resultado dessa situação?
_____
_____
_____

Quais das habilidades fisiológicas de enfrentamento você poderia ter usado nessa situação?
_____
_____
_____

Como você teria se sentido se tivesse aplicado a técnica?
_____
_____
_____

Que outra reação você poderia ter tido?
_____
_____
_____

De que outra forma a situação poderia ter terminado?
_____
_____
_____

Agora imagine um acontecimento estressante no futuro. Pode ser até algo que você sabe que vai acontecer, como uma conversa difícil com seu parceiro ou sua parceira. O que você acha que acontecerá? Como imagina que será sua reação emocional? Qual habilidade fisiológica de enfrentamento pode ser a mais eficaz nessa ocasião? Imagine-se aplicando essa habilidade, mesmo que precise se afastar da situação por um tempo, por exemplo, indo ao banheiro para praticar a respiração lenta. Como você acha que essa técnica poderá ajudá-lo a lidar com a situação? Como os acontecimentos podem se desenrolar de forma diferente a partir disso? Como você pode se lembrar de usar a técnica quando a situação ocorrer? Use o espaço a seguir para registrar suas respostas.

Qual é a situação que provavelmente acontecerá?
_____
_____
_____

O que você acha que acontecerá?
_____
_____
_____

Qual pode ser sua reação emocional?
_____
_____
_____

Qual habilidade fisiológica de enfrentamento pode ser a mais eficaz nessa situação?
_____
_____
_____

Como você imagina que a técnica o ajudará a enfrentar a situação?
_____
_____
_____

De que outra forma os acontecimentos podem se desenrolar se você usar a técnica?
_____
_____
_____

Como você pode se lembrar de usar a técnica quando a situação ocorrer?
_____
_____
_____

CAPÍTULO 4
Habilidades básicas de atenção plena

Uma definição operacional e funcional de atenção plena é: a consciência que surge quando prestamos atenção, de propósito, no aqui e agora, e não julgamos o desenrolar da experiência de momento em momento.

– Jon Kabat-Zinn (2003)

HABILIDADES DE ATENÇÃO PLENA: O QUE SÃO?

A atenção plena, também conhecida como *mindfulness* ou meditação, é uma habilidade valiosa que vem sendo ensinada há milhares de anos em muitas religiões, entre elas o cristianismo (Merton, 2022), o judaísmo (Pinson, 2004), o budismo (Rahula, 2005) e o islamismo (Inayat Khan, 2000). A partir da década de 1980, Jon Kabat-Zinn começou a usar habilidades de atenção plena não religiosa para ajudar pacientes hospitalares a lidar com problemas de dor crônica (Kabat-Zinn, 1982; Kabat-Zinn, Lipworth e Burney, 1985; Kabat-Zinn, Lipworth, Burney e Sellers, 1987). Mais recentemente, técnicas semelhantes de *mindfulness* também foram integradas a outras formas de psicoterapia (Segal, Williams e Teasdale, 2002), incluindo a terapia comportamental dialética (Linehan, 2009). Estudos demonstraram que as habilidades de atenção plena são eficazes na redução da probabilidade de recorrência de episódios depressivos graves (Teasdale et al., 2000); na diminuição dos sintomas de ansiedade (Kabat-Zinn et al., 1992); na redução da dor crônica (Kabat-Zinn et al., 1985; Kabat-Zinn et al., 1987); na diminuição da compulsão alimentar (Kristeller e Hallett, 1999); no aumento da tolerância a situações perturbadoras; na intensificação do relaxamento e no aumento das habilidades para lidar com situações difíceis (Baer, 2003). Como resultado de descobertas como essas, a atenção plena é considerada uma das *habilidades centrais* mais importantes da terapia comportamental dialética (Linehan, 2009).

Então, o que é exatamente? Uma definição foi oferecida pelo pesquisador Jon Kabat-Zinn. Mas, para os objetivos deste livro, a atenção plena é *a capacidade de estar ciente de seus pensamentos, suas emoções, suas sensações físicas e suas ações no instante presente, sem julgamentos ou críticas a si mesmo, aos outros ou à sua experiência.*

Você já ouviu as expressões "estar no presente" ou "estar no aqui e agora"? São duas formas de dizer "tenha consciência do que está acontecendo com você e ao seu redor". Mas nem sempre essa é uma tarefa fácil. A todo momento, você pensa, sente, percebe e faz muitas coisas diferentes. Por exemplo, repare no que está acontecendo agora. É provável que você esteja sentado em algum lugar, lendo estas palavras. Mas, ao mesmo tempo, você está respirando, ouvindo os sons ao seu redor, sentindo a superfície do livro, percebendo o peso do seu corpo na cadeira e, talvez, até pensando em outro assunto. Também é possível que você tenha consciência de seus estados emocional e físico de felicidade, cansaço ou animação. Talvez você tenha noção do que está acontecendo em seu corpo, como o coração batendo ou o tórax subindo e descendo por causa da respiração. Você pode até estar fazendo algo sem perceber, como balançar a perna, murmurar ou descansar a cabeça nas mãos. São muitas coisas para notar, e você está apenas lendo um livro. Imagine o que acontece enquanto faz outras coisas, como conversar ou lidar com pessoas no trabalho. A verdade é que ninguém está 100% consciente o tempo todo. Mas, quanto mais atento você aprender a ser, mais controle ganhará sobre sua vida.

Lembre-se, porém, de que o tempo não para, e cada segundo é diferente do anterior. Por isso, é importante que você aprenda a se atentar ao "momento presente". Por exemplo, quando terminar de ler esta frase, o momento em que você a começou já está no passado, e seu presente agora é diferente. Na verdade, agora *você* está diferente. As células do seu corpo morrem e são substituídas de forma constante, então você não é mais fisicamente igual. Também é importante perceber que seus pensamentos, sentimentos, sensações e ações não são idênticos em todas as situações. Por isso, é essencial que você aprenda a perceber como sua experiência muda a cada instante.

E, por último, para estar plenamente consciente de suas vivências no presente, é necessário que você o faça sem criticar a si mesmo, a situação ou outras pessoas. Na terapia comportamental dialética, isso é chamado de aceitação radical (Linehan, 2009). Como descrevemos no capítulo 2, significa tolerar algo sem julgamentos e sem tentativas de mudança. Isso é importante porque, se você julga a si mesmo, sua experiência ou alguém no presente, então não prestará atenção de fato no que está acontecendo. Por exemplo, muitas pessoas passam bastante tempo se preocupando com os erros que cometeram no passado ou que ainda podem cometer no futuro. Mas, enquanto fazem isso, não se concentram no que acontece *agora*; os pensamentos delas estão em outro lugar. O resultado é que vivem em um passado ou futuro doloroso, e a vida parece muito difícil.

Então, revisando, a atenção plena é a capacidade de estar ciente de seus pensamentos, suas emoções, suas sensações físicas e suas ações no instante presente, sem julgamentos ou críticas a si mesmo, aos outros ou à sua experiência.

UM EXERCÍCIO "INCONSCIENTE"

Obviamente, a atenção plena é uma habilidade que exige prática. A maioria das pessoas se distrai, devaneia ou passa a maior parte do dia sem estar plenamente consciente ou no piloto automático. Por isso, sentem-se perdidas, ansiosas e frustradas quando algo não sai do jeito que esperavam. Aqui estão algumas das formas mais comuns de desatenção que todos vivenciamos. Marque (✓) o que já aconteceu com você:

☐ Ao dirigir ou viajar, você não se lembra da experiência ou das ruas que percorreu.
☐ Durante uma conversa, você de repente percebe que não sabe do que a outra pessoa está falando.
☐ Durante uma conversa, você já pensa no que vai dizer a seguir, antes mesmo de a outra pessoa parar de falar.
☐ Enquanto lê, você percebe que está pensando em outra coisa e não tem ideia do que estava escrito no livro.
☐ Ao entrar em um cômodo, você esquece o que foi buscar.
☐ Depois de guardar um objeto, você não consegue lembrar onde acabou de colocá-lo.

- ☐ Enquanto toma banho, você já está planejando o que precisa fazer mais tarde e esquece se já lavou o cabelo ou outra parte do corpo.
- ☐ Enquanto faz sexo, você está pensando em outras coisas ou pessoas.

Todos esses exemplos são relativamente inofensivos. Mas, para quem vive emoções extremas, ser desatento pode muitas vezes ter um efeito devastador. Vejamos o exemplo de Lee. Ele achava que todo mundo no trabalho o odiava. Um dia, uma nova funcionária que Lee achou atraente se aproximou dele no refeitório e pediu para se sentar. A mulher tentou ser amigável e conversar, mas Lee estava mais envolvido com seus próprios pensamentos do que na conversa com ela.

"Ela deve ser metida que nem todo mundo na empresa", pensou ele. "E, seja como for, por que alguém como ela se interessaria por mim? Por que ela iria querer se sentar comigo? Deve ser uma pegadinha do pessoal." No momento em que a mulher se sentou e tentou conversar com ele, Lee começou a se sentir mais irritado e desconfiado.

A funcionária fez o que pôde para puxar conversa. Perguntou se ele gostava de trabalhar na empresa, havia quanto tempo estava lá e até sobre o clima, mas Lee nem percebeu. Estava tão envolvido no seu próprio diálogo mental e nos pensamentos autocríticos que não reconheceu que a mulher estava tentando ser amigável.

Após cinco minutos de tentativas malsucedidas, ela parou de falar com Lee. Então, alguns minutos depois, ela trocou de mesa. Quando isso aconteceu, Lee se parabenizou. "Eu sabia", pensou, "sabia que ela não estava interessada de verdade em mim." Mas, à custa de estar certo, a desatenção e a autocrítica de Lee lhe custaram outra oportunidade de fazer uma amiga.

POR QUE AS HABILIDADES DE ATENÇÃO PLENA SÃO IMPORTANTES?

Agora que você já sabe melhor o que a atenção plena é – e o que não é –, provavelmente consegue perceber por que essa habilidade é tão importante. Mas, para os objetivos deste livro, vamos ser muito claros sobre por que você precisa aprender técnicas de *mindfulness*. Há três motivos:

1. As habilidades de atenção plena o ajudarão a se concentrar em uma coisa de cada vez no presente. Ao fazer isso, você pode controlar e acalmar melhor suas emoções extremas.

2. A atenção plena o ajudará a aprender a identificar e a separar pensamentos críticos das suas experiências. Esse tipo de pensamento muitas vezes alimenta as emoções extremas.

3. A atenção plena o ajudará a desenvolver uma habilidade muito importante na terapia comportamental dialética chamada "mente sábia" (Linehan, 2009).

A *mente sábia* é a capacidade de tomar decisões saudáveis com base tanto na razão quanto na emoção. Por exemplo, você deve ter percebido que muitas vezes é difícil ou impossível tomar boas decisões quando suas *emoções* estão intensas, fora de controle ou contradizendo o que é racional. Da mesma forma, é complicado fazer escolhas sensatas quando seus *pensamentos* estão intensos, irracionais ou contradizendo o que você sente. A mente sábia é um processo de tomada de decisão que equilibra o raciocínio com as necessidades emocionais e é uma habilidade que será discutida mais adiante, no capítulo 5.

SOBRE ESTE CAPÍTULO

Ao longo deste capítulo e do próximo, serão apresentadas técnicas para ajudar você a se tornar mais consciente em relação às suas experiências. Este capítulo vai propor exercícios básicos de atenção plena para auxiliar você a observar e descrever seus pensamentos e suas emoções com mais cuidado. Na terapia comportamental dialética, essas habilidades são chamadas de "o que fazer" (Linehan, 2010), ou seja, elas o ajudarão a tomar consciência *do que* deve ser o objeto do seu foco em dado momento. Depois, no próximo capítulo, você aprenderá habilidades mais avançadas de atenção plena. Na terapia comportamental dialética, elas são chamadas de habilidades "como fazer" (Linehan, 2010), o que significa que servirão para que você aprenda *como* estar atento e, ao mesmo tempo, não julgar suas experiências cotidianas.

Os exercícios deste capítulo ensinarão quatro habilidades do tipo "o que fazer":

1. Concentrar-se mais plenamente no momento presente

2. Reconhecer e focar seus pensamentos, suas emoções e suas sensações físicas

3. Concentrar-se no seu fluxo de consciência a cada momento

4. Separar os pensamentos das emoções e das sensações físicas

É importante praticar os exercícios a seguir na ordem em que são apresentados. Eles estão agrupados de acordo com as quatro habilidades "o que fazer", e cada um deles se aprofunda em relação ao anterior.

Exercício: Concentre-se em um único minuto

Este é o primeiro exercício que o ajudará a se concentrar mais plenamente no momento presente. Apesar de simples, muitas vezes tem um efeito incrível. O objetivo é auxiliá-lo a tomar mais consciência do seu senso de tempo. Para executá-lo, você precisará de um relógio com ponteiro de segundos ou um aplicativo de cronômetro no celular.

Muitas pessoas sentem que o tempo passa rápido. Por isso, estão sempre com pressa para fazer as coisas e estão sempre pensando na próxima tarefa que precisam completar ou no que poderá dar errado em seguida. Infelizmente, isso apenas as torna mais desatentas ao que estão fazendo no presente. Outros indivíduos sentem que o tempo passa muito devagar. Assim, eles acham que dispõem de mais tempo do que realmente têm e se atrasam com frequência. Este exercício simples o ajudará a ficar mais atento à rapidez ou à lentidão com que o tempo de fato passa.

Instruções

Antes de começar, encontre um lugar confortável para se sentar, em um cômodo onde você sabe que não será perturbado. Desligue qualquer aparelho que possa distraí-lo. Comece a acompanhar o tempo no relógio ou inicie o cronômetro. Então, sem contar os segundos e sem olhar para o relógio, simplesmente fique sentado. Quando achar que um minuto se passou, verifique o relógio novamente ou pare o cronômetro. Observe quanto tempo passou de fato.

Você deixou passar menos de um minuto?

Neste caso, quanto tempo esperou – alguns segundos, 20, 40? Pense em como isso o afeta. Você está sempre com pressa porque acha que não tem tempo suficiente? Em caso positivo, o que o resultado deste exercício significa para você?

Ou você deixou passar mais de um minuto? Neste caso, quanto tempo esperou – um minuto e meio, dois minutos? Pense em como isso o afeta. Você costuma se atrasar para os compromissos porque acha que tem mais tempo do que realmente tem? Em caso positivo, o que o resultado deste exercício lhe diz?

Independentemente dos resultados, um dos propósitos de aprender as habilidades de atenção plena é ajudar você a desenvolver uma consciência mais precisa de todas as suas experiências, o que inclui sua percepção de tempo. Se quiser, volte a este exercício algumas semanas depois de praticar suas habilidades de atenção plena e veja se sua percepção de tempo mudou.

Exercício: Concentre-se em um único objeto

Focar em um único objeto é a segunda habilidade de atenção plena que o ajudará a se concentrar de forma mais completa no momento presente. Lembre-se: uma das maiores armadilhas da desatenção é vaguear de uma coisa para outra ou de um pensamento para outro. Por isso, muitas vezes você se perde, se distrai e se frustra. Este exercício o ajudará a se concentrar em um único objeto. O objetivo é treinar seu "músculo mental". Isso significa que você aprenderá a manter o foco naquilo que estiver observando. E, com a prática, você conseguirá direcionar melhor sua atenção, assim como um atleta que exercita certos músculos para ficar mais forte.

Durante a execução desta técnica, você acabará se distraindo com seus pensamentos, suas lembranças ou outras sensações. Não há problema; isso acontece com todo mundo. Tente ao máximo não se criticar ou não parar o exercício. Apenas observe quando sua mente divagar e volte a se concentrar no objeto que está observando.

Escolha um objeto pequeno como foco. Selecione algo que possa ficar em cima de uma mesa, que seja seguro para tocar e que seja emocionalmente neutro. Pode ser uma caneta, uma flor, um relógio, um anel, uma xícara, etc. Não escolha se concentrar em algo que possa machucá-lo ou uma foto de uma pessoa de quem você não gosta. Isso vai despertar muitas emoções.

Encontre um lugar confortável para se sentar, em um cômodo onde você sabe que não será incomodado, e coloque o objeto em cima da mesa à sua frente. Desligue qualquer aparelho que possa distraí-lo. Programe o despertador no seu celular para dali a cinco minutos. Faça este exercício uma ou duas vezes por dia durante duas semanas, selecionando um objeto diferente a cada vez.

Você pode usar um aplicativo no celular para gravar as instruções, com um tom de voz lento e uniforme, e tocá-las enquanto explora o objeto.

Instruções

Para começar, sente-se de forma confortável e respire lenta e profundamente algumas vezes. Então, sem encostar no objeto, comece a observá-lo e a explorar suas diferentes superfícies. Dedique um tempo para examinar a aparência dele. Em seguida, tente mentalizar as diversas características dele.

- *Como é a superfície do objeto?*
- *Ele é brilhante ou fosco?*
- *Parece liso ou áspero?*

- *Parece macio ou rígido?*
- *Tem só uma cor ou é colorido?*
- *O que mais é único na aparência dele?*

Passe um tempo observando o objeto. Agora, pegue-o ou estenda a mão e toque nele. Comece a perceber as diferentes experiências táteis.

- *É liso ou áspero?*
- *É ondulado ou plano?*
- *É macio ou duro?*
- *É dobrável ou não?*

- *Tem superfícies diferentes?*
- *É quente ou frio?*
- *Se puder segurá-lo, preste atenção no peso dele.*
- *O que mais você percebe durante a experiência tátil?*

Continue explorando tanto com a visão quanto com o tato. Siga respirando confortavelmente. Quando sua atenção começar a divagar, volte a se concentrar no objeto. Examine-o até seu alarme tocar ou até ter investigado todas as características dele.

Exercício: Círculo de luz

Este é o terceiro exercício que ajudará você a se concentrar mais plenamente no presente, tornando-se mais consciente das suas sensações físicas. Antes de começar, leia as instruções para se familiarizar com o processo. Depois, você pode mantê-las por perto se precisar consultar enquanto estiver fazendo o exercício ou pode gravá-las com uma voz lenta e uniforme e reproduzir a gravação enquanto observa as sensações no seu corpo.

Assim como nos outros exercícios deste capítulo, é muito provável que sua atenção comece a divagar. Tudo bem. Quando perceber que seu foco está se desviando, volte a se concentrar no exercício e tente ao máximo não se criticar ou julgar a si mesmo.

Instruções

Para começar, encontre um lugar confortável para se sentar, em um cômodo onde você sabe que não será incomodado por 10 minutos. Desligue qualquer aparelho que possa distraí-lo. Respire de forma lenta e prolongada algumas vezes e, então, feche os olhos. Imagine um círculo fino de luz branca ao redor da sua cabeça, como uma auréola. À medida que este exercício progredir, o círculo luminoso se moverá vagarosamente pelo seu corpo, fazendo você tomar consciência das diferentes sensações físicas provocadas por ele.

Continue respirando com os olhos fechados e veja a auréola branca circundando o topo de sua cabeça. Repare na sensação física que você percebe nessa parte do corpo. Talvez você observe um formigamento ou uma coceira no couro cabeludo. Todas as sensações são válidas.

- *Lentamente, o círculo de luz começa a descer pela sua cabeça, passando por cima das orelhas, dos olhos e do nariz. Enquanto isso, tome consciência de todas as sensações que sentir nessas áreas, ainda que sutis.*
- *Observe qualquer tensão muscular que você possa estar sentindo no topo da cabeça.*
- *À medida que o círculo de luz passa devagar pelo nariz, pela boca e pelo queixo, continue a se concentrar nas sensações físicas que sentir nessas áreas.*
- *Preste atenção na parte de trás da sua cabeça, onde talvez você sinta algo.*
- *Repare em quaisquer sensações na boca, na língua ou nos dentes.*

- *Continue a visualizar a auréola imaginária descendo ao redor do seu pescoço e observe se sente algo na garganta ou qualquer tensão muscular na nuca.*
- *Agora o círculo se alarga e começa a descer pelo seu torso, em volta dos ombros.*
- *Perceba qualquer sensação, tensão muscular ou formigamento nos ombros, no alto das costas, nos braços e na região superior do tórax.*
- *À medida que o círculo luminoso desce em torno dos seus braços, verifique se consegue notar qualquer sensação nos braços, nos cotovelos, nos antebraços, nos pulsos, nas mãos e nos dedos. Tome consciência de qualquer formigamento, coceira ou tensão que você possa estar acumulando nessas áreas.*
- *Agora tome consciência do seu peito, do meio das costas, da lateral do tronco, da parte inferior das costas e da barriga. Mais uma vez, observe qualquer tensão ou sensação, mesmo que sutil.*
- *À medida que o círculo desce pela parte inferior do seu corpo, observe qualquer sensação na região pélvica, nas nádegas e nas coxas.*
- *Preste atenção na parte de trás das pernas e perceba se sente algo lá.*
- *Continue a observar o círculo de luz descendo em torno das suas pernas, panturrilhas, canelas, pés e dedos dos pés. Preste atenção em quaisquer sentimentos ou tensões que você esteja vivenciando.*

Finalmente, quando o círculo luminoso desaparecer após completar a descida, respire de forma lenta e prolongada mais algumas vezes e, quando se sentir confortável, abra os olhos devagar e volte a se concentrar no cômodo em que você se encontra.

Exercício: Experiência interna-externa

Agora que você praticou tomar consciência tanto de um objeto externo quanto das sensações físicas que percorrem seu corpo, o próximo passo é combinar as duas experiências. Este é o primeiro exercício que ensinará a reconhecer seus pensamentos, suas emoções e suas sensações físicas e se concentrar neles. Você aprenderá a alternar sua atenção, de forma consciente e concentrada, entre o que está vivenciando internamente – como suas sensações físicas e seus pensamentos – e o que está vivenciando externamente – por exemplo, o que você percebe usando os sentidos da visão, do olfato, da audição e do tato.

Leia as instruções antes de começar para se familiarizar com a técnica. Em seguida, você pode manter este passo a passo por perto, caso precise consultá-lo durante o exercício, ou gravá-lo com uma voz lenta e uniforme para que possa escutá-lo enquanto pratica mudar o foco entre as consciências interna e externa.

Instruções

Para começar, encontre um lugar confortável para se sentar, em um cômodo onde você sabe que não será incomodado por 10 minutos. Desligue qualquer aparelho que possa distraí-lo. Respire de forma lenta e prolongada algumas vezes e relaxe.

Agora, com os olhos abertos, concentre-se em um objeto no cômodo. Observe a aparência dele. Repare na forma e na cor. Imagine como seria a experiência tátil de segurá-lo. Pense em qual seria o peso dele. Descreva o objeto silenciosamente para si mesmo, com o máximo possível de detalhes. Dedique um minuto para fazer isso. Continue respirando. Se sua atenção começar a divagar, volte a se concentrar no exercício, sem se criticar.

[Aqui, faça uma pausa de um minuto se estiver gravando as instruções.]

Quando terminar de descrever o objeto, volte a atenção para o seu corpo. Repare em qualquer sensação física. Examine-se da cabeça aos pés. Observe qualquer tensão muscular ou formigamento e outras sensações das quais esteja ciente. Dedique um minuto para isso e continue respirando de forma lenta e prolongada. [Faça uma pausa de um minuto se estiver gravando as instruções.]

Agora, redirecione a atenção para a audição. Repare em todos os sons que está ouvindo. Repare nos ruídos que vêm de fora do cômodo onde você está e os liste mentalmente. Agora, tome consciência de qualquer som emitido dentro do cômodo e diga a si mesmo quais são. Tente perceber até mesmo pequenos barulhos, como o tique-taque de um relógio, o ruído do vento ou as batidas do seu coração. Se você se distrair com outros pensamentos, volte a se concentrar na audição. Dedique um minuto para isso e continue respirando. [Faça uma pausa de um minuto se estiver gravando as instruções.]

Quando terminar de perceber os sons à sua volta, concentre-se em seu corpo. Mais uma vez, observe qualquer sensação física. Tome consciência do seu peso apoiado na cadeira. Perceba o peso dos seus pés fixos no chão. Repare em como sua cabeça pesa sobre o pescoço. Observe sua sensação física geral. Se você se distrair com pensamentos, apenas perceba quais são eles e tente ao máximo se voltar para as sensações corporais. Dedique um minuto para isso e continue respirando de forma lenta e prolongada. [Faça uma pausa de um minuto se estiver gravando as instruções.]

Redirecione sua atenção novamente. Desta vez, concentre-se no olfato. Repare em qualquer cheiro no cômodo, agradável ou não. Se não perceber qualquer aroma, apenas tome consciência do fluxo de ar entrando e saindo de suas narinas durante sua respiração. Tente ao máximo manter o foco no olfato. Se você se distrair com algum pensamento, volte a se concentrar no seu nariz. Dedique um minuto para isso e continue respirando. [Faça uma pausa de um minuto se estiver gravando as instruções.]

Quando tiver terminado de usar o olfato, volte a se concentrar nas suas sensações físicas. Repare em qualquer coisa que você possa estar sentindo. Mais uma vez, examine seu corpo da cabeça aos pés e observe se há tensões musculares, formigamentos ou outras percepções corporais. Se seus pensamentos o distraírem, tente voltar a se concentrar nas sensações físicas. Dedique um minuto para isso e continue respirando de forma lenta e prolongada. [Faça uma pausa de um minuto se estiver gravando as instruções.]

Agora, enfim, volte sua atenção para o tato. Estenda uma das mãos e toque em um objeto ao seu alcance. Se não houver um, toque a cadeira em que você está sentado. Perceba a superfície do objeto. Repare se é liso ou áspero. Flexível ou rígido. Macio ou sólido. Observe como são as sensações na pele da ponta dos dedos. Se seus pensamentos começarem a distraí-lo, volte a se concentrar no objeto em que está tocando. Dedique um minuto para isso e continue respirando de forma lenta e prolongada. [Faça uma pausa de um minuto se estiver gravando as instruções.]

Quando terminar, respire profundamente de três a cinco vezes e redirecione sua atenção para o cômodo em que está.

Exercício: Registre três minutos de pensamentos

Este é o segundo exercício que o ajudará a reconhecer seus pensamentos, emoções e sensações físicas e se concentrar neles. Você identificará a quantidade de pensamentos que passam pela sua cabeça em um período de três minutos. Isso permitirá que você tenha mais consciência da rapidez com que sua mente realmente funciona. Esta técnica também o ajudará a se preparar para o próximo exercício, "Desfusão cognitiva".

As instruções são simples: programe um alarme para tocar em três minutos e comece a escrever num papel todos os pensamentos que vierem à mente. Mas não tente registrar palavra por palavra, apenas uma ou duas coisas que representem o pensamento. Por exemplo, se estiver pensando em um projeto que precisa concluir no trabalho, escreva "projeto" ou "projeto de trabalho". Então, registre o que vier à mente a seguir.

Veja quantos pensamentos você consegue captar em três minutos, ainda que sejam pequenos. Se pensar neste exercício, escreva "exercício". Ou, se o papel em que estiver escrevendo surgir na sua mente, anote "papel". Ninguém mais precisa ver esse registro, então seja sincero consigo mesmo.

Quando terminar, conte a quantidade de pensamentos que teve em três minutos e multiplique esse número por 20. Ao fazer isso, você terá uma ideia de quantas coisas podem surgir na sua mente em uma hora.

Exercício: Desfusão cognitiva

Este é o terceiro exercício que o ajudará a reconhecer seus pensamentos, emoções e sensações físicas e se concentrar neles. A *desfusão cognitiva* é uma técnica emprestada da terapia de aceitação e compromisso (Hayes, Strosahl e Wilson, 1999), que se provou um tratamento muito bem-sucedido para o mal-estar emocional.

Quando pensamentos angustiantes continuam se repetindo, muitas vezes é fácil ficar "viciado" neles, como um peixe mordendo um anzol (Chodron, 2003). Por outro lado, a desfusão ajudará você a observar seus pensamentos de forma consciente, sem ficar preso a eles. Com a prática, essa habilidade lhe dará mais liberdade para escolher em quais pensamentos você quer se concentrar e quais deseja deixar de lado, em vez de se prender a todos eles.

A desfusão cognitiva exige o uso da imaginação. O objetivo dessa habilidade é que você visualize o que pensa, seja com imagens ou palavras, flutuando inofensivamente para longe, sem ficar obcecado ou analisando tudo que vem à mente. Qualquer forma de visualização é válida. Aqui estão algumas sugestões que outras pessoas acharam úteis:

- Imagine-se sentado em um campo observando seus pensamentos flutuarem para longe, junto com as nuvens.
- Imagine-se sentado perto de um riacho observando seus pensamentos flutuarem para longe junto com as folhas.
- Veja seus pensamentos escritos na areia e depois observe as ondas os apagando.
- Visualize-se dirigindo um carro e observe seus pensamentos passando em outdoors.
- Veja seus pensamentos saírem da sua cabeça e os observe crepitando na chama de uma vela.

- Imagine-se sentado ao lado de uma árvore e observe seus pensamentos caindo junto com as folhas.
- Imagine-se em uma sala com duas portas, então observe seus pensamentos entrarem por uma porta e saírem pela outra.

Se uma dessas ideias funcionar para você, ótimo. Se não, fique à vontade para criar sua própria estratégia. Apenas se certifique de que sua representação capte o objetivo deste exercício, que é observar visualmente os pensamentos irem e virem sem prendê-los e sem analisá-los. Lembre-se de usar o conceito de aceitação radical ao fazer isso. Permita que seus pensamentos sejam o que são e não se distraia lutando contra eles ou criticando a si mesmo por tê-los. Apenas os deixe chegar e partir.

Leia as instruções antes de começar o exercício para se familiarizar com a experiência. Se para você for mais confortável ouvir as orientações, grave-as no celular com uma voz lenta e uniforme para poder escutá-las enquanto executa esta técnica. Quando praticar a desfusão cognitiva pela primeira vez, programe um alarme para tocar entre três e cinco minutos à frente e treine o desapego em relação aos pensamentos até que ele dispare. Depois disso, à medida que se acostumar a usar essa técnica, você poderá fazer o exercício durante mais tempo e programar o alarme para dali a 8 ou 10 minutos. Mas não tenha essa expectativa logo no começo. No início, três a cinco minutos já são bastante tempo para praticar a desfusão cognitiva. (Para obter uma cópia das instruções a seguir, visite www.sextante.com.br/dbt e faça o download de "Como fazer a desfusão cognitiva".)

Instruções

Antes de começar, encontre um lugar confortável para se sentar, em um cômodo onde você sabe que não será incomodado durante o período que definir no alarme. Desligue qualquer aparelho que possa distraí-lo. Respire de forma lenta e prolongada algumas vezes, relaxe e feche os olhos.

Agora, imagine-se no cenário que escolheu, observando seus pensamentos irem e virem, seja na praia, perto de um riacho, em um campo, em uma sala ou em qualquer outro lugar. Tente ao máximo se visualizar nessa cena. Depois disso, comece a tomar consciência sobre o que está passando em sua mente. Observe os pensamentos que vêm à tona, sejam eles quais forem. Não tente pará-los e faça o possível para não se criticar por nenhum deles. Apenas veja-os surgindo e, então, usando a técnica que tiver escolhido, observe enquanto desaparecem. Independentemente do pensamento, grande ou pequeno, importante ou irrelevante, veja-o aparecer na mente e deixe que flutue para longe ou desapareça.

Continue apenas observando o que vem à mente surgir e sumir. Use imagens para representar os pensamentos ou as palavras, o que funcionar melhor para você. Tente ao máximo observar os pensamentos aparecerem e irem embora sem se prender a eles e sem se criticar.

Se mais de um pensamento surgir ao mesmo tempo, veja os dois aparecendo e sumindo. Se sua mente estiver muito acelerada, faça o possível para afastar tudo o que passa por ela e não se prenda. Continue respirando e observe os pensamentos irem e virem até o alarme tocar.

Quando terminar, respire de forma lenta e prolongada mais algumas vezes e, em seguida, abra os olhos devagar e volte a se concentrar no cômodo em que está.

Exercício: Descreva sua emoção

Este é o quarto exercício que o ajudará a reconhecer seus pensamentos, emoções e sensações físicas e se concentrar neles. Os exercícios deste capítulo ensinaram a tomar mais consciência de suas sensações físicas e de seus pensamentos. Agora, você aprenderá a ficar mais consciente a respeito das suas emoções. Como já vimos em outras técnicas, as instruções para este exercício talvez pareçam simples, mas os resultados podem ser poderosos. Você precisará selecionar uma emoção e, em seguida, descrevê-la por meio de um desenho e explorá-la.

Então, para começar, escolha uma emoção. Pode ser agradável ou desagradável. O ideal é que você opte por algo que esteja sentindo agora, *a menos que essa emoção seja extremamente triste ou autodestrutiva*. Neste caso, antes de iniciar o exercício, espere até sentir que consegue controlar melhor seus sentimentos. Por outro lado, se não souber identificar o que está sentindo neste momento, pense em uma emoção recente, algo que esteja fresco na memória. Seja qual for a escolha, tente ser específico. Por exemplo, se você brigou há pouco tempo com seu parceiro por algo que ele fez, esta é a situação, não a emoção. A situação talvez tenha feito você se sentir com raiva, magoado, triste, perdido, etc. Seja específico a respeito do sentimento. Aqui está outro exemplo: alguém lhe deu um presente há pouco tempo. Esta é a situação. Sua emoção depende do que você sentiu em relação ao presente. Se era algo que você sempre quis, você pode ter se sentido exultante. Se o presente veio de alguém que você não conhece muito bem, talvez tenha ficado ansioso por não saber o objetivo do gesto. Seja específico a respeito do que sente.

Para ajudá-lo a escolher um sentimento, use a lista apresentada a seguir. (Visite www.sextante.com.br/dbt para baixar a "Lista de emoções comuns".)

Quando terminar de identificar a emoção que deseja explorar, anote-a no topo do formulário da página 117 ou use uma folha de papel em branco.

Em seguida, usando a imaginação, desenhe sua emoção. Pode parecer difícil, mas simplesmente faça o melhor que puder. Por exemplo, se estiver se sentindo feliz, talvez um sol represente bem seu estado de espírito ou, quem sabe, uma casquinha de sorvete. A imagem não precisa fazer sentido para ninguém além de você. Faça uma tentativa.

Então, tente pensar em um som que descreva melhor a emoção. Por exemplo, se você estiver triste, talvez um gemido traduza seu sentimento, como "ugh". Ou uma música pode exprimir sua emoção com mais precisão. Descreva o som da melhor maneira possível perto do desenho.

Depois, descreva uma ação que "se encaixa" na sua emoção. Por exemplo, se você estiver entediado, talvez a ação seja tirar uma soneca. Ou, se estiver se sentindo tímido, a ação pode ser fugir e se esconder. Faça o possível para pensar numa ação e a descreva perto do desenho.

O próximo passo é descrever a intensidade da emoção. Isso exigirá um pouco de reflexão. Tente traduzir em palavras a força desse sentimento. Fique à vontade para ser criativo e usar metáforas. Por exemplo, se estiver muito nervoso, escreva que o sentimento é tão forte que seu "coração parece uma bateria em um show de rock". Ou, se estiver com raiva, você pode anotar que a intensidade é como uma "picada de mosquito".

Em seguida, descreva em poucas palavras a sensação que a emoção lhe passa. Mais uma vez, fique à vontade para ser criativo. Se você estiver com medo, a sensação pode ser a de que seus "joelhos são feitos de gelatina". Ou, se esti-

Lista de emoções comuns

Abençoado	Confiante	Exausto	Nervoso
Aborrecido	Contrito	Exultante	Obcecado
Adorado	Culpado	Feliz	Orgulhoso
Afetuoso	Curioso	Forte	Perturbado
Afortunado	Decepcionado	Frágil	Pesaroso
Alegre	Deprimido	Frustrado	Preocupado
Aliviado	Desconfiado	Furioso	Radiante
Amado	Desesperado	Honrado	Raivoso
Amedrontado	Desiludido	Horrorizado	Realizado
Animado	Determinado	Iluminado	Respeitado
Ansioso	Disperso	Incomodado	Satisfeito
Apaixonado	Empolgado	Indiferente	Sedutor
Apavorado	Encabulado	Inquieto	Seguro
Arrasado	Encantado	Inseguro	Solitário
Arrependido	Enciumado	Inteligente	Surpreso
Assustado	Energizado	Interessado	Tímido
Aterrorizado	Enojado	Inútil	Tolo
Ativo	Entediado	Invejoso	Triste
Bravo	Entusiasmado	Jovial	Vazio
Cansado	Envergonhado	Jubiloso	Vivaz
Cauteloso	Esperançoso	Lisonjeado	Vulnerável
Chateado	Exasperado	Magoado	

ver com raiva, talvez você se sinta como "água fervente". Seja o mais preciso possível em sua descrição e abuse da criatividade para transmitir seus sentimentos.

Finalmente, acrescente quaisquer pensamentos que surgirem em decorrência dessa emoção. Mas certifique-se de que o que está descrevendo é um pensamento, e não outro sentimento. Por exemplo, não use as palavras da lista sugerida para descrever sobre o que está pensando, pois são emoções. Seus pensamentos devem ser capazes de terminar as seguintes frases: "Minha emoção me faz pensar que…" ou "Minha emoção me faz pensar em…". É importante que você comece a separar os pensamentos e os sentimentos, de forma a controlar melhor as duas coisas no futuro. Aqui estão alguns exemplos de pensamentos que podem surgir das emoções: se você estiver se sentindo confiante, talvez ache que pode pedir um aumento ao seu chefe ou se lembre de outras ocasiões em que se sentiu assim e foi bem-sucedido. Ou, se estiver se sentindo frágil, pode pensar que não consegue lidar com mais estresse na sua vida ou refletir sobre como você vai ter dificuldades com problemas futuros se não se fortalecer. (Visite www.sextante.com.br/dbt para baixar o formulário "Descreva sua emoção".)

Descreva sua emoção

Identifique a emoção: _____

Desenhe a emoção:

Descreva uma ação relacionada: _____
_____

Descreva um som relacionado: _____
_____

Descreva a intensidade da emoção: _____
_____

Descreva o sentimento que a emoção transmite: _____
_____

Descreva pensamentos relacionados à emoção: _____
_____

Exercício: Mudança de foco

Este exercício ensinará a terceira habilidade "o que fazer": aprender a identificar no que você está concentrando seu fluxo de consciência a cada momento. Agora que você praticou estar atento tanto às suas emoções quanto às suas experiências sensoriais (ver, ouvir, tocar), é hora de juntar as duas. Este exercício é semelhante ao da "Experiência interna-externa" porque também o ajudará a mudar o foco de uma coisa para outra de forma consciente e objetiva. No entanto, aqui abordaremos a mudança de foco entre as emoções e os sentidos e o ajudaremos a diferenciar os dois.

Em algum momento da vida, todos ficamos presos a nossas emoções. Por exemplo, quando você é insultado, talvez fique chateado o dia todo, pense mal de si mesmo, sinta raiva de quem o insultou ou veja o mundo de forma muito mais sombria. Essa "armadilha emocional" é uma experiência comum para todos. Mas, para alguém que sente emoções extremas, essas situações acontecem com mais frequência e maior intensidade. As habilidades de atenção plena ajudarão você a separar sua experiência presente da experiência interna, emocional, oferecendo a possibilidade de escolher no que se concentrar.

Antes de começar o exercício, identifique como está se sentindo. Se precisar consultar a lista de emoções comuns, vá em frente. Tente ser o mais preciso possível. Mesmo que você pense não estar sentindo nada, é provável que esteja. Uma pessoa nunca está completamente sem emoção. Talvez você esteja apenas entediado ou satisfeito. Faça o possível para identificar como está se sentindo.

Leia as instruções antes de começar para se familiarizar com a experiência. Então, você pode manter essas orientações por perto se precisar consultá-las, ou gravá-las com uma voz lenta e uniforme para ouvi-las enquanto pratica a mudança de foco entre as emoções e os sentidos.

Se precisar, programe um alarme de 5 a 10 minutos para este exercício.

Instruções

Para começar, encontre um lugar confortável para se sentar, em um cômodo onde você sabe que não será incomodado por 10 minutos. Desligue qualquer aparelho que possa distraí-lo. Respire de forma lenta e prolongada algumas vezes e relaxe.

Agora feche os olhos e se concentre em como está se sentindo. Nomeie a emoção silenciosamente para si mesmo. Visualize como ela seria se tivesse uma forma. A imagem não precisa fazer sentido para ninguém além de você. Permita-se apenas imaginar uma forma para o sentimento. Dedique um minuto para fazer isso e continue respirando lentamente. [Faça uma pausa de um minuto se estiver gravando as instruções.]

Agora abra os olhos e se concentre em um objeto no cômodo onde você está. Observe a aparência dele. Repare na forma e na cor. Imagine como seria a experiência tátil se você pudesse segurá-lo. Pense em quanto ele deve pesar. Em silêncio, descreva o objeto para si mesmo, com o máximo possível de detalhes. Passe um minuto fazendo isso. Continue respirando. Se sua atenção começar a se desviar, simplesmente volte a se concentrar no exercício, sem se criticar. [Faça uma pausa de um minuto se estiver gravando as instruções.]

Quando terminar de descrever o objeto, feche os olhos e volte a se concentrar na emoção. Pense em um som relacionado a ela, que a descreva. Pode ser um barulho, uma música ou qualquer outro ruído. Quando terminar de descrever o som para si mesmo, pense em uma ação relacionada à sua emoção. Mais uma vez, pode ser qualquer coisa que ajude a compreender a emoção. Dedique um minuto para fazer isso e continue respirando lenta e profundamente. [Faça uma pausa de um minuto se estiver gravando as instruções.]

Agora, mantendo os olhos fechados, redirecione a atenção para o sentido da audição. Perceba todos os sons que consegue ouvir. Repare nos barulhos vindos de fora do cômodo onde está e os liste para si mesmo. Tome consciência de quaisquer ruídos que ouvir dentro do cômodo e observe mentalmente quais são eles. Tente perceber até mesmo pequenos sons, como o tique-taque de um relógio, o uivo do vento ou os batimentos do seu coração. Se você se distrair com qualquer pensamento, volte a se concentrar no sentido da audição. Reserve um minuto para fazer isso e continue respirando. [Faça uma pausa de um minuto se estiver gravando as instruções.]

Quando terminar de ouvir os sons que consegue perceber, volte o foco para a sua emoção. Ainda com os olhos fechados, descreva silenciosamente a intensidade da emoção e a sensação que ela lhe transmite. Mais uma vez, sinta-se à vontade para ser criativo e, se necessário, usar comparações. Faça isso durante um minuto e siga respirando lenta e profundamente. [Faça uma pausa de um minuto se estiver gravando as instruções.]

Redirecione sua atenção novamente. Desta vez, concentre-se no olfato. Observe quaisquer cheiros no cômodo onde você se encontra, sejam agradáveis ou não. Se não houver nenhum aroma, apenas tome consciência do fluxo de ar que entra e sai de suas narinas quando você respira. Faça o possível para manter o foco no olfato. Se você se distrair com algum pensamento, volte a se concentrar no olfato. Reserve um minuto para fazer isso e continue respirando. [Faça uma pausa de um minuto se estiver gravando as instruções.]

Quando terminar de usar o olfato, concentre-se mais uma vez na emoção. Observe qualquer pensamento que esteja atravessando a sua mente e que seja relacionado ao sentimento. Seja o mais específico possível em relação ao pensamento e se certifique de que ele não é, na verdade, outra emoção. Faça isso por um minuto e continue respirando de forma lenta e prolongada. [Faça uma pausa de um minuto se estiver gravando as instruções.]

Finalmente, redirecione sua atenção para o tato. Estenda uma das mãos e toque um objeto que esteja ao seu alcance. Ou, se não houver nenhum, toque na sua perna ou na cadeira em que está sentado. Repare na superfície do objeto. Observe se é liso ou áspero. Flexível ou rígido. Macio ou duro. Repare no que você sente na pele da ponta dos dedos. Se seus pensamentos começarem a distraí-lo, volte a atenção para o objeto em que está tocando. Passe um minuto fazendo isso e continue respirando lenta e profundamente. [Faça uma pausa de um minuto se estiver gravando as instruções.]

Quando terminar, faça de três a cinco respirações lentas e prolongadas e volte sua atenção para o cômodo onde está.

Exercício: Respiração consciente

Este exercício ensinará a quarta habilidade "o que fazer": aprender a separar os pensamentos das emoções e sensações físicas. (Você já aprendeu o básico da respiração consciente no capítulo 2, "Habilidades avançadas de tolerância ao mal-estar", mas este exercício aumentará sua compreensão dela.) Muitas vezes, quando estamos distraídos por pensamentos e outros estímulos, uma das coisas mais fáceis e eficazes a fazer é prestar atenção na entrada e na saída do ar enquanto respiramos. Isso também nos faz respirar mais devagar e por mais tempo, o que pode ajudar no relaxamento.

Para respirar de modo consciente, você precisa se concentrar em três partes da experiência. Primeiro, conte as respirações. Isso o ajudará a focar sua atenção e a acalmar a mente quando estiver distraído por pensamentos. Em segundo lugar, concentre-se na experiência física da respiração, observando seu tórax e sua barriga subir e descer enquanto inspira e expira. E, em terceiro, esteja ciente de quaisquer pensamentos que o distraiam enquanto estiver respirando de forma consciente. Então, afaste os pensamentos, sem se prender a eles, como vimos no exercício de desfusão cognitiva. Deixar de lado os pensamentos que o distraem permitirá que você volte a focar sua atenção na respiração e o ajudará a se acalmar ainda mais.

Antes de dar início ao exercício, leia as instruções para se familiarizar com a experiência. Se você se sentir mais confortável ouvindo as orientações, grave-as com uma voz lenta e uniforme, para que possa ouvi-las enquanto aplica esta técnica. Ao começar, programe um alarme para dali a três ou cinco minutos e pratique a respiração até ele tocar. À medida que se acostumar com esta técnica, você poderá programar o alarme para períodos mais longos, como 10 ou 15 minutos. Mas não tenha a expectativa de ser capaz de ficar parado por tanto tempo logo no início. No começo, três a cinco minutos já são um bom tempo para se concentrar e respirar. Mais tarde, quando você se habituar à técnica, também poderá aplicá-la enquanto realiza outras atividades diárias, como caminhar, lavar a louça, ver televisão ou conversar.

Com a respiração consciente, muitas pessoas têm a sensação de se "fundirem" à respiração, isto é, sentem uma conexão profunda com a experiência. Se isso acontecer com você, ótimo. Se não, tudo bem; apenas continue praticando.

Além disso, alguns indivíduos sentem tontura nas primeiras vezes de prática. Isso pode ser causado pela respiração muito rápida, profunda ou lenta. Não se assuste. Se você começar a ter tontura, pare ou volte a respirar no ritmo normal e comece a contar as respirações. (Para obter uma cópia das instruções a seguir, visite www.sextante.com.br/dbt e baixe "Como praticar a respiração consciente".)

Esta é uma habilidade tão simples e poderosa que é ideal praticá-la todos os dias.

Instruções

Em primeiro lugar, sente-se em um local confortável, em um cômodo onde você sabe que não será incomodado durante todo o período que estabelecer no alarme. Desligue qualquer aparelho que possa distraí-lo. Feche os olhos, caso isso faça você se sentir mais relaxado.

Para começar, respire de forma lenta e prolongada algumas vezes e relaxe. Posicione uma das mãos na barriga. Inspire devagar pelo nariz e solte o ar aos poucos pela boca. Sinta sua barriga subindo e descendo enquanto você respira. Imagine que ela está se enchendo de ar, como um balão, quando você inspira, e então murchando sem esforço quando expira. Sinta o ar atravessando as narinas e, depois, passando pelos lábios, como se você estivesse soprando velas de aniversário. Enquanto respira, perceba as sensações no seu corpo. Sinta o movimento da sua barriga quando você ativa o músculo do diafragma e permite que seus pulmões se encham de ar. Repare no peso do seu corpo descansando sobre o assento. A cada respiração, perceba como seu corpo fica mais relaxado.

Agora, enquanto respira, comece a contar cada vez que exalar. Faça isso em silêncio ou em voz alta. Conte cada exalação até chegar a 4 e, então, recomece do 1. Para dar início à contagem, puxe o ar lentamente pelo nariz e o solte devagar pela boca. Conte 1. De novo, puxe o ar lentamente pelo nariz e solte devagar pela boca. Conte 2. Repita, puxando o ar lentamente pelo nariz e soltando devagar pela boca. Conte 3. Última vez: puxe o ar pelo nariz e solte pela boca. Conte 4. Agora, comece a contar a partir de 1 novamente.

Desta vez, porém, enquanto continua a contagem, mude o foco de vez em quando, a fim de se concentrar em como está respirando. Perceba seu peito e seu abdômen subindo e descendo conforme você inspira e expira. Mais uma vez, sinta o ar entrando no nariz e saindo lentamente pela boca. Se quiser, apoie uma das mãos no abdômen e sinta como ele sobe e desce. Continue contando enquanto respira de forma lenta e prolongada. Sinta sua barriga inflar como um balão quando você puxa o ar e, então, murchar conforme você expira. Continue transferindo a atenção entre a contagem e a experiência física da respiração.

Agora, por último, comece a notar pensamentos ou outras distrações que tiram seu foco da respiração. Podem ser lembranças, sons, sensações físicas ou emoções. Quando sua mente começar a divagar e você se pegar pensando em outro assunto, volte a se concentrar na contagem. Ou preste atenção na sensação física de respirar. Tente não se criticar por se distrair. Continue respirando de forma lenta e duradoura, levando o ar até a barriga e soltando-o. Siga contando a cada expiração, sinta o corpo relaxando de forma cada vez mais profunda.

Continue respirando até o alarme tocar. Siga com a contagem das respirações, percebendo a sensação física e abandonando qualquer pensamento ou estímulo que distraia você. Finalmente, quando o alarme tocar, abra os olhos devagar e volte a atenção para o local onde você se encontra.

Exercício: Consciência das emoções

Este é o segundo exercício que ensinará você a separar pensamentos, emoções e sensações físicas. A consciência das emoções começa com o foco na respiração – a simples percepção do ar entrando no nariz e, depois, saindo pela boca, enchendo e esvaziando os pulmões. Em seguida, após quatro respirações lentas e prolongadas, passe a prestar atenção no seu estado emocional atual. Comece apenas percebendo se está se sentindo bem ou mal. Seu senso interno básico é de que você está feliz ou não está feliz?

Então, tente observar a emoção mais de perto. Qual seria a melhor palavra para descrever o sentimento? Se tiver dificuldade de descrever com mais precisão, consulte a lista sugerida do exercício "Descreva sua emoção". Continue a observar o sentimento e a descrever o que vê. Repare nas nuances da emoção ou nos fragmentos de outras emoções misturados a ela.

Por exemplo, às vezes a tristeza tem traços de ansiedade ou até de raiva. Em algumas ocasiões, a vergonha é ligada à perda ou ao ressentimento. Perceba também a força do sentimento e veja se ela se modifica enquanto você o observa.

Invariavelmente, as emoções vêm como uma onda. Elas crescem, chegam ao ápice e, por fim, diminuem. Você pode verificar isso, descrevendo para si mesmo cada ponto da onda à medida que o sentimento cresce e passa.

Se tiver dificuldade de encontrar uma emoção que esteja sentindo no presente, faça este exercício encontrando um sentimento que teve no passado recente. Pense em uma situação nas últimas semanas em que teve uma emoção extrema. Visualize o acontecimento: onde você estava, o que estava ocorrendo, o que falou, como se sentiu. Relembre os detalhes da cena até sentir de novo *agora* o que sentiu *naquele momento*.

Independentemente da forma que escolher para observar uma emoção, ao reconhecê-la com clareza, fique com ela. Descreva para si mesmo as mudanças de sensação, intensidade ou tipo que estiver sentindo.

O ideal é que você acompanhe o sentimento até ele se modificar de forma significativa – em intensidade ou sensação – e você perceber o efeito de onda que ele tem. Observando sua emoção, você também notará pensamentos, sensações e outras distrações que tentarão roubar sua atenção. Isso é normal. Tente apenas voltar a se concentrar no sentimento sempre que a mente divagar. Mantenha-se com ele o tempo necessário para vê-lo crescer, mudar e diminuir.

À medida que for aprendendo a observar uma emoção de maneira consciente, duas importantes percepções podem surgir. A primeira é a consciência de que todos os sentimentos têm um tempo de vida natural. Se os acompanharmos, perceberemos que eles atingem seu ápice e desaparecem aos poucos. A segunda é que o simples ato de descrever as emoções pode nos dar certo grau de controle sobre elas. Muitas vezes, isso tem o efeito de construir uma contenção em volta delas, o que as impede de nos afogar.

Leia as instruções antes de iniciar o exercício para se familiarizar com a experiência. Se você se sentir mais confortável ouvindo as orientações, grave-as com uma voz lenta e uniforme, para poder escutá-las enquanto estiver praticando esta técnica. Se fizer isso, faça uma pausa entre cada parágrafo para se dar tempo de vivenciar plenamente o processo.

Instruções

Respire de forma lenta e prolongada uma vez e observe a sensação do ar entrando pelo nariz, descendo pela traqueia e entrando nos pulmões. Respire de novo e perceba o que acontece no seu corpo enquanto você puxa e solta o ar. Continue respirando e observando, percebendo suas sensações corporais nesse processo. [Aqui, faça uma pausa de um minuto se estiver gravando as instruções.]

Agora volte a atenção para seus sentimentos. Olhe para dentro de si mesmo e descubra a emoção que está vivenciando agora. Ou encontre algo que tenha sentido há pouco tempo. Observe se é bom ou ruim, agradável ou desagradável. Mantenha o foco no sentimento até ter uma noção dele. [Faça uma pausa de um minuto se estiver gravando as instruções.]

Agora procure palavras para descrever a emoção. Por exemplo, é euforia, contentamento ou animação? Tristeza, ansiedade, vergonha ou perda? Seja o que for, continue observando e descrevendo silenciosamente o sentimento. Observe qualquer mudança nele e descreva o que está diferente. Se alguma distração ou pensamento vier à mente, faça o possível para permitir que vá embora, sem se prender a ele. Veja se a emoção está se intensificando ou diminuindo e descreva como é isso. [Faça uma pausa de um minuto se estiver gravando as instruções.]

Continue observando sua emoção e deixando as distrações irem embora. Siga também procurando palavras para descrever até pequenas mudanças na sensação física e na intensidade do sentimento. Se outras emoções começarem a se misturar, descreva-as também. Se o sentimento se transformar em algo totalmente novo, continue a observá-lo e a traduzi-lo em palavras. [Faça uma pausa de um minuto se estiver gravando as instruções.]

Pensamentos, sensações físicas e outras distrações tentarão chamar sua atenção. Observe-os, deixe-os ir e volte a se concentrar na emoção. Foque nela. Continue a observá-la. Siga em frente até ver que ela mudou ou diminuiu.

• • •

CONCLUSÃO

Agora você aprendeu algumas habilidades básicas de atenção plena. Esperamos que compreenda melhor como sua mente funciona e por que é importante aprender essas técnicas. Continue a aplicá-las todos os dias. No próximo capítulo, você as desenvolverá ainda mais e aprenderá habilidades mais avançadas de atenção plena.

CAPÍTULO 5

Habilidades avançadas de atenção plena

No último capítulo, você aprendeu o que é a atenção plena e as habilidades básicas de "o que fazer" na terapia comportamental dialética. Isso significa que, agora, sabe como ficar mais consciente de *onde* está focando sua atenção ao usar estes métodos:

- Concentrar-se mais plenamente no presente
- Reconhecer e focar em seus pensamentos, suas emoções e suas sensações físicas
- Concentrar-se no seu fluxo de consciência a cada momento
- Separar os pensamentos de emoções e sensações físicas

O QUE VOCÊ APRENDERÁ NESTE CAPÍTULO

Agora, apresentaremos as técnicas mais avançadas de atenção plena: "como fazer" (Linehan, 2009). Essas habilidades ajudarão você a saber *como* ter consciência e não julgar suas experiências diárias. Neste capítulo, você aprenderá cinco habilidades "como fazer":

1. Como usar a mente sábia

2. Como usar a aceitação radical para reconhecer suas experiências do dia a dia sem julgá-las

3. Como fazer o que é eficaz

4. Como criar uma rotina de atenção plena para viver de forma mais consciente e focada

5. Como superar os obstáculos na sua prática de atenção plena

Assim como no último capítulo, é importante que você faça os exercícios na ordem em que são apresentados. Cada um deles aprofunda o anterior.

MENTE SÁBIA

Como dissemos no último capítulo, a mente sábia é a capacidade de tomar decisões mais saudáveis em relação à vida. A expressão "mente sábia" foi usada anteriormente em práticas budistas de atenção plena (Chodron, 1991). Ela descreve a capacidade que uma pessoa tem de reconhecer duas coisas ao mesmo tempo. Em primeiro lugar, que está sofrendo – com doenças, emoções extremas ou por causa de ações prejudiciais. E, em segundo lugar, que também quer ser saudável e tem o potencial de mudar. Linehan (2009) afirmou que práticas do zen-budismo influenciaram muito o desenvolvimento da terapia comportamental dialética, então não é de surpreender que essa terapia também reconheça que o indivíduo precisa aceitar a dor e, ao mesmo tempo, envolver-se com ações que ajudem a aliviar o sofrimento. E uma das ferramentas essenciais para atingir esse objetivo na terapia comportamental dialética é também usar a "mente sábia", a capacidade de tomar decisões de acordo tanto com o raciocínio quanto com a emoção (Linehan, 2009). Pode parecer fácil, mas devemos levar em conta as armadilhas a que todos estamos suscetíveis.

Por exemplo, Leo era um representante de vendas bem-sucedido em uma nova empresa. Ele tinha uma família feliz e um futuro relativamente promissor. No entanto, ficava muito chateado quando não conseguia fechar um negócio. Por isso, muitas vezes se sentia deprimido pensando que nunca conseguiria alcançar total sucesso na vida. Apesar dos elogios que recebia dos supervisores, Leo não conseguia se livrar do sentimento de fracasso que se apossava dele quando não conseguia finalizar uma venda. Consequentemente, alguns meses após começar na empresa, pediu demissão, assim como já tinha desistido de empregos parecidos no passado. Ele arrumou um trabalho novo, mas os mesmos sentimentos o acompanhavam aonde quer que fosse, e Leo nunca estava totalmente satisfeito consigo mesmo.

De forma parecida, Takeesha era uma professora universitária popular que sempre recebia avaliações altas dos alunos e de outros membros do corpo docente. Mas, após alguns relacionamentos pessoais que terminaram mal, ela se sentia muito solitária. Em dado momento, Takeesha parou de tentar conhecer novas pessoas, porque previa que aqueles relacionamentos também fracassariam. Por isso, ela se sentia indigna do amor dos outros e se resignou a passar o resto da vida sozinha.

Infelizmente, tanto Leo quanto Takeesha foram vencidos pelo que a terapia comportamental dialética chama de "mente emocional" (Linehan, 2009). A *mente emocional* ocorre quando fazemos julgamentos ou tomamos decisões com base apenas em como nos sentimos. Mas lembre-se de que as emoções em si não são ruins nem problemáticas. Todos precisamos delas para manter vidas saudáveis. (Você aprenderá mais sobre o papel delas nos capítulos 7 e 8.) Os problemas associados à mente emocional se desenvolvem quando as emoções *controlam* nossa vida. Essa armadilha é particularmente perigosa para pessoas com emoções extremas, porque a emoção distorce os pensamentos e os julgamentos, então essas distorções tornam difícil a tomada de decisões saudáveis. Pense no caso de Leo e Takeesha: apesar de serem bem-sucedidos, as emoções dominaram a vida deles e os levaram a fazer escolhas prejudiciais.

A contraparte que equilibra a mente emocional é a "mente racional" (Linehan, 2009). A *mente racional* é a parte do processo de tomada de decisão que analisa os fatos de uma situação, pensa com clareza sobre o que está acontecendo, leva em conta os detalhes e, então, toma decisões lógicas. É claro que o pensamento racional nos ajuda a solucionar problemas e fazer escolhas todos os dias. Mas, assim como ocorre com as emoções, a racionalização exagerada também pode ser ruim. Todos conhecemos a história de uma pessoa muito inteligente que não sabia como expressar os próprios sentimentos e, por isso, tinha uma existência muito solitária. Então também é necessário um equilíbrio para levar uma vida plena e sadia. No entanto, para quem tem emoções extremas, muitas vezes é difícil equilibrar sentimento e razão.

A solução é usar a mente sábia para tomar decisões saudáveis. A mente sábia é um equilíbrio entre sentimentos e pensamentos racionais. É o resultado da soma entre a mente emocional e a mente racional (Linehan, 2009).

Vamos retomar os exemplos de Leo e Takeesha. Os dois estavam sendo controlados pela mente emocional. Se tivesse usado a mente sábia, antes de pedir demissão Leo teria equilibrado a decisão com a mente racional. Ele pesaria os fatos: se já era um representante de vendas bem-sucedido e só ficava chateado quando não conseguia fechar um negócio, era razoável sair do emprego? Definitivamente não. E Takeesha? Ela recebia avaliações ótimas tanto dos alunos quanto dos colegas. Então, era razoável decidir não conhecer mais novas pessoas porque alguns relacionamentos deram errado? Definitivamente não. É por isso que usar a mente sábia é tão importante.

Você pode desenvolvê-la ao aplicar as habilidades de atenção plena que começou a praticar no capítulo 4. Lembre-se de que parte do objetivo dos exercícios era ajudá-lo a reconhecer e a separar os pensamentos e as emoções. Assim, você já está usando tanto a mente emocional quanto a racional. E, ao se aprofundar nessas habilidades de atenção plena, ficará mais fácil tomar decisões com base em um equilíbrio entre o que seus sentimentos e seus pensamentos lhe dizem.

MENTE SÁBIA E INTUIÇÃO

De acordo com a terapia comportamental dialética, a mente sábia é parecida com a intuição (Linehan, 2010). Muitas vezes, as duas são descritas como "sentimentos" que vêm "de dentro" ou que são viscerais. O exercício a seguir ajudará você a se conectar mais com seus sentimentos viscerais, tanto física quanto mentalmente. Ele o auxiliará a encontrar o centro da mente sábia no seu corpo. Esse é o local de onde muitas pessoas afirmam que vem a sabedoria sobre o que fazer e como tomar decisões sensatas e sábias sobre suas vidas.

O interessante é que esse fenômeno de sentimentos viscerais pode ter comprovações científicas. Pesquisadores descobriram que uma grande trama nervosa cobre nosso sistema digestório. Essa trama só perde em complexidade para o cérebro humano, então alguns cientistas se referem a ela como *cérebro entérico*, isto é, o cérebro na barriga.

Exercício: Meditação da mente sábia

Antes de começar, programe um alarme para três a cinco minutos a partir do início do exercício. Conforme for se acostumando com a técnica, você pode programar o alarme para períodos mais longos, como 10 ou 15 minutos. Caso se sinta mais confortável ouvindo as instruções, grave-as com uma voz lenta e uniforme, para poder escutá-las enquanto pratica a meditação.

Instruções
Para começar, sente-se em um lugar confortável, em um cômodo onde você sabe que não será incomodado durante o tempo que definir no cronômetro. Desligue qualquer aparelho que possa distraí-lo. Se quiser fechar os olhos, faça isso para relaxar.

Agora, localize a parte inferior do seu esterno na caixa torácica. Você pode fazer isso tocando o osso no centro do peito e descendo em direção ao abdômen até terminar. Coloque uma das mãos na barriga, entre a parte inferior do esterno e o umbigo. Este é o centro da mente sábia.

Respire de forma lenta e prolongada algumas vezes e relaxe. Inspire devagar pelo nariz e expire devagar pela boca. Sinta a barriga subir e descer enquanto você respira. Imagine-a se enchendo de ar como um balão enquanto você inspira e, então, sinta-a murchar quando expira. Sinta o ar entrando pelas narinas e, em seguida, saindo pela boca, como se você estivesse soprando velas. Ao respirar, observe quaisquer sensações em seu corpo. Sinta os pulmões se encherem de ar. Observe o peso de seu corpo sobre o assento onde você se encontra. A cada respiração, repare na sua sensação corporal e permita que seu corpo fique cada vez mais relaxado.

Continue a respirar e volte sua atenção no ponto debaixo da sua mão, concentrando-se no centro da mente sábia. Siga respirando de forma lenta e prolongada. Se algum pensamento perturbador atravessar sua mente, apenas permita que ele desapareça, sem lutar contra ele e sem se prender. Continue a respirar e se concentre no centro da mente sábia. Sinta sua mão descansando na barriga.

Ao direcionar sua atenção para o centro da mente sábia, observe o que acontece. Se houver pensamentos, problemas ou decisões que você precisa tomar, pense neles por alguns segundos. Em seguida, pergunte ao centro da mente sábia o que você deve fazer a respeito dessas questões ou escolhas. Peça orientação ao seu eu intuitivo interior e veja quais soluções surgem. Não julgue as respostas que receber. Apenas faça uma anotação mental sobre elas e continue respirando. Siga se concentrando no centro da mente sábia. Se não surgir um pensamento ou resposta para as suas questões, simplesmente continue a respirar.

Agora, siga observando sua respiração subindo e descendo. Continue respirando e se concentrando no centro da mente sábia até o alarme disparar. Então, quando terminar, abra os olhos devagar e volte sua atenção para o local onde está.

■ ■ ■

COMO TOMAR DECISÕES COM A MENTE SÁBIA

Agora que treinou como localizar seu centro da mente sábia, você pode "consultar" essa área do corpo antes de tomar decisões. Isso pode ajudá-lo a determinar se uma escolha é boa. É só pensar na ação que está prestes a tomar e se concentrar no centro da mente sábia. Então, leve em conta o que ela "disser". Sua decisão parece boa? Neste caso, você possivelmente deve seguir em frente. Caso contrário, talvez deva considerar outras opções.

Aprender a tomar decisões confiáveis e boas em relação à vida é um processo em constante evolução, e não existe um único jeito de fazer isso. Consultar o centro da mente sábia funciona para algumas pessoas. No entanto, um aviso: logo que começar a usar a mente sábia para fazer escolhas, é provável que seja difícil distinguir entre um sentimento intuitivo visceral e uma decisão tomada com a mente emocional. A diferença pode ser determinada de três maneiras:

1. *Quando tomou a decisão, você tinha consciência de suas emoções e dos fatos da situação? Em outras palavras, você fez a escolha com base tanto na mente emocional quanto na racional? Se não tiver levado os fatos em consideração e estiver sendo controlado pelas emoções, você não usou a técnica da mente sábia. Às vezes, precisamos deixar nossos sentimentos se assentarem e "esfriarem" antes de tomarmos uma boa decisão. Se você tiver se envolvido recentemente em uma situação com alta carga emocional, seja ela boa ou ruim, permita-se um tempo para que as emoções quentes esfriem, de forma que você possa usar a mente racional.*

2. *Você "sentiu" que tomou a decisão correta? Antes de fazer uma escolha, consulte seu centro da mente sábia e repare na sensação. Se você se sentir nervoso, talvez a decisão que está prestes a tomar não seja boa ou segura. No entanto, você também pode se sentir nervoso porque está empolgado com*

algo novo, o que talvez seja bom. Às vezes, é difícil saber a diferença, e é por isso que usar a mente racional é importante. Mais adiante, quando tiver mais experiência em tomar decisões sadias para a vida, você terá mais facilidade em distinguir entre sentimentos de nervosismo bons e ruins.

3. *Às vezes você consegue saber se usou a mente sábia ao examinar os resultados da decisão.* Se a decisão levar a resultados benéficos, é provável que tenha. Quando começar a usar a técnica, acompanhe suas escolhas e os resultados delas para verificar se *realmente* a usou. Lembre-se: a mente sábia deve ajudar você a tomar decisões sadias a respeito da sua vida.

(Visite www.sextante.com.br/dbt para baixar "Como tomar decisões com a mente sábia".)

ACEITAÇÃO RADICAL

Outra parte muito importante da mente sábia, assim como da atenção plena em geral, é uma habilidade chamada aceitação radical (Linehan, 2009). (Você já explorou essa técnica nos capítulos 1 e 2, mas a descrição a seguir o ajudará a entender como a aceitação radical se relaciona com as habilidades de atenção plena.) Aceitação radical significa tolerar uma coisa sem julgá-la e sem tentar mudá-la. De acordo com a definição que demos no último capítulo, atenção plena é a capacidade de ter consciência de seus pensamentos, emoções, sensações físicas e ações no instante presente, *sem julgamentos ou críticas a si mesmo, aos outros ou à sua experiência*. A aceitação radical é uma parte muito importante do "estar consciente" porque, se estiver julgando a si mesmo, a experiência ou outra pessoa no presente, então você não está realmente com a atenção voltada para o que está acontecendo no momento. Em vários sentidos, o julgamento é o caminho certo para o sofrimento, porque, ao julgar os outros, você fica com raiva e, ao julgar a si mesmo, fica deprimido. Então, para estar verdadeiramente atento ao presente e plenamente centrado na mente sábia, é preciso praticar o não julgamento.

A aceitação radical pode parecer uma habilidade difícil de dominar, mas sem dúvida vale o esforço. Pense neste exemplo. Thomas estava tendo dificuldades com um problema muito comum para pessoas com emoções extremas. Ele dividia tudo e todos em duas categorias: eram totalmente bons ou maus. Não havia meio-termo. Quando as pessoas o tratavam bem, eram boas, mas, quando alguém discordava dele, Thomas o considerava mau, mesmo que esse indivíduo estivesse na categoria "bom" alguns minutos antes. Essa oscilação rápida entre bom e mau levava Thomas a fazer muitos julgamentos e comentários críticos a respeito de si mesmo e dos outros. Ao longo dos anos, o acúmulo de mudanças e julgamentos o tornou muito sensível a situações que poderiam dar errado. Ele sempre esperava que as pessoas cometessem erros, o insultassem ou o traíssem de alguma forma. Uma vez, a irmã de Thomas disse que não poderia levar o carro à oficina mecânica, e ele estourou com ela, criticando-a por ser ingrata e egoísta. No entanto, a verdade era que a irmã precisava levar a própria filha ao médico, mas Thomas não ouviu as razões dela. Estava envolvido demais com o próprio raciocínio crítico para escutar o que o outro tinha a dizer. Na verdade, ele tinha criado um padrão em que todos os julgamentos e comentários críticos que fazia se tornavam realidade, e isso tornava sua vida muito solitária e angustiante.

Quando enfim foi apresentado à habilidade da aceitação radical, Thomas também foi crítico. "Isso é ridículo", pensou. "Essa ideia idiota não vai me ajudar. Eu não preciso disso. Como alguém pode não ser crítico?" Mas, com a insistência da família, decidiu tentar usar a técnica. No princípio, foi muito difícil não julgar a si mesmo e aos outros, mas ele continuou praticando os exercícios deste livro e, conforme foi se acostumando, a aceitação radical ficou mais fácil. Aos poucos, o raciocínio de Thomas começou a mudar. Ele passou a perder menos tempo obcecado com pensamentos de julgamento e crítica e prevendo que os outros o insultariam ou trairiam. Também deixou de pensar nas pessoas apenas como boas ou más. Começou a reconhecer que todos cometem erros, e tudo bem. Além disso, tornou-se mais consciente em relação aos próprios pensamentos, sentimentos, sensações e ações no presente, o que o ajudou a se concentrar melhor nas experiências do dia a dia e tomar decisões mais saudáveis.

Como você pode ver nesse exemplo, uma das partes mais difíceis de usar a aceitação radical é reconhecer quando estamos sendo muito críticos conosco e com os outros. Isso exige prática, e as habilidades deste livro ajudam nisso. Mas identificar que estamos julgando exageradamente também demora. Você cometerá erros. Quando começar a aprender a praticar o não julgamento, haverá momentos em que você *será* crítico. Então, reconhecerá o que está fazendo e será ainda mais crítico em relação a si mesmo por ter criticado. Mas também não há problema nisso. Faz parte do aprendizado. Aprender a usar a aceitação radical se assemelha à história de um homem que está andando por uma rua da cidade e cai em um bueiro aberto. Ele escala e sai, olha o buraco e diz: "É melhor eu não fazer isso de novo." Mas, no dia seguinte, andando pela mesma rua, ele cai no mesmo bueiro, escala, sai e diz: "Não acredito que fiz isso de novo." Então, no terceiro dia, ele está prestes a cair no bueiro quando, de repente, se lembra do que aconteceu nos dois dias anteriores e evita a queda. No quarto dia, ele se lembra de evitar o bueiro assim que entra na rua. E, no quinto dia, escolhe andar por outra rua para escapar completamente do problema. É claro que aprender a usar a aceitação radical levará mais que cinco dias, mas o processo de cair nas mesmas armadilhas de julgamento acontecerá de forma muito parecida.

A seguir, há vários exercícios que vão ajudá-lo a desenvolver uma postura não julgadora e a usar a habilidade da aceitação radical. Mas, antes de começar, vamos esclarecer um pouco mais esse conceito, porque ele pode ser confuso para muitas pessoas. Praticar a aceitação radical *não* significa suportar em silêncio situações possivelmente tóxicas ou perigosas. Por exemplo, se você estiver em um relacionamento violento ou abusivo e precisar sair dele, saia. Não se coloque em perigo ou apenas tolere o que acontecer. A aceitação radical é uma habilidade que deve ajudar você a ter uma vida mais sadia, e não uma ferramenta que o faça sofrer ainda mais.

No entanto, sem dúvida o início será difícil, porque a habilidade exigirá que você pense sobre si mesmo, sua vida e outras pessoas de uma nova forma. Mas depois você verá que, na verdade, ela lhe dá mais liberdade. Você não passará mais tanto tempo julgando a si mesmo e aos outros, e assim ficará livre para fazer muitas outras coisas. A aceitação radical é uma das ferramentas mais importantes a se aprender na terapia comportamental dialética e com certeza vale o esforço.

Exercício: Críticas negativas

O primeiro passo para mudar um problema é reconhecer quando ele ocorre. Então, para começar a transformar seu pensamento julgador, o primeiro passo é reconhecer quando você está criticando e julgando. Use o Registro de Críticas Negativas a seguir por uma semana. Tente acompanhar todas as críticas que fizer. Isso inclui julgamentos em relação a coisas que você lê no jornal ou vê na televisão, críticas a si mesmo e aos outros, etc. Se precisar, faça cópias do registro (ou visite www.sextante.com.br/dbt para baixá-lo) e carregue uma sempre com você para poder anotar seus julgamentos assim que percebê-los. Se você decidir que só escreverá suas críticas uma vez por dia – antes de dormir, por exemplo –, o processo de aprendizado da aceitação radical levará mais tempo. No fim do dia, você pode esquecer muitos dos julgamentos que fez.

Para não se esquecer de anotar suas críticas, pode ser útil ter lembretes visuais. Algumas pessoas descobriram que usar algo especial, como um novo anel ou uma pulseira, as estimula a escrever o que pensaram. Outras colam notas adesivas pela casa e pelo escritório com a palavra "críticas". Faça o que funcionar melhor para você. Pratique este exercício por no mínimo uma semana ou até reconhecer que consegue flagrar o momento em que está fazendo críticas negativas. Acompanhe *quando* as fez, *onde* estava e *o que* era a crítica. Use o exemplo a seguir para ajudá-lo.

(*NOTA: Quando tiver completado um Registro de Críticas Negativas, guarde-o para usar no exercício "Desfusão de julgamento" mais à frente.*)

Exemplo: Registro de Críticas Negativas

Quando?	Onde?	O quê?
Domingo, 14h	Em casa	Pensei: "Odeio domingos, eles são sempre muito entediantes."
Domingo, 18h30	Em casa	Falei para minha namorada que não gostava da camisa que ela estava usando.
Segunda, 8h30	Na carona a caminho do trabalho	Pensei que odeio as pessoas que sempre dirigem como idiotas.
Segunda, 11h	No trabalho	Pensei que meus colegas são burros por me perguntarem as mesmas coisas todos os dias.
Segunda, 12h30	No trabalho	Pensei que odeio meu chefe por não comprar um computador rápido o suficiente para eu fazer meu trabalho.
Segunda, 13h45	No trabalho	Fiquei bravo comigo mesmo por cometer um erro e me chamei de "idiota".
Segunda, 14h30	No trabalho	Fiquei bravo com o presidente depois de ler a visão dele sobre política internacional no jornal.
Segunda, 16h15	No trabalho	Pensei na cor feia que usaram nas paredes da sala onde estou.
Segunda, 17h15	Na carona a caminho de casa	Disse para Sandra que ela estava sendo grosseira por deixar o volume do rádio do carro alto demais.
Segunda, 23h30	Em casa	Fiquei chateado comigo mesmo por ir para a cama tão tarde e não dormir o suficiente.

Registro de Críticas Negativas

Quando?	Onde?	O quê?

ACEITAÇÃO RADICAL E MENTE DE PRINCIPIANTE

Agora que reconheceu muitas das suas críticas negativas, você está mais perto de usar a aceitação radical completa. Lembre-se de que isso significa observar as situações da vida sem julgar ou criticar a si mesmo ou aos outros. No último exercício, você se concentrou em reconhecer suas críticas *negativas*, porque elas costumam ser as mais fáceis de identificar. Mas julgamentos positivos também podem ser problemáticos.

Você se lembra do exemplo de Thomas que mencionamos há pouco? Ele dividia todas as pessoas em duas categorias: boas ou más. Thomas gostava delas quando eram boas, mas, se fizessem algo que o chateasse, ficava com raiva e as rotulava como "más". Consegue enxergar como até fazer julgamentos positivos sobre indivíduos ou coisas pode ser problemático? Quando pensamos em alguém (ou algo) com uma ideia rígida e predeterminada de como ele vai nos tratar, é fácil se decepcionar, porque ninguém (e nada) é perfeito. Presidentes mentem, pessoas religiosas fazem jogos de apostas, coisas de que gostamos se quebram e pessoas em quem confiamos podem nos magoar. Assim, se rotularmos alguém como 100% bom, confiável, virtuoso, são ou honesto, será muito fácil nos desapontarmos.

Mas isso não significa que você não deva confiar em ninguém. O que a aceitação radical diz é que devemos enxergar as pessoas e as situações da vida sem julgá-las como boas ou más, positivas ou negativas. Em algumas formas de meditação, isso se chama *mente de principiante* (Suzuki, 1994). Isto é, você deve encarar cada situação e relacionamento como se os estivesse vendo pela primeira vez. Essa novidade recorrente nos impede de trazer julgamentos antigos (bons ou ruins) para o presente, o que nos permite ficar mais atentos. Além disso, manter a situação fresca nos ajuda a controlar melhor nossas emoções. Assim, fica fácil ver por que um dos objetivos da terapia comportamental dialética é ajudar você a parar de fazer qualquer julgamento, seja ele positivo ou negativo (Linehan, 2010).

Exercício: Mente de principiante

No exercício a seguir, você treinará como usar a aceitação radical e a mente de principiante. Ele se parece com o último, mas agora você precisará ter consciência tanto dos julgamentos positivos quanto dos negativos. Mais uma vez, se precisar de lembretes visuais para anotar suas críticas, use o que funcionar para você: uma pulseira, um anel, uma nota adesiva com a palavra "crítica", um alarme no celular, etc.

Faça este exercício por no mínimo uma semana ou até reconhecer que consegue flagrar os momentos em que está fazendo críticas, sejam elas boas ou ruins. Registre *quando* fez a crítica, *onde* você estava e *qual* foi o julgamento. Assim como no último exercício, tire cópias do Registro da Mente de Principiante se precisar (ou visite www.sextante.com.br/dbt para baixá-lo) e leve uma com você para anotar suas críticas assim que reconhecer que as está fazendo. Quanto menos você demorar para registrá-las, mais rapidamente a aceitação radical se tornará parte da sua vida. Na próxima página, você vai encontrar um exemplo do registro para ajudá-lo. Na página seguinte, há uma tabela em branco para você usar. (*NOTA: Quando tiver completado um Registro da Mente de Principiante, guarde-o para usá-lo no exercício de "Desfusão de julgamento", ainda neste capítulo.*)

Exemplo: Registro da Mente de Principiante

Quando?	Onde?	O quê?
Sexta, 12h	Almoço com Laura	Pensei: "Laura é uma pessoa incrivelmente talentosa que nunca comete erros."
Sexta, 14h30	No trabalho	Me chamei de "incompetente" porque não vou conseguir terminar a papelada antes das cinco da tarde.
Sexta, 14h45	No trabalho	Depois de falar com minha mãe ao telefone, pensei que ela fez um péssimo trabalho na minha criação.
Sexta, 17h30	No bar, depois do trabalho	Estava pensando que o barman parecia muito legal e provavelmente era o tipo de pessoa que seria um ótimo marido.
Sexta, 19h30	Em casa	Falei para o meu namorado que ele era um fofo por preparar o jantar. Mas, quando senti que ele tinha colocado muito sal, chamei-o de idiota.
Sábado, 14h30	No shopping	Encontrei a calça jeans perfeita e que vai me deixar linda.
Sábado, 15h	No shopping	Estava pensando em como um dos caras na loja era feio.
Sábado, 16h15	Em casa	Fiquei chateada e me chamei de idiota quando percebi que a calça jeans não cabia.
Sábado, 21h	Em casa	Fiquei brava com meu namorado por não me ajudar a completar todas as minhas tarefas hoje.
Sábado, 22h30	Em casa	Estava pensando em como amanhã vai ser um dia perfeito.

Registro da Mente de Principiante

Quando?	Onde?	O quê?

JULGAMENTOS E RÓTULOS

Esperamos que, após o último exercício, seja fácil enxergar que rotular pessoas, pensamentos e objetos pode levar a decepções futuras. Para nos aproximarmos da aceitação radical, este exercício vai ajudá-lo a monitorar as críticas que faz e, em seguida, a abandoná-las.

Até aqui, você já reconheceu muitos dos problemas associados aos julgamentos:

- Julgamentos podem desencadear emoções extremas

- Julgamentos podem, muitas vezes, levar a decepção e sofrimento

- Julgamentos nos impedem de ter atenção plena no presente

Obviamente, um dos problemas das críticas e dos julgamentos é que eles ocupam nossa cabeça. Em muitos casos, ficamos facilmente obcecados com um único julgamento. Talvez você já tenha até vivido a experiência de pensar o dia inteiro em uma mesma crítica. Pode ter sido algo ruim – ou, quem sabe, até bom – a seu respeito ou sobre outra pessoa. Todo mundo já passou por isso. Então, quando sua mente se ocupa com algo que aconteceu no passado ou que pode acontecer no futuro, quão consciente você está do presente? Não muito, provavelmente. E, quando os pensamentos obsessivos são críticas a você ou aos outros, com que facilidade suas emoções são desencadeadas? Com bastante facilidade, provavelmente, em especial se você lutar contra emoções extremas.

Exercício: Desfusão de julgamento

Este exercício foi projetado para ajudar você a se liberar ou "abrir mão" dos seus julgamentos e outros pensamentos obsessivos. No último capítulo, você praticou a desfusão cognitiva como uma técnica básica de atenção plena. Este exercício é bem parecido. Novamente, o objetivo é observar as críticas surgirem e, então, abandoná-las, sem se prender a elas.

Assim como na desfusão cognitiva, a desfusão de julgamento exige o emprego da imaginação. O propósito aqui é visualizar suas críticas, sob a forma de imagens ou palavras, flutuando inofensivamente para longe, sem que você fique obcecado por elas ou as analise. Todas as maneiras de fazer isso são válidas. Se a técnica que você usou no último capítulo tiver funcionado, empregue-a de novo agora. Se precisar de uma visualização diferente, aqui estão algumas sugestões que outras pessoas acharam úteis:

- Imagine-se sentado em um campo observando seus julgamentos flutuando para longe nas nuvens

- Visualize-se sentado ao lado de um riacho vendo seus julgamentos passarem flutuando pela correnteza

- Veja-se de pé em uma sala com duas portas e observe seus julgamentos entrando por uma delas e saindo pela outra

Se uma dessas ideias funcionar para você, ótimo. Se não, fique à vontade para criar a sua. Certifique-se apenas de que sua ideia capte o propósito deste exercício, que é observar visualmente os julgamentos aparecerem e irem embora, sem se apegar a eles e sem os analisar.

Antes de começar, revise os registros que você preencheu nos exercícios de "Críticas negativas" e "Mente de principiante" para se familiarizar novamente com alguns dos julgamentos que fez nas últimas semanas. Você pode até manter esses registros por perto, para consultá-los se tiver dificuldade de se lembrar de suas críticas recentes. Durante o exercício, você fechará os olhos e imaginará a técnica de visualização que escolheu. Então, observará seus julgamentos antigos (e novos, se houver) surgirem e flutuarem para longe, sem se apegar a eles.

Leia as instruções antes de iniciar a prática, para se aclimatar à experiência. Se você se sentir mais confortável ouvindo as instruções, grave-as com uma voz lenta e uniforme, para escutá-las durante a realização do exercício. Quando praticar a desfusão de julgamento pela primeira vez, programe um alarme entre três e cinco minutos e tente abrir mão das suas críticas até que ele toque. Então, conforme for se acostumando a esta técnica, você pode programar o alarme para períodos mais longos, como 8 a 10 minutos. (Para obter uma cópia das instruções a seguir, visite www.sextante.com.br/dbt e baixe "Como fazer a desfusão de julgamento".)

Instruções

Antes de começar, encontre um lugar confortável para se sentar, em um cômodo onde você sabe que não será incomodado até o alarme tocar. Desligue qualquer aparelho que possa distraí-lo.

Respire de forma lenta e prolongada algumas vezes, feche os olhos e relaxe.

Agora, imagine-se no cenário que você escolheu para ver seus julgamentos aparecerem e irem embora, seja um riacho, um campo, uma sala ou outro lugar. Tente se visualizar nessa cena. Depois, tome consciência das críticas que está fazendo, assim como nos últimos exercícios em que você as anotou. Comece a observar os julgamentos que estão surgindo, sejam eles quais forem. Não tente parar seus pensamentos e faça o possível para não se criticar por nenhum deles. Apenas observe os julgamentos surgirem e então, usando a técnica escolhida, desaparecerem. Se precisar consultar algum dos registros dos exercícios anteriores para se lembrar de críticas recentes, fique à vontade. Mas, em seguida, feche os olhos e observe-as flutuando para longe.

Seja qual for o julgamento, grande ou pequeno, importante ou irrelevante, observe-o aparecer na mente e, depois, deixe-o flutuar ou desaparecer. Apenas continue a ver as críticas surgirem e sumirem. Use imagens ou palavras, o que for melhor para você, para representá-las. Faça o possível para não se prender a elas nem se criticar. Se mais de um julgamento aparecer ao mesmo tempo, observe os dois emergindo e indo embora. Se as críticas estiverem surgindo com muita velocidade, tente ao máximo visualizar todas elas desaparecendo sem se apegar a nenhuma. Continue a respirar e observar os julgamentos indo e vindo até o alarme tocar.

Quando terminar, faça mais algumas respirações lentas e prolongadas e, em seguida, abra os olhos aos poucos e volte a se concentrar no cômodo onde está.

■ ■ ■

O NÃO JULGAMENTO E SUAS EXPERIÊNCIAS DIÁRIAS

O objetivo do exercício anterior é ajudar você a abrir mão dos seus julgamentos. Com o treino, isso vai ficando mais fácil. Então, depois de algumas semanas de prática regular, você terá menos dificuldade de abandonar suas críticas no presente. Esperamos que um dia, muito em breve, quando um julgamento, seja ele positivo ou negativo, surgir em sua mente, deixe que ele se vá. Talvez seja necessário fechar os olhos por alguns segundos, se você estiver em um lugar seguro, e visualizar o pensamento flutuando para longe. Ou pode ser que uma crítica apareça no meio de uma conversa com alguém e você consiga apenas abandoná-la. Nesse momento, você conseguirá de fato praticar a aceitação radical.

Exercício: Julgamentos *vs.* momento presente

Agora que você praticou prestar atenção nos seus pensamentos, sentimentos e sensações e treinou como ter consciência dos seus julgamentos, o próximo passo é combinar as duas experiências. Neste exercício, você aprenderá a mudar o foco da sua atenção, de forma consciente e concentrada, entre suas críticas e sensações físicas.

Quando passamos muito tempo obcecados com pensamentos e julgamentos, é fácil nos perdermos em fantasias de como o mundo *deveria* ser. Mas, novamente, essas idealizações levam muitas vezes a decepção e sofrimento. À medida que for praticando as habilidades de atenção plena, continuará sendo importante reconhecer e separar julgamentos e fantasias do que está de fato acontecendo em dado momento. Uma das formas mais fáceis de fazer isso é se tornar consciente dos sentidos, ou seja, aquilo que você percebe usando os olhos, os ouvidos, o nariz, o tato e o paladar. É comum as pessoas se referirem a isso como se *aterrar*. Aterrar-se nos sentidos pode impedir que você fique obcecado pelas suas críticas. Além disso, ajuda na tomada de consciência sobre o que está acontecendo no presente.

Leia as instruções a seguir antes de começar, para se familiarizar com a experiência. Em seguida, você pode ou mantê-las por perto para consulta ou gravá-las com uma voz lenta e uniforme para ouvi-las enquanto estiver praticando a mudança de foco entre os julgamentos e a consciência do momento presente.

Instruções

Antes de começar, encontre um lugar confortável para se sentar, em um cômodo onde você não seja incomodado por 10 minutos. Desligue qualquer aparelho que possa distraí-lo. Faça algumas respirações lentas e prolongadas, feche os olhos e relaxe.

Agora, mantendo os olhos fechados, concentre-se no peso do seu corpo em contato com seu assento. Perceba como seus pés e suas pernas pesam apoiados no chão. Observe o peso de suas mãos e seus braços em repouso. Repare no peso da sua cabeça descansando em cima do seu pescoço. Examine mentalmente seu corpo da cabeça aos pés e observe todas as sensações que tem, sem pressa. [Se estiver gravando as instruções, faça uma pausa de um minuto.]

Agora observe se está sentindo alguma tensão em algum local do corpo e imagine-a derretendo como cera no sol quente. Mais uma vez, sem pressa, examine mentalmente seu corpo em busca de qualquer tensão e continue respirando de maneira vagarosa e profunda. [Se estiver gravando as instruções, faça uma pausa de um minuto.]

Quando terminar de avaliar seu corpo, passe a se concentrar em seus pensamentos e julgamentos. Apenas observe se eles surgirem na sua mente e, quando isso acontecer, permita que flutuem para longe por qualquer meio que tenha funcionado para você nos últimos exercícios. Permita que os pensamentos e as críticas vão embora sem se apegar. Passe um minuto fazendo isso e continue respirando sem pressa. [Se estiver gravando as instruções, faça uma pausa de um minuto.]

Agora redirecione a atenção para o sentido da audição. Perceba quaisquer sons que você ouça vindos de fora do lugar onde está e observe para si mesmo quais são eles. Agora tome consciência dos sons que escuta dentro do cômodo em que se encontra e liste todos mentalmente. Tente reparar até em pequenos ruídos, como o tique-taque de um relógio, o uivo do vento ou os batimentos do seu coração. Se você se distrair com quaisquer pensamentos, volte a se concentrar na audição. Faça isso por um minuto e continue respirando. [Se estiver gravando as instruções, faça uma pausa de um minuto.]

Quando você terminar de perceber os sons, volte a atenção mais uma vez para seus pensamentos e julgamentos. Concentre-se em percebê-los e, quando surgirem, permita que flutuem para longe por qualquer meio que tenha funcionado para você nos exercícios anteriores. Deixe que sumam sem se prender a eles. Faça isso por um minuto e continue respirando lenta e profundamente. [Se estiver gravando as instruções, faça uma pausa de um minuto.]

Agora, redirecione a atenção novamente. Desta vez, concentre-se no olfato. Perceba qualquer cheiro que haja no cômodo onde você está, agradável ou não. Se não notar aroma algum, apenas tome consciência do fluxo de ar entrando em suas narinas quando você inspira. Faça o possível para manter o foco no olfato. Se você se distrair com qualquer pensamento, volte a se concentrar no nariz. Faça isso por um minuto e continue respirando lenta e profundamente. [Se estiver gravando as instruções, faça uma pausa de um minuto.]

Quando terminar de perceber o cheiro, volte a se concentrar nos seus pensamentos e julgamentos. Observe se eles emergem na sua mente e, quando surgirem, permita que flutuem para longe por qualquer meio que tenha funcionado para você nos últimos exercícios. Deixe que vão embora sem se apegar. Faça isso por um minuto e continue respirando sem pressa. [Se estiver gravando as instruções, faça uma pausa de um minuto.]

Agora, redirecione a atenção para o sentido do tato. Observe o que você sente ao tocar a superfície em que suas mãos estão apoiadas. Ou, mantendo os olhos fechados, estenda uma delas e encoste em um objeto que esteja ao seu alcance. Se isso não for possível, toque na cadeira em que você está sentado. Perceba como é o objeto. Repare se é liso ou áspero. Flexível ou rígido. Macio ou duro. Observe as sensações da pele na ponta dos seus dedos. Se seus pensamentos começarem a distraí-lo, volte a se concentrar no objeto em que está tocando. Faça isso por um minuto e continue respirando sem pressa. [Se estiver gravando as instruções, faça uma pausa de um minuto.]

Quando terminar de perceber qualquer sensação tátil, volte a atenção mais uma vez para seus pensamentos e julgamentos. Veja se eles surgem na mente e, quando aparecerem, permita que flutuem para longe por qualquer meio que tenha funcionado para você nos últimos exercícios. Deixe que vão embora sem se prender a eles. Faça isso por um minuto e continue respirando sem pressa. [Se estiver gravando as instruções, faça uma pausa de um minuto.]

Agora, abra os olhos devagar. Continue respirando lenta e profundamente. Passe alguns minutos concentrando sua atenção visual no local onde você se encontra. Repare nos objetos que há nele. Observe se o cômodo é claro ou escuro. Perceba as diferentes cores nesse espaço. Examine a parte do quarto ou da sala onde você está. Olhe ao redor, girando a cabeça de um lado para o outro. Pegue todas as informações visuais que puder. Se seus pensamentos começarem a distraí-lo, volte a se concentrar no espaço para onde está olhando. Faça isso por um minuto e continue a respirar de forma lenta e prolongada. [Se estiver gravando as instruções, faça uma pausa de um minuto.]

Quando terminar de perceber quaisquer sensações visuais, volte a atenção novamente para seus pensamentos e julgamentos. Mas, desta vez, mantenha os olhos abertos. Escolha alguns objetos na sala para se concentrar. No entanto, na mente, continue a observar os pensamentos e julgamentos que surgirem. Quando eles vierem à tona, permita que flutuem para longe. Deixe que vão embora sem se prender a eles. Se precisar fechar os olhos para fazer isso, tudo bem. Mas abra-os quando os pensamentos tiverem ido embora e volte a atenção para o cômodo onde está. Continue monitorando e se desapegando dos pensamentos. Faça isso por um minuto e continue respirando sem pressa. [Se estiver gravando as instruções, faça uma pausa de um minuto.]

Quando terminar, se ainda tiver tempo, continue a alternar o foco entre seus pensamentos e julgamentos e suas percepções visuais. Então, quando o alarme tocar, faça de três a cinco respirações lentas e prolongadas e volte a atenção para o local onde você está.

. . .

AUTOCOMPAIXÃO

"Ter compaixão" significa reconhecer que alguém está sofrendo e precisa de ajuda. De forma parecida, quando "demonstramos compaixão" por outra pessoa, a tratamos com gentileza e não a julgamos por sua situação ou seus sentimentos – independentemente de quem é a culpa. No entanto, para muitos de nós, seres humanos, é mais fácil ajudar e perdoar os outros – até desconhecidos – do que ser gentis com nós mesmos. Por que é tão mais difícil ter compaixão de si próprio?

- Talvez você ache que outras pessoas merecem mais ajuda e respeito do que você

- Talvez você pense que fez tantas coisas erradas que ninguém será capaz de perdoá-lo e que você não merece ser tratado com compaixão

- Talvez você tenha medo de reconhecer seu sofrimento porque teme que ele possa dominá-lo

- Talvez você ache que se perdoar equivale a tolerar seu comportamento e se esquivar das consequências

- Talvez você nunca tenha sido tratado com compaixão antes, então pensa que tem algo de errado consigo

Na realidade, nenhuma dessas frases é verdadeira. Imagine se um dos seus amigos ou parentes mais amados viesse até você e dissesse: "Eu não mereço compaixão porque [preencha com um dos itens acima]." É provável que você discorde e tente convencê-lo do contrário. De forma parecida, agora é hora de começar a praticar a autocompaixão e reconhecer que você merece gentileza e ajuda assim como todo mundo. (Se já acreditar nisso, pule para a meditação de au-

141

tocompaixão a seguir para fortalecer sua crença. Caso contrário, continue lendo.)

Independentemente das crenças que o estejam prendendo, ser bondoso consigo mesmo é uma das habilidades mais importantes que você pode aprender neste livro. Ela é necessária para que você realize qualquer mudança duradoura na sua vida. Todo tipo de trabalho de autoajuda, seja procurar a ajuda de um terapeuta ou praticar os exercícios deste livro, começa com a autocompaixão. Ela é a crença de que você *merece* gentileza, perdão e auxílio, assim como todo mundo!

A verdade é que todos cometemos erros. Infelizmente, alguns nos ferem ou provocam feridas nos outros. Entretanto, continuar se punindo pelos seus equívocos não ajuda em nada e só piora a situação. Em muitos sentidos, a autocompaixão exige o uso da aceitação radical. Lembre-se de que é a habilidade de abrir mão de julgamentos e de reconhecer o que está ocorrendo na sua vida por conta de uma longa série de acontecimentos. A autocompaixão requer a mesma coisa. É hora de reconhecer que você é a pessoa que é, com um longo histórico de eventos imutáveis, *e* continua merecendo paz, segurança, saúde e felicidade. A partir deste exato momento, você pode aceitar radicalmente quem é, com todos os seus erros do passado, *e* começar a tomar decisões mais sadias e baseadas em valores de vida, porque você merece felicidade e perdão, assim como todo mundo!

Há mais um motivo importante pelo qual você merece compaixão: você passou por grandes dores na vida. Sofreu perdas. Provavelmente vivenciou a rejeição ou o abandono. Enfrentou dores físicas e doenças. E há grandes chances de ter se decepcionado quando algo que você queria que acontecesse não aconteceu. Você também deve ter passado por mágoas e perdas parecidas na infância, e as lembranças daquelas experiências podem ainda lançar sombras sobre a sua vida. Além disso, é provável que você tenha sofrido com sentimentos de vergonha, tristeza e medo – e essas mesmas emoções dolorosas continuem a surgir ainda hoje. Você merece compaixão porque teve que enfrentar muitas dores e dificuldades. Você não se compadeceria de outro ser humano que tivesse sofrido assim, mesmo que fosse um desconhecido? Portanto, por que não estender essa compaixão a si próprio?

Use a meditação descrita a seguir para desenvolver e reforçar seu senso de autocompaixão. Pratique-a com regularidade e, ao longo do dia, procure oportunidades para expressar autoempatia – por exemplo, perdoando as próprias falhas, tomando decisões saudáveis e praticando a gentileza consigo mesmo.

Exercício: Meditação de autocompaixão

Pratique a meditação de autocompaixão para desenvolver e fortalecer sua capacidade de demonstrar gentileza e aceitação para consigo mesmo (McKay e Wood, 2019 [adaptado]). Para começar, use a respiração consciente para relaxar e se concentrar. Leia as instruções antes de começar, para se familiarizar com a experiência. Se você se sentir mais confortável ouvindo as orientações, grave-as com uma voz lenta e uniforme, para poder escutá-las enquanto pratica esta técnica.

Instruções
Encontre um local confortável para se sentar, em um cômodo onde você sabe que não será interrompido. Desligue qualquer aparelho que possa

distraí-lo. Se quiser, feche os olhos para relaxar com mais facilidade.

Para começar, respire de forma lenta e prolongada algumas vezes e relaxe. Apoie uma das mãos na barriga. Agora, devagar, inspire pelo nariz e, em seguida, solte o ar aos poucos pela boca. Sinta sua barriga subindo e descendo com a respiração. Imagine que ela está se enchendo de ar como um balão quando você inspira e, depois, murchando quando você expira. Perceba o ar entrando em suas narinas e, então, sendo exalado por entre seus lábios. Enquanto respira, repare nas suas sensações corporais. Sinta os pulmões se enchendo de ar. Note o peso do seu corpo repousando na cadeira. A cada respiração, perceba como seu corpo fica mais e mais relaxado. [Se estiver gravando as instruções, faça uma pausa de 30 segundos.]

Agora, continue respirando e comece a contar suas respirações toda vez que expirar. Você pode fazer isso em silêncio ou em voz alta. Conte cada expiração até chegar a 4 e então volte ao 1. Para começar, puxe o ar lentamente pelo nariz e, em seguida, solte devagar pela boca. Conte 1. De novo, puxe o ar lentamente pelo nariz e solte devagar pela boca. Conte 2. Repita, puxando o ar lentamente pelo nariz e soltando devagar pela boca. Conte 3. Última vez, puxe o ar pelo nariz e solte pela boca. Conte 4. Comece a contar do 1 novamente. [Se estiver gravando as instruções, faça uma pausa de 30 segundos.]

Agora, traga a consciência para o interior do seu corpo, percebendo o mundo de sensações que há nele neste exato momento. Você vive nesse corpo – permita-se perceber sua respiração, sua força vital. Enquanto mantém essa consciência, repita lentamente as seguintes frases (em silêncio ou em voz alta) cada vez que expirar:

"Que eu tenha paz."

"Que eu tenha segurança."

"Que eu tenha saúde."

"Que eu seja feliz e livre do sofrimento."

Agora, repita as frases duas ou três vezes, permitindo que o significado delas se aprofunde. Deixe-se sentir e aceitar seu próprio senso de compaixão. [Se estiver gravando as instruções, repita as frases duas ou três vezes.]

Por fim, quando tiver terminado, faça mais algumas respirações lentas e prolongadas, descanse tranquilamente e saboreie seu próprio senso de bondade e compaixão.

■ ■ ■

COMUNICAÇÃO CONSCIENTE COM OS OUTROS

Enquanto você continua a praticar habilidades de atenção plena sozinho, também é muito importante começar a incorporar essas técnicas às interações com os outros. Muitas vezes, a comunicação consciente é o segredo para uma relação de sucesso. Se criticarmos alguém o tempo todo, é muito provável que esse relacionamento seja perdido. Nos capítulos sobre habilidades de efetividade interpessoal, você aprenderá como pedir aos outros aquilo de que precisa de forma saudável. Mas, por enquanto, vejamos como ter mais consciência das mensagens que você emite para as pessoas.

Pense nas seguintes afirmações:

- "Você me irrita."

- "Você é tão idiota que me dá vontade de gritar."

- "Às vezes, você me chateia tanto que quero terminar tudo."

- "Eu sei que você fez aquilo comigo de propósito só para me magoar."

O que todas essas frases têm em comum? É verdade que elas expressam uma emoção, como raiva, estresse e tristeza. Contudo, o mais importante é que são julgamentos em relação à outra pessoa. Cada afirmação culpa o outro pelos sentimentos de quem está falando. Agora, imagine como você se sentiria se alguém lhe dissesse essas coisas. O que você faria? Talvez retrucasse com alguma frase igualmente raivosa, o que levaria a uma tremenda briga. Como resultado, nada seria solucionado. Ou talvez você se fechasse emocionalmente, parasse de ouvir ou se afastasse. De novo, nada seria solucionado. Frases críticas como essas freiam qualquer tipo de comunicação eficaz. Então, o que fazer em vez de falar coisas assim?

Uma das soluções é transformar afirmações com "você" em afirmações conscientes com "eu".

- Afirmações conscientes com "eu" são baseadas na sua própria consciência de como você se sente

- Afirmações conscientes com "eu" descrevem seus sentimentos de maneira mais precisa

- Afirmações conscientes com "eu" permitem que o outro saiba quais são suas emoções sem que se sinta julgado

- Afirmações conscientes com "eu" suscitam mais empatia e compreensão na outra pessoa, o que permite que ela atenda às suas necessidades

Analisemos os quatro exemplos anteriores para que eles deixem de ser afirmações com "você" e se transformem em afirmações conscientes com "eu".

Em vez de falar "Você me irrita", diga: "Neste exato momento, estou muito irritado." Não parece que você está julgando e culpando menos o outro? Se alguém lhe dissesse a frase alternativa ("Estou muito irritado"), você não sentiria mais disposição para discutir a situação? Não ficaria com menos raiva?

Veja a segunda frase. Em vez de dizer "Você é tão idiota que me dá vontade de gritar", fale: "Estou com tanta raiva agora que me dá vontade de gritar." Percebe a diferença que faz transformar uma afirmação com "você" em uma afirmação consciente com "eu"? A outra pessoa não sente que você a está culpando e se abre mais a escutar.

Observemos a terceira frase. Em vez de dizer "Às vezes, você me chateia tanto que quero terminar tudo", fale: "Às vezes, eu me sinto tão chateada e desesperançosa que fico muito deprimida."

E, por fim, a última afirmação. Em vez de falar "Eu sei que você fez aquilo comigo de propósito só para me magoar", diga: "Fiquei muito magoado quando você fez aquilo."

Mais uma vez, afirmações conscientes com "eu" são menos críticas e mais precisas a respeito dos seus sentimentos. É provável que a outra pessoa fique mais propensa a ouvir e, o que é mais importante, você aumenta as chances de suas necessidades serem atendidas.

Exercício: Afirmações conscientes com "eu"

Vejamos mais algumas frases críticas com "você" para transformá-las em afirmações conscientes com "eu". Escreva sua frase alternativa no espaço abaixo da fala crítica.

1. "Você faz com que eu me sinta horrível."
   _____
   _____

2. "Eu sei que você está fazendo isso de propósito só para me enlouquecer."
   _____
   _____

3. "Por que você sempre me deixa com tanta raiva?"
   _____
   _____

4. "Você está me ofendendo."
   _____
   _____

5. "Pare de me provocar, você está me irritando."
   _____
   _____

6. "Se você não ouvir o que estou dizendo, não vou mais falar com você."
   _____
   _____

7. "Você está sendo babaca, pare com isso."
   _____
   _____

8. "Você é tão escroto, é inacreditável."

9. "Por que você sempre faz isso comigo?"

10. "Às vezes eu sinto que você está sendo muito inflexível."

■ ■ ■

E aí, como você se saiu? Foi difícil pensar em afirmações conscientes com "eu"? É provável que algumas das frases mais para o fim da lista tenham exigido uma reflexão extra. Vejamos algumas das respostas possíveis.

A primeira frase era fácil. Quem está falando se sente horrível. Portanto, uma afirmação consciente com "eu" poderia ser "Eu estou me sentindo horrível" ou "Às vezes, eu me sinto horrível quando você (diz isso, faz isso, etc.)".

Na segunda frase, a pessoa se sente louca, ansiosa ou chateada. Então, uma alternativa consciente com "eu" poderia ser "Eu me sinto louca/ansiosa/chateada quando você faz isso".

Na terceira frase, a pessoa está com raiva. Logo, uma resposta poderia ser "Eu estou com raiva neste exato momento".

Na quarta frase, a pessoa se sente ofendida ou tola. Portanto, uma afirmação com "eu" poderia ser "Eu me sinto uma idiota quando você faz isso".

A quinta frase é sobre se sentir ansioso, cansado ou com raiva. Assim, uma alternativa poderia ser "Eu fico ansioso/cansado/com raiva quando você me provoca desse jeito".

Na sexta frase, a pessoa se sente ofendida e ignorada. Mas é provável que ela também esteja chateada por não ter sido levada em consideração. Portanto, uma afirmação consciente com "eu" poderia ser "Eu fico chateada quando você me ignora".

Quem disse a sétima frase pode sentir muitas coisas. Em geral, quando alguém pede que paremos de fazer algo, é porque a ação o está ferindo. Então, talvez a pessoa esteja magoada, e uma afirmação consciente com "eu" poderia ser "Eu me sinto magoado quando você faz isso".

A oitava frase é mais complicada. O emissor da mensagem xinga o interlocutor. Isso costuma indicar que a pessoa que está falando se sentiu ferida. Portanto, uma alternativa com "eu" poderia ser parecida com a última: "Eu me sinto muito magoada quando você faz isso."

A nona frase foi formulada como uma pergunta, mas, na verdade, é uma afirmação sobre os sentimentos da pessoa que fala. De novo, a implicação é que ela se sente magoada, insultada, diminuída ou algo assim. Então, uma afirmação com "eu" alternativa poderia ser: "Eu me sinto muito magoada (ou insultada ou o adjetivo que melhor couber) quando você faz isso comigo."

E, por último, a décima frase é a mais difícil porque quem a disse usou a palavra "sinto". Talvez você tenha caído na armadilha de pensar que ela não precisava ser transformada. Mas, na realidade, ela contém um julgamento oculto em relação ao interlocutor. O que a pessoa queria dizer de verdade era "Eu *acho* que você está sendo muito inflexível". Mas, muitas vezes, usa-se "sinto" em vez de "acho" para esconder as críticas ou fazer os julgamentos parecerem menos duros. Agora que você já sabe disso, não caia nessa armadilha. Neste caso, algo nas ações inflexíveis do outro fez a pessoa que está falando se sentir desconfortável ou encurralada. Talvez o interlocutor nunca leve em conta outros pontos de vista antes de tomar decisões. Portanto, uma frase alternativa poderia ser "Eu me sinto desconfortável quando você não considera meu ponto de vista".

Afirmações conscientes com "eu" são uma forma mais eficaz de expressar seus sentimentos e suas necessidades, mas dependem da sua consciência sobre seus próprios sentimentos. Esperamos que, após praticar os exercícios nos dois últimos capítulos, você tenha se tornado mais capaz de reconhecer suas emoções e possa começar a usar afirmações conscientes com "eu" para dizer aos outros como se sente.

FAZENDO O QUE É EFICAZ

Usar habilidades de comunicação bem-sucedidas, como as afirmações conscientes com "eu", é parte do que a terapia comportamental dialética chama de "fazer o que é eficaz" (Linehan, 2010). Isso significa agir de acordo com o que é apropriado e necessário no presente – para solucionar um problema, lidar com uma situação ou atingir um objetivo –, mesmo que essa ação pareça artificial, desconfortável ou oposta à sua experiência emocional naquele momento. Por exemplo, é provável que você não se sinta confortável em dizer frases como as que elaborou no último exercício, nas quais você desabafa sobre seus sentimentos diretamente com o outro. Mas, às vezes, para obter o que deseja, você precisa modificar suas vontades, em especial se enfrentar emoções extremas. Aqui estão mais alguns exemplos de fazer o que é eficaz:

- Você está no mercado, que infelizmente está cheio. Depois de uma hora selecionando as compras e 15 minutos na fila, você está exausto. Tão cansado e irritado que pensa em largar o carrinho em qualquer canto e sair andando. Só que, se fizer isso, você não terá comida em casa ou terá que começar tudo de novo em outro supermercado. Então, fica na fila e conclui a tarefa.

- Você está na estrada e o carro à sua frente está andando muito devagar na faixa da esquerda. Você fica com tanta raiva que pensa em bater na traseira dele para tirá-lo do caminho. Mas, se fizer isso, pode ficar gravemente ferido, assim como o outro motorista, e provavelmente seria preso. Então, você aguarda pacientemente uma oportunidade de ultrapassar ou espera até conseguir sair da pista.

- Você e seu namorado começam a brigar feio. Os dois estão gritando. Você se sente tão magoada e chateada que pensa em sair de casa e terminar o relacionamento. Mas, no fundo, reconhece que esta é a melhor relação que teve em muito tempo e deseja que as coisas deem certo. Então, em vez de ir embora, você respira fundo e usa afirmações conscientes com "eu" para contar ao seu parceiro como está se sentindo.

- Seu chefe lhe dá uma nova tarefa, mesmo você já estando sobrecarregado. Você se sente insultado, com raiva e explorado. Fica tão bravo que pensa em gritar com ele, falar umas verdades, pedir demissão e ir embora. Mas, se fizer isso, você ficará sem salário por um bom tempo. Então, decide engolir sapo por enquanto, até poder conversar com seu chefe com mais calma, e faz o melhor que pode.

- Sua amiga tem um carro, por isso você pede uma carona até o shopping para fazer compras. Mas ela diz que não pode nesse momento porque está ocupada. Você se aborrece e fica com raiva, porque sempre a ajuda quando ela pede. Tem vontade de gritar e dizer que ela é uma péssima amiga. Mas, se fizer isso, você pode perder essa amizade. Então, em vez de berrar, você liga para outra amiga e pede uma carona.

Como deu para perceber, às vezes, fazer o que é eficaz significa *não* agir de acordo com sua vontade ou *não* seguir sua vontade ou *não* seguir o que está acostumado a fazer. É por isso que a atenção plena é uma parte tão importante nesse processo. Para mudar seu comportamento no momento presente, você precisa ter consciência do que está pensando, sentindo e fazendo agora mesmo, para poder escolher agir de forma eficiente.

Fazer o que é eficaz também depende do não julgamento. Você já sabe que críticas positivas e negativas podem levar a decepção e sofrimento. Mas julgar situações e suas próprias ações também pode impedi-lo de agir da maneira mais proveitosa. Aqui está um exemplo: Judith tinha um professor de matemática que passava deveres de casa que ela considerava difíceis demais. "Isso é ridículo", pensou consigo mesma. "É injusto ele passar essas tarefas. Está errado, ele não deveria poder fazer isso. Não vou fazer o dever." Dito e feito. Judith acabou reprovada naquela matéria. Os julgamentos dela sobre o que era "certo" e "errado" a impediram de fazer o que era eficaz. Claramente, teria sido mais benéfico se ela permanecesse consciente dos próprios pensamentos e sentimentos, evitasse julgar os deveres e apenas fizesse o melhor possível.

Fazer o que é eficaz *significa* agir de acordo com o que é necessário em determinada situação para resolver o problema. Fazer o que é eficaz *não significa* se vender, desistir ou se render.

Trata-se de uma habilidade, assim como a atuação. Às vezes, para obter o que deseja, você precisa se comportar de certo jeito. Tem que agir como se fosse competente, habilidoso ou estivesse satisfeito para alcançar seu objetivo, mesmo que não se sinta assim. E as ações eficazes foram projetadas para isto: ajudar você a atingir seus propósitos. No exemplo anterior, o objetivo de Judith era tirar uma nota satisfatória em matemática. Mas ela permitiu que julgamentos e sentimentos a impedissem de alcançar essa meta.

Lembre-se: para fazer o que é eficaz, você precisa seguir estes passos:

- Ter consciência dos seus pensamentos e sentimentos

- Evitar julgar a situação ou suas próprias ações

- Escolher ações apropriadas e necessárias para atingir seu objetivo

- Fazer o melhor que puder

ATENÇÃO PLENA NA VIDA DIÁRIA

Agora que você quase completou os dois capítulos sobre habilidades de atenção plena, é provável que reconheça os benefícios dela no dia a dia. Devemos ser realistas: ninguém tem atenção plena o tempo todo. Sem dúvida, haverá momentos em que você se esquecerá de aplicá-la. Então, o que fazer?

No livro *Living the Mindful Life: A Handbook for Living in the Present Moment* (Vivendo com atenção plena: um manual para viver no presente, em tradução livre), o psicólogo Charles Tart (1994, p. 13) diz: "Não é preciso um esforço extenuante para se tornar consciente e mais presente. O esforço é muito pequeno. O problema é se lembrar de fazer isso! Esquecemos o tempo todo. Não é difícil, mas simplesmente não nos lembramos de fazê-lo." Então, como se lembrar de ter atenção plena? Ao longo do seu livro, o Dr. Tart usa um sino que bate em momentos aleatórios para que o leitor se lembre de ter consciência de seus pensamentos e sentimentos. Mas, se você não quiser usar um sino, existem outras formas de se lembrar. Em alguns dos exercícios deste capítulo, você talvez tenha usado um anel especial ou uma pulseira como lembrete. Ou talvez tenha recorrido a notas adesivas ou um aplicativo no celular. Se essas ferramentas tiverem sido úteis, continue a usá-las para se lembrar de permanecer consciente.

No entanto, o melhor jeito de ter atenção plena na vida diária é praticando essa habilidade. Quanto mais treinar, mais você se lembrará de se manter consciente. Como parte do último exercício desta seção, planejamos uma rotina simples de atenção plena para ajudá-lo a continuar praticando suas habilidades. É muito importante que você siga usando essas técnicas e treine outros exercícios de atenção plena que considere necessários, mesmo enquanto estiver aprendendo outros aspectos da terapia comportamental dialética. As habilidades de atenção plena são tão importantes para a eficácia geral da terapia que foram classificadas como "essenciais" (Linehan, 2009).

ROTINA DIÁRIA DE ATENÇÃO PLENA

Seu regime diário de atenção plena consistirá em três habilidades que você já aprendeu e uma que aprenderá nas próximas páginas:

1. Respiração consciente

2. Meditação de autocompaixão

3. Meditação da mente sábia

4. Cumprimento de tarefas com atenção plena

A respiração consciente é uma habilidade que você aprendeu no capítulo 4. Lembre-se: para respirar de forma consciente, é necessário se concentrar em três partes da experiência:

1. Conte suas respirações. Isso o ajudará a concentrar sua atenção e a acalmar sua mente quando os pensamentos o distraírem.

2. Concentre-se na experiência física de respirar. Para fazer isso, observe o movimento do seu tórax subindo e descendo conforme você inspira e expira.

3. Esteja consciente de pensamentos dispersos que surgirem enquanto estiver respirando. Então, é necessário deixar que flutuem para longe, sem se apegar, como você praticou no exercício de desfusão cognitiva. Desprender-se dos pensamentos que o distraírem permitirá que você volte a se concentrar na respiração e se acalme ainda mais.

Pratique a respiração consciente de três a cinco minutos por dia, no mínimo. Mas, se quiser, você pode treiná-la pelo máximo de tempo possível. Lembre-se: quanto mais você praticar as habilidades de atenção plena, mais calmo você se sentirá e mais controle terá sobre suas experiências atuais. Consulte o exercício "Respiração consciente" no capítulo 4 se precisar rever as instruções.

Então, no fim da sua prática de respiração consciente, reforce seu senso de gentileza e perdão em relação a si mesmo treinando a meditação de autocompaixão por dois ou três minutos. Para começar, leve sua consciência para o interior do seu corpo e repare na respiração se movendo lá dentro. Em seguida, mantendo essa consciência, repita lentamente as seguintes frases a cada expiração (em silêncio ou em voz alta):

"Que eu tenha paz."

"Que eu tenha segurança."

"Que eu tenha saúde."

"Que eu seja feliz e livre do sofrimento."

Repita as frases duas ou três vezes, permitindo que o significado delas vá se aprofundando.

A meditação da mente sábia é uma das habilidades que você aprendeu neste capítulo. Ela ajudará você a focar no seu centro da mente sábia, que também é chamado às vezes de centro da intuição ou de "sentimentos viscerais". Lembre-se: a mente sábia é apenas um processo de tomada de decisões que muitas pessoas consideram útil. Ele incorpora o uso tanto da mente emocional quanto da racional, ou seja, as decisões da mente sábia exigem que você reflita sobre como se sente e sobre os fatos de uma situação. Essa habilidade também ajuda a fazer escolhas intuitivas que passam a "sensação" de serem corretas. A meditação da mente sábia auxiliará na tomada de decisões baseadas na reação do seu corpo a uma determinada escolha e no seu próprio conhecimento interno (o que você sabe que é "verdade" para você). Aqui, também, pratique a meditação por, no mínimo, três a cinco minutos diários ou por mais tempo, se quiser.

E, por fim, sua rotina diária de atenção plena incluirá cumprir tarefas com atenção plena. Isso pode parecer uma nova habilidade, mas você já treinou todos os passos necessários. Cumprir tarefas com atenção plena significa fazer tudo o que você faz normalmente – como falar, andar, comer e lavar –, mas concentrando seus pensamentos, emoções, sensações físicas e ações no momento presente, sem julgar o que está acontecendo. Na verdade, esse é o exercício em que todas as habilidades que você aprendeu nos últimos dois capítulos finalmente se unem. (Visite www.sextante.com.br/dbt para baixar "Como cumprir tarefas com atenção plena".)

Como cumprir tarefas com atenção plena

Para cumprir tarefas com atenção plena, você precisará:

- Concentrar-se e alternar sua atenção entre seus pensamentos, sentimentos, sensações físicas e ações para ter consciência da sua experiência no momento presente

- Abandonar pensamentos e julgamentos que o distraiam, permitindo que flutuem para longe, sem se apegar a eles, para não se dispersar do que está acontecendo no presente

- Usar a aceitação radical para não julgar

- Usar a mente sábia para tomar decisões saudáveis em relação à vida

- Fazer o que é eficaz para alcançar seus objetivos

Algumas pessoas acham útil usar um dispositivo mnemônico para se lembrarem de realizar as tarefas com atenção plena:

"A atenção plena é como uma CHAMA"

Concentre-se e alterne a atenção para ter consciência do momento presente.
Habilite-se a alcançar seus objetivos.
Abandone pensamentos e julgamentos que o distraiam.
Use a **M**ente sábia para tomar decisões sadias.
Use a **A**ceitação radical para não julgar.

Vejamos alguns exemplos de como cumprir tarefas com atenção plena, usando todas as habilidades que você aprendeu aqui e no último capítulo.

Loretta começou a encarar muitas de suas tarefas com atenção plena. À noite, ela até escovava os dentes de forma consciente. Primeiro, ela se concentrava na sensação tátil da escova em sua mão e como era a superfície do tubo de pasta de dente contra a pele ao apertá-lo. Ela também tinha consciência de suas sensações corporais, de pé diante espelho do banheiro, e no peso do corpo em frente à pia. Então, quando começava a escovar, ela notava o sabor da pasta, a sensação das cerdas nas gengivas e o movimento do braço ao escovar. Quando surgiam pensamentos que a distraíam, como coisas que ela tinha feito mais cedo, Loretta os imaginava flutuando para longe junto com uma folha navegando em um rio. Se emergissem julgamentos a respeito de pessoas que conhecia, ela usava a mesma técnica e os observava indo embora. Então, voltava sua atenção a cada momento para a respiração, sentindo o movimento do tórax subindo e descendo. Loretta fazia um bom trabalho, sendo o mais consciente possível em relação ao simples ato de escovar os dentes. Em alguns momentos, ao longo do dia, ela praticava a atenção plena com outras atividades. Ao lavar a louça, percebia como era sentir a água batendo na pele e no cheiro do detergente. Enquanto cozinhava, tinha bastante consciência do calor do forno, da fome no estômago, do som da água fervendo e dos pensamentos que a distraíam, que costumavam ter a ver com a dúvida se o marido iria gostar ou não da refeição. Loretta tentava ao máximo deixar esses julgamentos irem embora e estar tão presente quanto possível ao cozinhar.

De modo semelhante, Scott se esforçava para praticar a atenção plena ao longo do dia. Enquanto caminhava, ele se concentrava na sensação dos pés tocando a calçada. Às vezes, tinha até consciência de como era o roçar os pés contra as meias. Então, ele voltava a atenção para o sentido da visão. Examinava visualmente o que estava à sua volta enquanto andava e fazia observações para si mesmo: "Agora, estou vendo uma mulher, uma árvore, um prédio." Quando outros pensamentos o distraíam, Scott os imaginava entrando por uma porta e saindo pela outra. Se visse alguém de quem não gostava na rua e surgissem críticas, ele também as abandonava. Do mesmo modo, se emergissem julgamentos positivos sobre pessoas ou coisas que lhe agradavam, ele fazia o possível para não se apegar e deixar que fossem embora. Por exemplo, certa vez, se pegou pensando: "Ah, olha ali o Mike. Ele me emprestou 20 dólares naquela vez em que precisei. Ele é a melhor pessoa do mundo. Queria ser mais parecido com ele." Scott sabia que não era capaz de impedir que esses julgamentos surgissem, mas, em vez de se prender a eles, permitia que desaparecessem. E, se voltassem, ele os abandonava novamente.

O maior desafio para usar a atenção plena é a interação. Conversar ou discutir com alguém e ao mesmo tempo ser totalmente consciente ao presente costuma ser bem difícil. Mas esse também é o momento mais importante para se ter atenção plena, em especial para quem luta contra emoções extremas. Eis um exemplo:

Claire vinha praticando as habilidades de atenção plena havia algumas semanas quando saiu com a amiga Laura para comprar um vestido. Às vezes, Claire se preocupava pensando que Laura não gostava dela de verdade. Assim, quando Laura sugeria algo, Claire concordava, com medo de perder a amizade. Entretanto, Claire não gostava do fato de Laura a pressionar para fazer as coisas.

No caminho até a loja, Claire dirigia e tentava ao máximo se manter consciente do que estava fazendo. Sentia o volante nas mãos. O peso do corpo no banco do carro. O tórax subindo e descendo com a respiração. Ela também estava muito consciente em relação ao que estava vendo, em especial outros carros. Além disso, tinha plena consciência de que Laura estava falando com ela. Naturalmente, julgamentos sobre a amiga surgiram, e Claire fez o possível para deixar que fossem embora. Contudo, era mais fácil abandonar alguns deles que outros.

Quando as duas chegaram ao shopping, Claire também teve oportunidades de usar a aceitação radical. Havia certas lojas de que gostava e outras que não lhe agradavam. Claire tinha certeza de que encontraria o vestido perfeito na loja que adorava porque lá sempre encontrava as melhores roupas. Mas logo reconheceu os julgamentos positivos e abriu mão deles. Foi sorte, porque nenhuma das lojas de que Claire gostava tinha o vestido que ela estava procurando. No passado, ela teria ficado arrasada e chateada. No entanto, por causa da aceitação radical, sua neutralidade e sua postura de não julgamento permitiram que lidasse com a situação de forma mais saudável.

Mais tarde, as duas amigas se viram em uma loja mais cara, procurando vestidos acima do orçamento de Claire. Entretanto, tanto ela quanto Laura encontraram um modelo que adoraram. Imediatamente, Laura pressionou Claire para comprá-lo. "Não se importe com o preço", disse. Claire se olhou no espelho e se apaixonou pelo vestido, mesmo com aquele valor na etiqueta. Estava prestes a comprar a peça quando se lembrou de usar a mente sábia para ajudá-la a tomar a decisão. Sua mente emocional amou o vestido, mas a mente racional a lembrou que ela já tinha uma fatura alta do cartão de crédito e que o vestido era caro demais. Claire passou por sentimentos de nervosismo e infelicidade. No mesmo instante, ela soube que era uma péssima ideia comprar a roupa, então a devolveu à vendedora e saiu da loja.

Claire estava muito orgulhosa de si mesma por ter feito a escolha certa, mas o drama não terminou ali. Laura zombou dela por ser avarenta demais para comprar o vestido. Mais uma vez, julgamentos sobre a amiga invadiram a mente de Claire. Ela tentou ao máximo ignorá-los, mas, como continuou sendo ridicularizada, seu único objetivo era sair do shopping e deixar Laura em casa. Internamente, Claire queria gritar com a amiga, mas sabia que isso acabaria em uma briga enorme. Então ela pensou em fazer o que era eficaz naquele momento. Sabia que precisava apenas chegar em casa do jeito mais rápido e seguro possível sem entrar em uma discussão da qual poderia se arrepender depois.

Claire dirigiu em silêncio no caminho de volta, apenas ouvindo as críticas de Laura. Sentiu-se aliviada quando finalmente deixou a amiga em casa. Mais tarde, com menos raiva, Claire até tomou coragem de ligar para Laura e debater o que tinha acontecido. Ela fez um ótimo trabalho ao usar afirmações conscientes com "eu", como "Eu fiquei magoada quando você me chamou de avarenta". Laura entendeu e se desculpou. Claire ficou orgulhosa de si mesma por lidar com a situação de uma forma nova e mais saudável.

PRESTE ATENÇÃO NAS SUAS ATIVIDADES DE ATENÇÃO PLENA

Obviamente, será necessário muito treino para se tornar tão consciente quanto Claire foi naquela situação. Mas esperamos que você veja os benefícios de usar a atenção plena em todas as suas tarefas diárias.

No começo do capítulo 4, "Habilidades básicas de atenção plena", você aprendeu que havia três motivos principais para desenvolvê-las:

1. Elas o ajudarão a se concentrar em uma coisa de cada vez no momento presente. Ao fazer isso, você pode controlar e acalmar melhor suas emoções extremas.

2. Elas o ajudarão a aprender a identificar e separar pensamentos críticos das suas experiências.

3. Elas o ajudarão a desenvolver a mente sábia.

Infelizmente, não existe um atalho para adquirir a atenção plena de forma instantânea e permanente. Mas, como defendeu o Dr. Charles Tart, aprender a ser consciente não é uma atividade extenuante; basta se lembrar de fazê-lo. Então, seja qual for sua estratégia para se lembrar de ter atenção plena, esperamos que funcione para você. Uma forma é usar o Registro Semanal de Atividades de Atenção Plena nas próximas páginas. Ele o ajudará a se lembrar de seguir sua rotina diária. Para registrar a frequência com que você pratica a respiração consciente, a meditação de autocompaixão, a meditação da mente sábia e o cumprimento de tarefas com atenção plena, faça cópias do registro para cada semana. Também é possível baixá-lo em www.sextante.com.br/dbt.

Nas colunas "Respiração consciente", "Meditação da mente sábia" e "Meditação de autocompaixão", anote quanto tempo passa fazendo cada exercício. Isso vai ajudá-lo a acompanhar sua evolução ao praticar essas técnicas. Na coluna "Cumprimento de tarefas com atenção plena", registre as atividades que realizou usando essa habilidade, além do local e do horário.

Abaixo de "Outros exercícios de atenção plena", anote quaisquer outras técnicas que empregar durante a semana.

Lembre-se de que essas habilidades de atenção plena são "essenciais" na terapia comportamental dialética (Linehan, 2009). Portanto, continue a usá-las mesmo quando passar a praticar as outras habilidades deste livro.

Registro Semanal de Atividades de Atenção Plena

Para a semana de _____

Dia	Respiração consciente	Meditação da mente sábia	Meditação de autocompaixão
Segunda-feira	Hora:	Hora:	Hora:
Terça-feira	Hora:	Hora:	Hora:
Quarta-feira	Hora:	Hora:	Hora:
Quinta-feira	Hora:	Hora:	Hora:
Sexta-feira	Hora:	Hora:	Hora:
Sábado	Hora:	Hora:	Hora:
Domingo	Hora:	Hora:	Hora:

	Cumprimento de tarefas com atenção plena	Outros exercícios de atenção plena	Outros exercícios de atenção plena
	O quê: Onde:		
	O quê: Onde:		
	O quê: Onde:		
	O quê: Onde:		
	O quê: Onde:		
	O quê: Onde:		
	O quê: Onde:		

RESISTÊNCIAS E OBSTÁCULOS PARA A PRÁTICA DA ATENÇÃO PLENA

É normal encontrar certa resistência interna e dificuldades quando se praticam e desenvolvem as habilidades de atenção plena. O que muitas pessoas não sabem é que alguns obstáculos são tão comuns que foram reconhecidos por professores e praticantes de meditação há milhares de anos!

Esta última seção vai ajudá-lo a identificar os cinco entraves mais comuns para a meditação e a prática de atenção plena e sugerir caminhos para você lidar com sabedoria com cada um.

Os cinco entraves

Desejo, *aversão*, *sonolência*, *inquietação* e *dúvida* são os cinco entraves reconhecidos como obstáculos para a prática da meditação (e da atenção plena).

Essas energias aparecem como barreiras quando tiram você do presente ou fazem com que se perca em pensamentos e emoções que interferem na prática de atenção plena, que envolve observar com precisão e sem julgamentos. No entanto, elas não precisam ser obstáculos. Na verdade, podem se tornar suas professoras mais sábias se você se dispuser a reconhecê-las, observá-las e aprender com elas.

- *Desejo* se refere à vontade de que as coisas sejam diferentes – agora mesmo! Pode ser o desejo de ter uma experiência sentimental diferente ("sentir-se melhor" ou "sentir-se feliz e em paz", por exemplo) ou de se tornar alguém ou algo diferente de como você se vê agora (transformar-se na "pessoa perfeita" ou no "meditador perfeito", por exemplo).

- *Aversão* significa ter raiva ou má vontade. Ela inclui outras formas de resistência à experiência do momento presente, como sentimentos de tédio ou medo. Muitas vezes, a atividade de julgar ou de pensar de forma crítica é uma expressão de aversão.

- *Sonolência* quer dizer exatamente o que parece: se sentir com sono, pesado e mole. É importante perceber que as causas dessa sensação podem incluir fadiga física, mas também existe um segundo tipo de sonolência, que é, na verdade, uma resistência a algo que está acontecendo na mente e no corpo e que pode ser assustador ou doloroso. Aprender a distinguir os dois é muito útil.

- *Inquietação* é o contrário da sonolência. Pode ser muito desconfortável. Trata-se de uma enxurrada de pensamentos, sentimentos e sensações que exige movimento e distrai bastante.

- *Dúvida* é a voz interior que diz: "Não dou conta disso. Não sei como fazer. Qual é o sentido disso? Com certeza *não* é para mim." Muitas vezes, a dúvida se expressa em palavras na mente e em sentimentos de medo e resistência ao que está acontecendo.

Trabalhando sabiamente com os entraves

A primeira e mais potente forma de lidar com qualquer um dos entraves é tornar a *experiência* do obstáculo em si um dos focos da sua prática de atenção plena. Reconheça o que está acontecendo sem lutar contra. Com calma, foque sua atenção suavemente no desejo, na aversão, na sonolência, na inquietação ou na dúvida e observe profundamente, permitindo que a energia se revele em todas as suas formas. Com paciência, volte sua atenção de forma suave e curiosa repetidas vezes, tantas quantas for necessário, para a energia de entrave, nomeando-a e aprendendo o que ela tem a ensinar. As lições podem vir de diversas maneiras, como pensamentos, lembranças, sentimentos e sensações corporais. Por exemplo, ao se concentrar na sua inquietação, talvez você rememore situações da infância em que sofreu críticas por sua "preguiça" ou "indolência". Ou, quem sabe, ao focar no sentimento de sonolência, você se lembre da necessidade de reorganizar suas prioridades para poder descansar mais. Lições como essas podem ajudar você a lidar com os entraves de modo mais bem-sucedido no futuro.

Você também pode encontrar benefícios nas seguintes sugestões:

- *Para o desejo, lembre-se de que, independentemente de quantas vezes você conseguiu o que quis, sempre desejará mais.* Deixe que essa sabedoria lhe dê poder para resistir à tentação e aprender com ela. Continue percebendo e nomeando o desejo sem agir de acordo com ele.

- *Para a aversão, reconheça a raiva e a má vontade como algumas das suas melhores professoras.* Decida aprender com elas. Às vezes, também é de grande ajuda se você puder trabalhar para equilibrá-las, desenvolvendo pensamentos de compaixão, bondade e perdão.

- *Para a sonolência, saiba que é uma condição poderosa que exige toda a sua atenção.* Pode ser útil se sentar com a postura ereta ou até se levantar. Jogue água no rosto. Dê uma pausa e faça algo dinâmico, como caminhar com atenção plena.

- *Para a inquietação, além de torná-la o objeto da atenção plena, aguçar a concentração pode ajudar muito.* Foque em algo mais restrito ou menor, por exemplo, concentrando-se na ponta do seu nariz para respirar de forma consciente ou relaxando e contando as respirações de 1 a 10 repetidamente até que a inquietação diminua.

- *Para a dúvida, em especial quando sua mente estiver disparando em todas as direções, concentrar a atenção no presente com resolução e firmeza pode ajudar.* Outros remédios para a dúvida podem ser conversas com professores de atenção plena e pessoas que seguem esse caminho, além de leituras sobre como outros indivíduos lidam com esse sentimento.

Por fim, lembre-se de adotar uma postura de bondade e não julgamento em relação aos entraves que surgirem. Quando você conseguir tratá-los como professores, em vez de obstáculos, eles deixarão de ser barreiras!

CAPÍTULO 6

Explorando mais a fundo a atenção plena

ATENÇÃO PLENA E MEDITAÇÃO

As habilidades de atenção plena que estão no cerne da abordagem da terapia comportamental dialética estão diretamente ligadas a uma tradição muito mais antiga de meditação. Nessa tradição, há um corpo significativo de experiência e sabedoria relacionado ao desenvolvimento e à prática da atenção plena. Essa experiência e essa sabedoria têm muito a oferecer a qualquer pessoa que se interesse pelo assunto, esteja ela buscando melhoras na saúde psicológica ou física, aperfeiçoamento pessoal ou até crescimento espiritual.

Este capítulo convida você a explorar a atenção plena mais a fundo, testando algumas práticas adicionais adaptadas da longa tradição da meditação que, agora, aparecem em muitos contextos clínicos que as utilizam para tratar uma série de condições de saúde.

Marsha Linehan, que desenvolveu a terapia comportamental dialética, observou esse contexto mais amplo do *mindfulness*, comentando que as principais habilidades de atenção plena na DBT são "versões psicológicas e comportamentais de práticas de meditação do treinamento espiritual oriental". Linehan afirma também que, no desenvolvimento da sua terapia, se inspirou "mais fortemente na prática Zen, mas as habilidades são compatíveis com a maioria das práticas contemplativas ocidentais e de meditação orientais" (2010, p. 63).

Nos últimos 25 anos, muitos profissionais da saúde se interessaram pela atenção plena e suas aplicações no tratamento de uma variedade de condições, como estresse, dor crônica, ansiedade, depressão e câncer. Com a introdução da atenção plena em tratamentos de saúde ocidentais, os antigos ensinamentos e a sabedoria de diversas tradições contemplativas e meditativas forneceram conhecimentos muito valiosos.

Embora muitos (como Linehan) tenham se guiado por essas tradições mais antigas, as práticas aplicadas para a saúde e a cura não exigem adesão a qualquer fé ou crença religiosa específica nem carregam requisitos culturais. A atenção plena pode ser praticada por todos os seres humanos. As técnicas que você encontrará neste capítulo também se aplicam a qualquer pessoa interessada.

Primeiro, você aprenderá o papel das características "sinceras" de bondade e compaixão e como, na verdade, elas são posturas intrínsecas a qualquer atividade de atenção plena.

Em seguida, você verá como a atenção plena pode se aprofundar, respiração a respiração, se prestarmos atenção nas dimensões de amplitude e quietude e nos apoiarmos nelas.

Bondade, compaixão, amplitude e *quietude* – este capítulo convida você a se concentrar de forma mais consciente nessas características e descobrir o poder delas para apoiar e aprofundar a prática da atenção plena.

COMO REALÇAR SUAS HABILIDADES DE ATENÇÃO PLENA USANDO A BONDADE E A COMPAIXÃO

Na terapia comportamental dialética, uma habilidade "como fazer" fundamental é o não julgamento. Na redução do estresse baseada na atenção plena (*mindfulness*), uma abordagem desenvolvida por Jon Kabat-Zinn e outros, o *não julgamento* é a primeira de sete atitudes consideradas a base da prática de atenção plena. As outras são *paciência, mente de iniciante, confiança, não esforço, aceitação* e *desapego* (Kabat-Zinn, 2017).

No entanto, você já deve ter percebido que nem sempre é tão fácil *não* julgar. Na verdade, os hábitos de classificar e criticar são profundamente enraizados, por diversos motivos.

Por exemplo, a respeitada professora de meditação Christina Feldman observou que "atenção, consciência, compreensão e compaixão formam o esqueleto básico de todos os sistemas de meditação". Ela diz ainda que "a compaixão é um princípio fundamental da meditação. A meditação não é um caminho narcisista e de interesse próprio. Ela oferece a base para o amor, a integridade, o respeito e a sensibilidade" (Feldman, 1998, p. 2).

Nos últimos anos, psicólogos começaram a analisar mais a fundo emoções e posturas "positivas" e o papel delas na promoção da saúde. A rica tradição de investigação positiva em saúde mental se baseia no trabalho dos psicólogos Gordon Allport e Abraham Maslow na década de 1960 e segue forte até hoje. Em grande parte, ela é motivada pelo interesse em desenvolver uma visão ampliada da capacidade e do potencial humanos. Dentro desse tema, destaca-se o fato de que, desde a Antiguidade, expandir o potencial humano é um dos principais objetivos do treinamento em meditação.

Shauna L. Shapiro e Gary E. R. Schwartz, psicólogos e pesquisadores da saúde, escreveram sobre os aspectos positivos da meditação. Eles destacam que a atenção plena tem a ver com *como* a pessoa se concentra. Além das sete posturas identificadas por Kabat-Zinn, Shapiro e Schwartz sugerem que outras cinco características sejam incorporadas para abordar a dimensão afetiva (ou "do coração") da atenção plena. São elas: *gratidão, gentileza, generosidade, empatia* e *bondade amorosa* (Shapiro e Schwartz, 2000, p. 253-273).

A bondade amorosa (também conhecida pelo termo em inglês "*loving-kindness*") merece uma menção especial. Ela foi popularizada pela professora de meditação Sharon Salzberg (1995; 1997; 2005). À medida que profissionais da saúde aprendem mais sobre a bondade amorosa, essa forma de meditação vem ganhando popularidade em diversos contextos de assistência médica como uma prática que dá suporte à atenção plena e carrega seu próprio potencial de cura.

A bondade amorosa é descrita como uma afabilidade e um acolhimento profundos ou como uma característica que incorpora compaixão e carinho, junto com perdão e amor incondicional. É uma capacidade humana profunda, sempre presente, pelo menos potencialmente. Pode ser identificada quando se observa uma mãe cuidando do filho com carinho.

A bondade amorosa pode ser uma ajuda poderosa na prática da atenção plena. Você só precisa admitir e permitir que a bondade e a compaixão participem de sua forma de prestar atenção conscientemente. Apoiar-se na bondade, com *compaixão e afeto incorporados à sua atenção*, pode proteger você de julgamento e crítica e ajudar na sua habilidade "como fazer" de praticar o verdadeiro não julgamento.

Exercício: Prática de meditação para a bondade amorosa

A seguir, você verá uma breve prática de meditação para cultivar a bondade amorosa por si próprio e pelos outros. Aplique-a sempre que quiser, pelo tempo que desejar. Tente usá-la como uma "introdução" a qualquer uma das suas práticas usuais de atenção plena. Se você se sentir mais confortável ouvindo as instruções, grave-as com uma voz lenta e uniforme, para poder escutá-las enquanto executa este exercício.

Instruções

Fique numa posição confortável. Concentre-se de forma consciente na sua respiração ou no seu corpo, inspirando e expirando algumas vezes. Abra-se e relaxe tanto quanto lhe parecer seguro enquanto você se conecta com seus sentimentos naturais de bondade e compaixão pelos outros. [Se estiver gravando as instruções, faça uma pausa de um minuto.]

Agora volte sua atenção para si mesmo. Pode ser uma noção de todo o seu eu ou de alguma parte que precise de cuidado e atenção, como uma lesão física, o local de uma doença ou um sentimento de dor emocional.

Imagine que está falando de forma gentil e tranquila consigo mesmo, como uma mãe fala com o filho assustado ou machucado. Use uma frase como "Que eu esteja em segurança e protegido", "Que eu seja feliz", "Que eu fique saudável e bem", "Que eu viva com tranquilidade" ou crie uma. A frase deve conter algo que qualquer pessoa desejaria (segurança, tranquilidade, alegria, etc.). Escolha um tema que funcione para você. Pode ser uma única frase. Em seguida, dedique-se por inteiro cada vez que falar consigo mesmo. Permita que a bondade e a compaixão o preencham. [Se estiver gravando as instruções, faça uma pausa de um minuto.]

Treine repetir a frase para si mesmo silenciosamente, como se estivesse cantando uma canção de ninar para um bebê. Faça isso pelo tempo que quiser. No começo, pode ser útil treinar por apenas alguns minutos e, com o tempo, avançar para uma prática mais longa.

Quando tiver vontade, você pode voltar sua atenção para um amigo ou conhecido que está enfrentando problemas. Você também pode se concentrar em grupos de pessoas, como "todos os meus amigos" ou "todos os meus irmãos e irmãs". [Se estiver gravando as instruções, faça uma pausa de um minuto.]

Quando quiser, experimente este exercício com pessoas com quem você tem uma relação difícil. Tente enviar a elas benevolência e seu desejo de que sejam felizes e observe sua reação interior. Ao praticar a bondade amorosa com alguém complicado, você *não* está permitindo que ele abuse de você ou o machuque. Está tentando enxergar que essa pessoa também é um ser humano que busca a felicidade. Isso pode mudar sua relação com a situação e libertar você do ressentimento que talvez esteja acumulando.

Por favor, saiba que, ao praticar a meditação da bondade amorosa, é provável que você vivencie muitos sentimentos diferentes! Alguns deles podem até ser perturbadores, como tristeza, luto ou raiva. Se isso acontecer, você *não* cometeu um erro. É comum que emoções profundas sejam liberadas durante este exercício. Na verdade, essa libertação é, por si só, um tipo de cura. Apenas preste atenção em todos os seus sentimentos, honrando cada um deles, e continue sua prática.

■ ■ ■

A AMPLITUDE E QUIETUDE APROFUNDAM A ATENÇÃO PLENA

Na terapia comportamental dialética, a habilidade fundamental de atenção plena inclui a capacidade "o que fazer" de observação e a técnica "como fazer" de não julgamento. No entanto, muitas vezes velhos hábitos de atenção podem dificultar a observação completa ou o verdadeiro não julgamento. Quando parecer especialmente complicado ter atenção plena, observar de perto ou não julgar, pode ser que você não esteja relaxando o suficiente ou descansando em sua completude. Em vez disso, é provável que esteja se identificando demais com uma ou outra parte ativa e atual de si mesmo.

Professores de meditação costumam usar a metáfora do oceano para ilustrar a comparação entre a completude e a identificação com uma parte menor de si mesmo (seus pensamentos e julgamentos ou seus sentimentos de raiva e medo, por exemplo). Nessa metáfora, é ressaltado que as ondas e o oceano não são coisas separadas. Embora sejam variadas, intensas e dramáticas, as ondas ainda assim são feitas de água e fazem parte do oceano, mesmo nos locais mais profundos. Diz-se que a completude (às vezes chamada de *mente grande*, por exemplo) é como o oceano, enquanto as partes (sentimentos, pensamentos e histórias na sua mente) são como as ondas, erguendo-se e quebrando o tempo todo, aparecendo e desaparecendo, enquanto a essência delas, o oceano, está sempre presente.

A tendência de nos *identificarmos* com a onda e perdermos o sentimento de conexão com o oceano é muito forte. Praticar a atenção plena e aprender a reconhecer a mente racional e a mente emocional quando elas emergem pode nos libertar da identificação rígida com partes menores de nós mesmos, como você já aprendeu até aqui.

E, ao direcionar o foco de forma ocasional e proposital para experiências muitas vezes despercebidas e desvalorizadas, é possível flexibilizar sua atenção e se tornar mais consciente e capaz de quebrar a identificação costumeira com velhos hábitos de raciocínio e emoção.

Escolher *espaço* e *quietude* (ou *silêncio*) como objetos da sua atenção plena pode ser uma prática muito potente para adquirir flexibilidade e liberdade em relação ao hábito de se identificar com as "ondas" da sua mente (pensamentos ou sentimentos profundos e intensos).

Exercício: Prática de meditação para a atenção plena do espaço interno e externo

As duas práticas de meditação a seguir oferecem um meio de cultivar a consciência do espaço (interno e externo), da quietude e do silêncio.

Experimente estes exercícios com um senso de curiosidade e brincadeira. Você não precisa fazer nada especial acontecer nem se tornar alguém ou algo além de quem já é!

Na verdade, é de grande ajuda levar em conta a possibilidade de que *você já tenha vastas quantidades de amplitude e quietude disponíveis (como as vastas profundidades do oceano) e só precise permitir que o espaço e o silêncio adentrem novamente sua consciência*. Permita que a amplitude e a quietude dentro de você "retornem", por assim dizer. Você não precisa ter trabalho algum, apenas dedique uma atenção bondosa ao que já existe. Se você se sentir mais confortável ouvindo as instruções nestas duas meditações, grave-as com uma voz lenta e uniforme, para que possa ouvi-las durante a prática destas técnicas.

Instruções

Sente-se numa posição confortável. Concentre conscientemente sua atenção na respiração durante algumas inspirações e expirações. [Se estiver gravando as instruções, pause aqui por um minuto.]

Quando se sentir firme e concentrado, amplie o foco para incluir todos os sons, deixando que eles cheguem até você sem acrescentar ou subtrair nada. Concentre-se na experiência direta do som, sem se prender ao nome ou à história de qualquer ruído. [Se estiver gravando as instruções, pause aqui por um minuto.]

Pratique a atenção plena nas sensações e nos sons da respiração mais algumas vezes. [Se estiver gravando as instruções, pause aqui por um minuto.]

Agora, preste atenção nos intervalos entre as respirações, entre puxar e soltar o ar, entre o fim da expiração e o início da inspiração seguinte. Deixe sua atenção repousar ali, nesses espaços. Volte para esse espaço sempre que sua concentração se dispersar. [Se estiver gravando as instruções, pause aqui por um minuto.]

Quando perceber certos sons chamando sua atenção, observe-os primeiro e, em seguida, repare no espaço entre eles. Perceba como um barulho é mais alto, outro mais suave, um mais próximo, outro mais distante, e como todos têm espaços entre si e ao redor deles. Observe como todos existem dentro de um recipiente maior de espaço. Permita que sua atenção repouse no espaço que contém todos os sons, permitindo que eles surjam e desapareçam. [Se estiver gravando as instruções, pause aqui por um minuto.]

Quando quiser, abra os olhos. Observe o que está ao seu redor. O que você vê? Objetos, é claro, mas consegue enxergar o espaço entre eles? Olhe com mais atenção. Repare no vazio e na forma dele entre objetos próximos e distantes. Você consegue enxergar o vasto espaço que contém todos os objetos que está vendo? Relaxe e observe profundamente. [Se estiver gravando as instruções, pause aqui por um minuto.]

Sempre que tiver vontade, pratique a percepção do espaço, seja como uma técnica formal de meditação (como sugerido, com sensações respiratórias, sons e objetos visíveis) ou de maneira mais informal, apenas prestando atenção em diferentes situações ao longo do dia.

Você pode até experimentar a percepção do espaço que contém seus pensamentos e sentimentos. Será que consegue relaxar, observar e permitir que os pensamentos e as emoções surjam, mudem e saiam do espaço do momento presente?

Exercício: Prática de meditação para se voltar à quietude e ao silêncio

Instruções

Sente-se numa posição confortável. Estabeleça e solidifique sua atenção no momento presente, concentrando-se conscientemente na sua respiração. [Se estiver gravando as instruções, pause aqui por um minuto.]

Quando perceber que sua atenção se desviou para pensamentos ou sons, não lute contra esse movimento nem o siga. Apenas permita que as sensações da respiração voltem à sua consciência, com paciência e gentileza. [Se estiver gravando as instruções, pause aqui por um minuto.]

Ao praticar a atenção plena na respiração, pode ser que surja um senso de quietude interna. No início, ele talvez apareça somente em breves flashes, mas não desanime. Apenas deixe que ele venha. Continue observando quaisquer sentimentos de calmaria. Relaxe dentro deles e permita que venham até você. Inicialmente, talvez você note a quietude no seu corpo como uma sensação de calma e tranquilidade. Depois, será mais fácil vivenciá-la na mente, quando seus pensamentos se acalmarem. [Se estiver gravando as instruções, pause aqui por um minuto.]

Às vezes, a quietude aparece mais claramente como silêncio. Quando perceber o silêncio entre sons ou pensamentos, por exemplo, deixe sua atenção repousar ali. Quando ela se dispersar, permita que volte para esse espaço. [Se estiver gravando as instruções, pause aqui por um minuto.]

Ouça atentamente todos os sons que vão e vêm. Não se concentre em nenhum deles. Em vez disso, foque no silêncio e no espaço entre os sons. À medida que sua atenção se estabiliza, observe como os barulhos surgem do silêncio e voltam a ele. Deixe sua atenção descansar no silêncio enquanto aguarda o próximo som. [Se estiver gravando as instruções, pause aqui por dois ou três minutos antes de finalizar o exercício.]

■ ■ ■

CONCLUSÃO

Ao praticar a atenção plena, você se une a uma vasta tradição ancestral, cultivada por inúmeros seres humanos durante milhares de anos. Muitos professores ressaltaram que a prática da atenção plena inclui as posturas de bondade e compaixão na forma como nos concentramos. À medida que for ganhando mais consciência, um senso crescente de completude, que contém a amplitude e a quietude, se tornará mais acentuado. Ele pode ajudar a transformar sua experiência de viver. Este capítulo convida você a recorrer a ensinamentos valiosos da tradição da meditação com atenção plena – concentrando-se na bondade, na compaixão, na amplitude e na quietude – para descobrir mais sobre seus próprios recursos incríveis e poderosos de cura e enriquecimento da vida.

CAPÍTULO 7

Habilidades básicas de regulação emocional

SUAS EMOÇÕES: O QUE SÃO?

Em termos simples, emoções são sinais dentro do seu corpo que lhe dizem o que está acontecendo. Quando algo prazeroso ocorre, você se sente bem; quando alguma coisa lhe causa mal-estar, você se sente mal. Em muitos sentidos, as emoções são como um serviço de notícias instantâneo que fornece atualizações constantes sobre o que você está fazendo e vivenciando.

Suas reações iniciais são chamadas de *emoções primárias*. São sentimentos fortes que surgem rapidamente e não exigem que você pense sobre o que está ocorrendo. Por exemplo, se você ganhar um concurso, talvez fique surpreso no mesmo instante. Quando alguém de quem gostamos morre, a tristeza bate instantaneamente. Quando você é ofendido, a raiva aparece na mesma hora.

Mas, além de emoções primárias, também é possível vivenciar *emoções secundárias*. Estas são reações emocionais às emoções primárias. Em outras palavras, emoções secundárias são sentimentos relacionados a sentimentos (Marra, 2005). Aqui está um exemplo simples. Erik gritou com a irmã porque ela fez uma coisa que o deixou nervoso. A raiva chegou com muita rapidez. Mas, pouco depois, ele se sentiu culpado por ficar tão bravo com a irmã. A raiva foi a emoção primária de Erik, enquanto a culpa foi a secundária.

No entanto, também é possível vivenciar várias emoções secundárias em resposta a uma única emoção primária. Eis um exemplo mais complexo. Shauna ficou ansiosa quando pediram que ela fizesse uma apresentação no trabalho. Conforme o dia se aproximava, ela ficava cada vez mais deprimida e ansiosa. Além disso, Shauna começou a se sentir inútil por não conseguir fazer uma simples apresentação. Então, no dia seguinte à apresentação, ela se sentiu culpada por ter transformado aquilo em uma questão tão grande. Percebeu como as emoções de uma pessoa se complicaram muito rapidamente? A ansiedade era a emoção primária de Shauna, enquanto a depressão, a sensação de inutilidade e a culpa foram emoções secundárias em reação à ansiedade.

É possível que uma reação emocional primária provoque uma reação em cadeia infinita de emoções secundárias negativas, causando muito mais sofrimento. Por isso, é importante tentar identificar qual é a emoção primária original. Assim, você aprenderá a lidar com aquele sentimento antes que a avalanche de emoções secundárias o atinja. É aí que as habilidades de regulação emocional podem ser úteis. Elas são parte importante da terapia comportamental dialética porque ajudarão você a lidar com sentimentos ruins, tanto primários quanto secundários, de formas mais saudáveis (Dodge, 1989; Linehan, 2009).

Essas habilidades são especialmente úteis porque, sem elas, as pessoas muitas vezes escolhem lidar com as emoções primárias e secundárias de formas que apenas causariam ainda mais sofrimento. Shauna poderia ter decidido usar álcool ou drogas para enfrentar a ansiedade, se cortar ou se mutilar para lidar com a depressão e comer compulsivamente para encarar a culpa. Todas essas estratégias de enfrentamento prejudiciais costumam ser comuns em pessoas com emoções extremas. Por isso, é importante aprender as habilidades de regulação emocional, com o intuito de enfrentar as emoções primárias e secundárias de formas mais saudáveis e de evitar o sofrimento prolongado que muitas vezes as acompanha.

Habilidades de regulação emocional também são essenciais para lidar com outro problema: a *ambivalência*. A ambivalência ocorre quando temos mais de uma reação emocional ao mesmo acontecimento e cada sentimento nos puxa em uma direção diferente ou nos incentiva a fazer algo diferente. Por exemplo, Tina cresceu sem a presença do pai. Um dia, quando ela tinha 25 anos, o pai entrou em contato e disse que queria vê-la. Tina ficou animada com a oportunidade de criar um relacionamento com o pai, mas também sentiu raiva por ele ter abandonado a família. Ela se sentia dividida, e suas emoções a puxavam em direções diferentes sobre o que fazer.

Se você enfrenta emoções extremas há muito tempo, é natural que se sinta inseguro e cético quanto a controlar as próprias reações emocionais. Por outro lado, embora seja difícil controlar as emoções primárias, lembre-se de que você é capaz de dominar as secundárias e escolher como lidar com seus sentimentos. E mais tarde, quando colocar em prática todas as habilidades que está aprendendo neste livro, em especial as de atenção plena, você talvez até adquira algum controle sobre suas reações emocionais primárias também.

COMO AS EMOÇÕES FUNCIONAM?

As emoções são impulsos elétricos e químicos no corpo que nos alertam sobre o que está acontecendo. Muitas vezes, esses sinais começam com a visão, o tato, a audição, o olfato e o paladar. Então, eles viajam até o cérebro, onde são processados em uma área chamada *sistema límbico*, especializada em observar e processar emoções para que você possa reagir aos acontecimentos que as causam. O sistema límbico também é conectado ao restante do cérebro e ao corpo para poder avisá-lo sobre o que fazer em resposta a uma situação emocional.

As emoções são essenciais por diversos motivos, em especial para a nossa sobrevivência. Aqui está um exemplo. Louise estava andando na rua, quando, de repente, um cachorro enorme e raivoso começou a latir violentamente e a correr na direção dela. Naquele instante, um sinal emocional foi enviado dos olhos e ouvidos ao cérebro de Louise. Em seguida, o sistema límbico processou a informação sem que ela precisasse pensar no que fazer. Esse tipo de reação é chamado de *luta, fuga ou congelamento* e determinou se Louise ficaria ali para lutar contra o cachorro, se fugiria ou se ficaria imóvel, na esperança de que o cão não a visse. Sabiamente, ela decidiu correr para longe e escapou do animal sem ferimentos. As emoções a ajudaram a sobreviver e a evitar uma possível dor.

Agora, suponhamos que, duas semanas depois, Louise estivesse mais uma vez caminhando pela cidade quando chegou à esquina daquela rua. Em poucos instantes, ela começou a sentir medo. Isso é chamado de *reflexo condicionado*. O sistema límbico de Louise estava tentando protegê-la, ajudando-a a se lembrar do cachorro perigoso que latiu para ela naquela rua. De modo sensato, ela decidiu seguir por outro caminho, na tentativa de evitar o cão. Neste exemplo, as emoções de Louise a ajudaram a fugir do perigo e da dor e, depois, a evitar possíveis danos.

Aqui está mais um exemplo de como as emoções funcionam. Sheila estava caminhando pela cidade, quando, de repente, viu Courtney, uma antiga amiga. Ficou feliz imediatamente. Quando viu Sheila, Courtney sorriu na mesma hora. Sheila percebeu o sorriso e pensou: "Ela também deve estar feliz em me ver." Por isso, sorriu de volta. As duas mulheres logo se reconectaram e planejaram fazer algo juntas. O encontro as deixou felizes por terem se cruzado acidentalmente após tantos anos.

Nesse exemplo, o sorriso foi um ato de comunicação que ajudou cada uma a reconhecer como a outra estava se sentindo. Se Courtney tivesse fechado a cara e olhado para o outro lado, Sheila teria reconhecido a expressão de descontentamento e provavelmente evitaria o contato. Toda pessoa, seja qual for sua cultura, é capaz de demonstrar sentimentos e de reconhecer expressões nos outros. Um sorriso é um sorriso, onde quer que você esteja.

Esses foram apenas dois exemplos muito simples, mas você já pode perceber como as emoções têm muitos propósitos. São sinais que o ajudam a:

- Sobreviver (luta, fuga ou congelamento)
- Lembrar-se de pessoas e situações
- Lidar com acontecimentos do dia a dia
- Comunicar-se com os outros
- Evitar a dor
- Buscar o prazer

O QUE SÃO HABILIDADES DE REGULAÇÃO EMOCIONAL?

As habilidades de regulação emocional o ajudarão a lidar com suas reações a emoções primárias e secundárias de forma mais eficaz. (Lembre-se: você nem sempre é capaz de controlar o que sente, mas pode dominar sua reação aos sentimentos.) Essas habilidades são algumas das técnicas mais importantes da terapia comportamental dialética, então você talvez não se surpreenda ao ver que já praticou algumas nos capítulos sobre tolerância ao mal-estar e atenção plena. Os quatro grupos de habilidades da DBT (tolerância ao mal-estar, atenção plena, regulação emocional e efetividade interpessoal) se sobrepõem e reforçam uns aos outros, uma vez que isso ajuda você a aprender as práticas com mais facilidade e a se lembrar delas com mais rapidez.

Na terapia comportamental dialética, nove habilidades de regulação emocional o ajudarão a adquirir controle sobre seus sentimentos e comportamentos associados a eles (Linehan, 2010). São as seguintes:

1. Reconhecimento das emoções
2. Superação dos obstáculos às emoções saudáveis
3. Redução da vulnerabilidade física
4. Redução da vulnerabilidade cognitiva
5. Aumento das emoções positivas
6. Consciência das emoções sem julgamento
7. Exposição emocional
8. Ação oposta aos impulsos emocionais
9. Resolução de problemas

Este capítulo abordará as cinco primeiras e o próximo falará das quatro últimas. Assim como nos capítulos anteriores, os exercícios se basearão uns nos outros, então faça tudo na ordem.

RECONHECENDO SUAS EMOÇÕES

Aprender a reconhecer as emoções e seus efeitos é o primeiro passo para controlar respostas emocionais intensas. Muitas vezes, as pessoas passam a vida sem prestar atenção no que sentem. Consequentemente, não entendem muito das diversas coisas importantes que acontecem dentro de si mesmas. Isso também ocorre com indivíduos que enfrentam emoções extremas, mas de uma forma diferente. É muito comum que quem tem esse problema reconheça o tsunami de emoções negativas que as arrasta (como tristeza, raiva, culpa, vergonha, etc.). No entanto, quando avistam a onda gigantesca, já é tarde demais para agir.

Para controlar as reações emocionais extremas, é preciso, em primeiro lugar, desacelerar o processo emocional para que seja possível examiná-lo. Somente após essa análise é possível tomar decisões mais saudáveis. Este exercício ajudará você a começar esse processo ao examinar uma situação emocional que ocorreu no passado. Seja o mais sincero possível. O objetivo é descobrir quais emoções (primárias e secundárias) você estava sentindo e, em seguida, entender como elas afetaram suas ações e seus sentimentos posteriores.

Vejamos um exemplo. Ling enfrentava emoções extremas que costumavam sair de controle. Certa noite, ela chegou em casa do trabalho e, mais uma vez, encontrou o marido embriagado no sofá. Ele se recusava a fazer psicoterapia e não se reconhecia como alcoólatra, por isso não aceitava ir a uma reunião dos Alcoólicos Anônimos. Ling sentiu raiva na mesma hora e começou a gritar com o marido, chamando-o de "bêbado inútil". Mas ele permaneceu deitado, sem discutir e sem se mover. Ela teve vontade de bater nele, mas não o fez. Após alguns minutos, Ling começou a se sentir desesperançosa e envergonhada. Havia tentado de tudo para ajudar o marido, mas nada parecia funcionar. Ela sentia que não conseguia continuar naquele casamento, mas também não acreditava em divórcio. Ling foi ao banheiro e se trancou lá. Pensou em se matar para dar fim à dor que estava sentindo. Em vez disso, porém, pegou um barbeador e começou a se cortar na perna, o suficiente para sangrar. Naquela noite, ela estava tão chateada que se esqueceu de programar o despertador, então perdeu as primeiras horas de trabalho e foi repreendida pelo chefe.

A história de Ling é muito comum. Vamos usá-la para seguir os seis passos que ajudarão você a reconhecer suas emoções (Linehan, 2010).

1. *O que aconteceu?* Esta é a oportunidade que você tem de descrever a situação que desencadeou as emoções. No exemplo, Ling chega em casa e, mais uma vez, encontra o marido bêbado. Ele se recusa a buscar ajuda ou a falar sobre o problema.

2. *Por que você acha que a situação ocorreu?* Esta é uma oportunidade de identificar as possíveis causas da situação. Este é um passo muito importante, porque o significado que você der ao acontecimento muitas vezes determina sua reação emocional. Por exemplo, se achar que alguém o magoou de propósito, você terá uma reação muito diferente da que teria se pensasse que a pessoa o feriu sem querer. Aqui, Ling acredita que o marido é um alcoólatra que a detesta e se arrepende de ter se casado com ela, por isso desistiu da vida para magoá-la.

3. *Como a situação faz você se sentir, tanto emocional quanto fisicamente?* Se puder, tente identificar tanto as reações primárias quanto as secundárias. Aprender a reconhecer os sentimentos exige prática, mas vale o esforço. Se precisar de ajuda para encontrar palavras para descrevê-los, veja a lista de emoções comuns no capítulo 4. Além disso, tente identificar o

que você sentiu fisicamente. Emoções e sensações físicas, em especial a tensão muscular, estão intimamente ligadas. No exemplo, a emoção primária de Ling é a raiva (após ver o marido embriagado). Em seguida, vêm as emoções secundárias de desesperança e vergonha. Todos os músculos do rosto e dos braços ficam tensos, e ela sente náuseas.

4. *O que você quis fazer com relação a como se sentia?* Esta pergunta é muito importante, porque identifica seus *impulsos*. Muitas vezes, quando são esmagadas pelas emoções, as pessoas têm o ímpeto de dizer ou fazer algo drástico, doloroso ou extremamente perigoso. No entanto, nem sempre querem fazer essas coisas; às vezes, esses desejos são apenas pensamentos e impulsos. Quando você começar a observar o que *quer* fazer e comparar essas vontades com o que fizer *de fato*, os resultados podem trazer esperança.

No exemplo, Ling teve o ímpeto de tomar duas atitudes potencialmente perigosas e fatais: bater no marido e se matar para acabar com a dor. Felizmente, não fez nenhum dos dois, o que, mais tarde, deu a ela esperança de poder controlar também outros impulsos.

5. *O que você fez e disse?* É aqui que você identifica o que realmente fez baseado em suas emoções. No exemplo, Ling se tranca no banheiro e começa a se mutilar. Ela também grita com o marido, chamando-o de "bêbado inútil".

6. *Como suas emoções e ações afetaram você?* Aqui é o momento de identificar as consequências duradouras do que sentiu e fez. No exemplo de Ling, ela perde a hora porque se esqueceu de programar o despertador e leva uma bronca do chefe, colocando seu emprego em risco.

Exercício: Reconhecendo suas emoções

Na página a seguir está um exemplo do Formulário de Reconhecimento de Emoções preenchido com a experiência de Ling. Na página seguinte, há um formulário em branco para você preencher com alguma situação estressante da sua vida. Antes de fazer anotações nele, tire cópias para poder usá-lo de novo no futuro. Ou escreva os títulos de cada coluna em uma folha de papel em branco para criar seu próprio formulário. Se preferir, visite www.sextante.com.br/dbt para baixá-lo.

Por enquanto, use-o para examinar um incidente emocional do passado recente. Escolha uma situação da qual se lembre com clareza. Tente ao máximo identificar suas emoções primárias e secundárias. E não se esqueça de ser absolutamente sincero. Ninguém mais precisa ver o que você escrever.

Durante as próximas duas semanas, descreva no formulário uma situação estressante que ocorrer com você. Lembre-se de que você precisa treinar a análise de situações passadas para, depois, aprender a identificar suas emoções e as consequências delas *enquanto estiverem acontecendo*.

Exemplo: Formulário de Reconhecimento de Emoções

Perguntas	Suas respostas
Quando a situação ocorreu?	Ontem à noite.
O que aconteceu? (Descreva o acontecimento.)	Cheguei em casa e encontrei meu marido bêbado e deitado no sofá outra vez. Ele continua se recusando a fazer terapia ou a frequentar o AA. Gritei com ele e o chamei de "bêbado inútil". Mas ele só se sentou e não disse nada. Então eu fui para o banheiro e me cortei.
Por que você acha que a situação ocorreu? (Identifique as causas.)	Meu marido é um alcoólatra que me odeia e se arrepende de ter se casado comigo. Também acho que ele desistiu da própria vida e só faz esse tipo de coisa de propósito, para me machucar.
Como a situação fez você se sentir, tanto emocional quanto fisicamente? (Tente identificar as emoções *primárias* e *secundárias*.)	Emoções primárias: Raiva. Emoções secundárias: Desesperança e vergonha. Sensações físicas: Rosto e braços tensos; náuseas.
O que você quis fazer com relação a como se sentia? (Quais foram seus impulsos?)	Quis bater no meu marido e tive vontade de me matar para acabar com a dor.
O que você fez e disse? (Em quais ações ou comportamentos você se envolveu por causa do que estava sentindo?)	Me tranquei no banheiro e comecei a me cortar. Depois fui para a cama sozinha porque estava com muita raiva. Gritei com o meu marido e o chamei de "bêbado inútil".
Como suas emoções e ações afetaram você? (Quais foram as consequências, de curto e longo prazo, das suas ações?)	Estava com tanta raiva quando fui me deitar que me esqueci de programar o despertador. Então acordei atrasada para o trabalho. Quando cheguei lá, meu chefe brigou comigo de novo. Ele disse que, se eu me atrasar mais uma vez, vai ter que me demitir.

Formulário de Reconhecimento de Emoções

Perguntas	Suas respostas
Quando a situação ocorreu?	
O que aconteceu? (Descreva o acontecimento.)	
Por que você acha que a situação ocorreu? (Identifique as causas.)	
Como a situação fez você se sentir, tanto emocional quanto fisicamente? (Tente identificar as emoções *primárias* e *secundárias*.)	Emoções primárias: Emoções secundárias: Sensações físicas:
O que você quis fazer com relação a como se sentia? (Quais foram seus impulsos?)	
O que você fez e disse? (Em quais ações ou comportamentos você se envolveu por causa do que estava sentindo?)	
Como suas emoções e ações afetaram você? (Quais foram as consequências, de curto e longo prazo, das suas ações?)	

Exercício: Registro emocional

Para reconhecer as emoções, muitas vezes é útil dizê-las em voz alta. À primeira vista, esse método pode parecer bobo, mas o ato de verbalizar nossos sentimentos realça as emoções e nos ajuda a prestar mais atenção no que estamos vivenciando. Descrever as emoções em voz alta, em especial as extremas, também pode auxiliar no esvaziamento de sentimentos negativos. Então, quanto mais você verbalizar sobre uma emoção, menos impulso você terá de fazer algo a respeito dela. Não precisa gritar; apenas nomear a emoção baixinho para si próprio pode ser o suficiente. Descubra o que funciona melhor no seu caso. Fale consigo: "Neste exato momento, estou me sentindo..." E lembre-se de prestar atenção também nas emoções prazerosas e alegres. Quanto mais você conseguir reconhecê-las e dizê-las em voz alta, mais poderá aproveitá-las.

Depois, para reforçar a experiência, registre o que sentir no formulário de Registro Emocional, apresentado nas próximas páginas. Use a planilha de exemplo como guia. Registrar os sentimentos ao longo da semana ajudará você a reconhecer, classificar e descrever suas emoções. (Visite www.sextante.com.br/dbt para baixar o "Registro emocional".)

Exemplo: Registro Emocional

Quando aconteceu e onde você estava?	Como você se sentiu? ("Neste momento, estou me sentindo...")	Você falou em voz alta como estava se sentindo?	O que você fez depois de reconhecer como estava se sentindo?
Quinta-feira à noite, em casa	Estou me sentindo com raiva.	Sim	Fui até a cozinha e tomei uma taça de vinho.
Quinta-feira à noite, em casa	Estou me sentindo triste.	Não	Tentei dormir, mas fiquei pensando em como estava triste.
Sexta-feira de manhã, no ônibus	Estou me sentindo agitado.	Sim	Tentei me acalmar me distraindo e lendo o jornal.
Sexta-feira de manhã, no trabalho	Estou me sentindo irritado.	Sim	Fui lá fora e fumei um cigarro.
Sexta-feira à tarde, no trabalho	Estou me sentindo enciumado.	Não	Continuei ignorando meu amigo que está namorando uma mulher de quem gosto.
Sexta-feira à noite, em casa	Estou me sentindo solitário.	Sim	Resolvi ir ao cinema sozinho e me divertir.
Sábado à tarde, no parque	Estou me sentindo feliz.	Sim	Fiquei no parque com meus amigos.
Sábado à noite, na casa do Ben	Estou me sentindo animado.	Sim	Não falei muito com ninguém porque não queria estragar meus sentimentos.

Registro Emocional

Quando aconteceu e onde você estava?	Como você se sentiu? ("Neste momento, estou me sentindo...")

	Você falou em voz alta como estava se sentindo?	O que você fez depois de reconhecer como estava se sentindo?

SUPERANDO OS OBSTÁCULOS ÀS EMOÇÕES SAUDÁVEIS

Agora que você consegue reconhecer suas emoções de forma mais completa, esperamos que também perceba quanto elas podem influenciar seus comportamentos e pensamentos. Observe atentamente o diagrama a seguir:

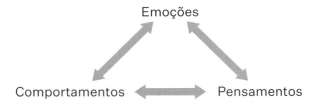

Esse diagrama ilustra como as emoções podem *influenciar* os pensamentos e os comportamentos e como podem ser *afetadas* por eles. Por exemplo, Jim perdeu seu relógio preferido (comportamento). Ele ficou triste (emoção), então pensou consigo mesmo: "Sou tão distraído, sou um idiota" (pensamento). Só que esse pensamento fez Jim se sentir ainda mais deprimido (emoção), por isso ele foi para casa e bebeu demais (comportamento). Depois, ficou com vergonha (emoção).

Percebeu como o que sentimos pode ser tanto o resultado quanto a causa de como pensamos e nos comportamos?

Ficar preso a comportamentos autodestrutivos ou pensamentos autocríticos pode se tornar um círculo vicioso para as emoções. Por outro lado, ter comportamentos saudáveis e pensamentos de autoafirmação pode levar a experiências emocionais mais satisfatórias. Por exemplo, após perder o relógio (comportamento) e ficar triste (emoção), Jim talvez pudesse ter usado um pensamento de enfrentamento, como "Erros acontecem; ninguém é perfeito". Então, ele poderia se perdoar (pensamento) e seguir a vida em paz (emoção). Ou ainda: depois de ficar triste pela perda do relógio, Jim poderia ter feito uma longa caminhada (comportamento), o que o deixaria renovado (emoção). Há muitos pensamentos de enfrentamento e comportamentos que ele poderia ter usado para evitar um ciclo de emoções negativas.

EMOÇÕES E COMPORTAMENTOS

Suas emoções e seus comportamentos são fortemente conectados, e não surpreende que sentimentos mais fortes levem a comportamentos mais reativos. Assim, muitas pessoas que enfrentam emoções extremas também sofrem com comportamentos fora de controle. Às vezes, esses indivíduos tomam atitudes autodestrutivas quando com raiva, depressão ou ansiedade. Por exemplo, se cortam ou se mutilam, manipulam os outros (o que, muitas vezes, gera brigas e relacionamentos abusivos), comem compulsivamente, comem muito pouco, ingerem bebidas alcoólicas de modo excessivo ou usam drogas. É claro que esse tipo de conduta prejudica todos os envolvidos. No entanto, quem tem esses comportamentos costuma praticá-los repetidamente. Então, fica a pergunta: por que as pessoas fazem essas coisas? A resposta está nas emoções.

Vamos começar pelo básico: muitos comportamentos se repetem porque são recompensados. Um funcionário vai todos os dias para o trabalho pela recompensa do salário. Um estudante vai todos os dias para a faculdade pela recompensa do diploma. As pessoas praticam esportes pela recompensa do bem-estar físico. Um músico toca um instrumento pela recompensa de criar melodias. E um jardineiro planta flores pela recompensa de vê-las desabrochar. Todas essas recompensas *reforçam* os comportamentos e aumentam as chances de que eles sejam repetidos no futuro. Se você não receber um salário, provavelmente não vai mais trabalhar. Se seus professores afirmarem que não há como você se formar, é provável que você largue a faculdade. E se apenas ervas daninhas crescerem toda vez que tentar plantar um jardim, você provavelmente não se dedicará mais a isso.

Da mesma forma, as emoções podem servir como recompensas que reforçam o comportamento. Aqui está um exemplo simples de como sentimentos prazerosos podem estimular uma conduta. Phil ajudou o amigo, Stefan, a se mudar para um novo apartamento (comportamento). Stefan ficou muito agradecido, o que fez Phil se sentir feliz por ajudá-lo (emoção). Então, quando Stefan pediu outro favor, Phil o ajudou (outro comportamento), porque aquilo lhe daria uma sensação boa novamente (outra emoção).

No entanto, as emoções também podem reforçar comportamentos autodestrutivos. Veja este exemplo. Teresa, que enfrentava emoções extremas, disse certa vez: "Se eu me sentir mal, quero que meu marido fique mal também." Logicamente, isso não faz sentido, mas pensamentos, emoções e comportamentos nem sempre são lógicos. Na infância, ninguém ensinou Teresa a lidar com sentimentos perturbadores. Quando tinha dores emocionais ou físicas, ela sofria sozinha, sem qualquer ajuda. Ninguém prestava atenção nos seus sentimentos.

Então, na fase adulta, Teresa percebeu que conseguiria atenção para si mesma e para a dor que estava sentindo se magoasse os outros também. Por exemplo, quando se sentia mal no trabalho, ela ia para casa e começava uma briga irrelevante (comportamento) com o marido, que ficava chateado também. Então, ele enfim reconhecia como a esposa estava se sentindo e conversava com ela sobre o assunto (o que era a recompensa emocional dela). Teresa talvez não tivesse consciência de que estava magoando o marido, mas isso não importava. Em algum momento da vida, seus pensamentos se tornaram automáticos: "Estou me sentindo mal, então tenho que fazer outras pessoas se sentirem mal também, assim ficarei melhor." E, uma vez que o comportamento dela era sempre recompensado com uma experiência emocional positiva (embora ilógica) – validação do marido –, essa conduta era reforçada e repetida no futuro.

O básico

Emoção ou pensamento
↓
Comportamento
↓
Comportamento recompensado
↓
Comportamento repetido

A experiência de Teresa

"Estou triste."
↓
Ela começa uma briga com o marido.
↓
O marido reconhece como ela está se sentindo.
↓
Mais brigas no futuro.

No entanto, a maneira como Teresa enfrentava seus sentimentos negativos só a deixava melhor por um curto período. Com o passar do tempo, o casamento sofreu à custa de sua validação emocional. Teresa e o marido brigavam com frequência por causa do comportamento dela, e essas discussões sempre faziam com que ela se sentisse ainda pior.

É importante compreender as recompensas emocionais que reforçam comportamentos autodestrutivos. Pessoas que enfrentam emoções extremas muitas vezes se envolvem em duas condutas desse tipo: cortar-se/mutilar-se e manipular os outros. As duas oferecem recompensas fugazes que aumentam as chances de se repetirem, mas também são seguidas por danos duradouros. (Mais adiante, ainda neste capítulo, na seção "Reduzindo sua vulnerabilidade física a emoções extremas", você também aprenderá sobre comportamentos autodestrutivos de alimentação e abuso de substâncias.)

Cortar-se/Mutilar-se

Muitas pessoas que se cortam, queimam ou marcam dizem que essas ações as fazem se sentir bem ou aliviam parte da dor. Em certa medida, têm razão. Cortar-se e mutilar-se pode liberar no corpo analgésicos naturais chamados *endorfinas*, que ajudam a cicatrizar a ferida. Esses analgésicos podem fazer a pessoa se sentir melhor física e emocionalmente por um curto período. No entanto, por mais que as recompensas sejam temporárias, essas sensações físicas e emocionais reforçam a automutilação no futuro. Mas lembre-se de que esses comportamentos podem ser perigosos e até fatais. E, embora o alívio da dor seja passageiro, as cicatrizes, as lembranças e a culpa que muitas vezes acompanham essas ações permanecem.

Se você se corta ou se mutila, identifique esses comportamentos no espaço abaixo. Em seguida, escreva quais são as possíveis recompensas temporárias. E, por fim, anote os perigos e os custos a longo prazo desses comportamentos.

Os comportamentos de automutilação em que me envolvo são _____
_____
_____

As recompensas temporárias dos meus comportamentos são _____
_____
_____

Os perigos e custos a longo prazo dos meus comportamentos são _____
_____
_____

Manipular os outros

No exemplo anterior, você viu por que Teresa brigava com o marido quando estava triste. Embora prejudicassem o casamento, essas ações a faziam se sentir melhor por um curto período. O comportamento dela era recompensado com validação emocional, por isso continuava se repetindo. Mas as discussões frequentes com o marido foram deixando Teresa se sentindo ainda pior ao longo do tempo.

Nesse sentido, outras formas de manipulação podem ter recompensas emocionais momentâneas que levam à repetição. Ao forçar alguém a fazer algo que você quer, você talvez sinta satisfação ou controle. Ambos podem ser fortes recompensas emocionais, ainda mais se levarmos em conta que muitas pessoas com emoções extremas sentem que a própria vida está fora de controle. Mas, novamente, essas gratificações são temporárias.

Aqui estão alguns exemplos. Sempre que ficava entediada, Brandy gostava de "mexer com as pessoas" só para sentir prazer. Muitas vezes, ela mentia para os amigos e contava fofocas falsas que dizia ter ouvido a respeito deles. Então, quando eles ficavam chateados, Brandy fingia que os consolava. Isso a fazia se sentir poderosa, até que os amigos descobriam a verdade e paravam de falar com ela. De maneira parecida, Jason era muito controlador com a namorada, Patricia. Quando os dois saíam para jantar, ele fazia o pedido por ela, mesmo que Patricia quisesse um prato diferente. Jason também não deixava a namorada sair com os amigos, ligava o tempo todo para saber onde ela estava e dizia que, se ela um dia o deixasse, ele se mataria. Patricia gostava muito de Jason e não queria magoá-lo, mas o comportamento manipulador dele a desgastou. Assim, apesar das ameaças suicidas, ela terminou com ele.

Lembre-se de que ninguém gosta de ser manipulado. Em algum momento, a pessoa manipulada se cansa e passa a resistir. Então, o relacionamento se torna conflituoso e pouco recompensador, muitas vezes terminando mal. Em geral, esse é o pior desfecho possível para pessoas que enfrentam emoções extremas, porque elas odeiam a ideia de serem abandonadas. Na verdade, o comportamento manipulador geralmente é uma tentativa de lidar com o medo do abandono e de forçar os outros a ficarem com elas. No entanto, quando os relacionamentos fracassam, o temor do abandono se torna realidade, desencadeando ainda mais comportamentos autodestrutivos.

Se você manipula as pessoas, identifique suas ações no espaço abaixo. Em seguida, escreva quais são as recompensas temporárias. E, por fim, anote quais são os perigos e custos a longo prazo desses comportamentos.

Os comportamentos manipuladores em que me envolvo são _____
_____
_____

As recompensas temporárias dos meus comportamentos são _____
_____
_____

Os perigos e custos a longo prazo dos meus comportamentos são _____
_____
_____

REDUZINDO SUA VULNERABILIDADE FÍSICA A EMOÇÕES EXTREMAS

Além de reconhecer como seus pensamentos e comportamentos podem influenciar suas emoções, é importante perceber como outros problemas de saúde interferem nos seus sentimentos. Veja alguns exemplos:

Alimentação

O corpo precisa dos nutrientes que vêm dos alimentos para funcionar corretamente, assim como um carro necessita de gasolina para andar. Por isso, sua alimentação tem um efeito direto sobre como você se sente, tanto emocional quanto fisicamente.

Certos alimentos podem afetar seu humor, assim como a quantidade que você ingere. Por exemplo, comida gordurosa, como sorvetes e doces, pode satisfazê-lo e saciá-lo por um tempo. No entanto, se exagerar no consumo, talvez você comece a se sentir pesado e sem energia. Com o tempo, se ingerir grandes quantidades de comida com altos níveis de gordura ou açúcar, você também ganhará peso. Muitas vezes, isso acaba deixando as pessoas tristes ou insatisfeitas consigo mesmas, além de acarretar questões de saúde como diabetes e problemas cardíacos. Já os alimentos com alto teor de açúcar, como balas e refrigerantes, podem fornecer energia imediata; contudo, quando o efeito passar, você pode acabar se sentindo muito cansado ou até deprimido.

Se, por um lado, ingerir certos alimentos em excesso pode fazê-lo se sentir mal, por outro, comer muito pouco também pode trazer prejuízos à saúde. A ingestão insuficiente de nutrientes pode causar tontura ou fraqueza, já que você não está obtendo a energia necessária para continuar funcionando.

É recomendável que você coma uma quantidade moderada de uma grande variedade de alimentos saudáveis todo dia, incluindo frutas, legumes, verduras, grãos e proteínas. Se tiver curiosidade sobre o que está comendo ou precisar de ajuda para elaborar uma dieta saudável, entre em contato com um profissional da saúde ou visite um site confiável sobre nutrição para encontrar recomendações e diretrizes para uma dieta sadia e equilibrada.

No espaço abaixo, registre qualquer pensamento que tiver sobre como seus hábitos alimentares afetam suas sensações físicas e emocionais e, em seguida, escreva no mínimo duas formas de melhorar sua alimentação.

Meus hábitos alimentares afetam como eu me sinto porque _____
_____
_____

Eu posso melhorar meus hábitos alimentares ao

1. _____
_____

2. _____
_____

Comer em excesso ou muito pouco

Alguns indivíduos com emoções extremas usam a alimentação de maneira autodestrutiva, seja comendo com exagero ou se privando de comida. Às vezes, as pessoas comem em excesso porque isso as faz se sentirem calmas ou até emocionalmente anestesiadas por um curto período. E, mais uma vez, esses sentimentos levam à repetição desse comportamento no futuro. Tentar controlar a ingestão excessiva com atividades de purgação, como vomitar, é igualmente perigoso. A purgação frequente pode levar à *bulimia*, um transtorno alimentar muito nocivo que pode ter efeitos devastadores no corpo.

No outro extremo, privar-se de comida também pode levar o indivíduo a se sentir bem por um curto período. Essa privação pode servir como uma forma de autocontrole. Muitas vezes, pessoas com emoções extremas sentem que não conseguem controlar a própria vida, e comer muito pouco lhes dá uma sensação de empoderamento, que, por sua vez, melhora o humor. No entanto, o desejo por controle pode ser perigoso, porque, em excesso, pode levar à *anorexia*, um transtorno alimentar muito prejudicial e potencialmente letal caracterizado pela perda radical de peso.

Se você costuma ingerir alimentos em excesso ou se privar de comer, identifique esses comportamentos no espaço abaixo. Em seguida, escreva quais são as possíveis recompensas temporárias. E, por fim, anote quais são os perigos e custos a longo prazo dessas condutas.

Os comportamentos de alta ingestão de alimentos ou privação de comida em que me envolvo são
_____
_____
_____

As recompensas temporárias dos meus comportamentos são _____
_____
_____

Os perigos e custos a longo prazo dos meus comportamentos são _____
_____
_____

Drogas e álcool

Assim como os alimentos, qualquer outra coisa que você leve para dentro do seu corpo afetará como se sente. Muitas vezes, o álcool e as drogas fazem com que as pessoas se sintam felizes, anestesiadas, animadas ou apenas diferentes por algum tempo. Naturalmente, esses efeitos podem levar ao uso recorrente dessas substâncias, em especial depois que os efeitos passam. No entanto, o abuso de álcool, drogas recreativas e medicamentos controlados pode provocar problemas de saúde, vícios, questões jurídicas, dificuldades financeiras e dificuldades de relacionamento.

Por exemplo, o álcool é um depressor que provoca sensações de cansaço, moleza e tristeza. Muitas pessoas não acreditam nisso e defendem que as bebidas alcoólicas as deixam mais alegres e sociáveis. Entretanto, a verdade é que o álcool as faz se sentirem mais desinibidas, o que as leva a ficarem mais abertas a fazer ou dizer coisas que quando sóbrias não fariam ou diriam. Com quantidade suficiente de álcool no corpo, porém, todos começam a ficar tristes e cansados.

O uso de drogas recreativas e certos remédios controlados pode ter efeitos parecidos. A cocaína e as metanfetaminas, por exemplo, podem levar o indivíduo a se sentir "bem" ou "energizado" no início. Mas, depois que o efeito passa, ele começa a ficar deprimido, ansioso ou paranoico. Isso também ocorre com outras drogas recreativas, como a maconha, os "sais de banho" e a heroína. Certos medicamentos controlados também podem trazer emoções depressivas ou ansiosas, então consulte o profissional que os receitou se você sentir qualquer efeito colateral perturbador.

Embora sejam lícitas e muito proeminentes na sociedade, a nicotina do tabaco e a cafeína também são consideradas drogas. A nicotina é um estimulante que ativa os músculos, apesar de algumas pessoas dizerem que fumar as deixa mais relaxadas. Nesses casos, o que elas estão sentindo é, na verdade, um alívio temporário no corpo, que ansiava por mais nicotina. A nicotina é uma substância altamente viciante que faz as pessoas quererem fumar cada vez mais cigarros ou usar vaporizadores, e esse desejo as deixa muito irritadas até ser realizado.

A cafeína é um estimulante encontrado no café, em chás, refrigerantes, bebidas energéticas e alguns analgésicos. Se ingerir essa substância em excesso, você começará a ficar ansioso, trêmulo e irritado. Também é possível se viciar em cafeína. Depois de viciado, se não obtiver quantidade suficiente dessa substância, você pode sentir irritação e desenvolver dores de cabeça e outros sintomas físicos.

Com o uso regular de álcool, drogas recreativas e medicamentos controlados, você talvez tenha o ímpeto de consumir mais dessas substâncias apenas para obter o efeito oferecido por elas ou se sentir "normal". Isso se chama *tolerância*. Se perceber que está vivenciando isso com qualquer substância, inclusive com remédios, converse com um médico. Você também deve recorrer a um profissional da saúde se quiser interromper o uso excessivo de bebidas alcoólicas e drogas. A abstinência de álcool e outras substâncias pode ser perigosa.

No espaço abaixo, identifique quais são as recompensas temporárias do seu comportamento e os possíveis perigos e custos a longo prazo. Então, registre qualquer pensamento que tiver sobre como o uso de álcool e drogas afeta como você se sente e escreva no mínimo duas formas de melhorar seus hábitos para se sentir melhor.

Os comportamentos de uso de álcool e drogas em que me envolvo são _____
_____
_____

As recompensas temporárias dos meus comportamentos são _____
_____
_____

Os perigos e custos a longo prazo dos meus comportamentos são _____
_____
_____

O uso de álcool e drogas afeta como eu me sinto porque _____
_____
_____

Eu posso melhorar meus hábitos de uso de álcool e drogas ao

1. _____
_____

2. _____
_____

Exercício físico

O corpo humano foi projetado para ação e movimento. Por isso, é importante que todos pratiquem algum nível regular de atividade física para mantê-lo saudável e funcionando. Sem os exercícios, seu corpo não queima a energia em excesso que armazena dos alimentos que você ingere. Consequentemente, você pode se sentir mole, ganhar peso e até ficar um pouco deprimido. É recomendável praticar cerca de 30 minutos de exercícios moderados ou intensos na maior parte dos dias da semana. Isso pode incluir caminhar, correr, nadar, andar de bicicleta, fazer musculação ou qualquer outra atividade que faça seu corpo trabalhar mais que de costume. A atividade física regular é essencial para manter a saúde.

Mesmo que você tenha limitações de movimento ou nunca tenha se exercitado, sempre existe algo que pode fazer dentro dos seus limites de segurança. Não deixe de se consultar com um médico ou educador físico antes de realizar qualquer atividade desgastante, como levantar peso. E converse com um profissional da saúde se sentir qualquer dor anormal ao se exercitar.

No espaço abaixo, registre qualquer pensamento que tiver sobre como seus hábitos de atividade física (ou a falta dela) afetam seus sentimentos. Em seguida, escreva pelo menos duas formas de melhorar esses hábitos para se sentir melhor.

Meus hábitos de atividade física afetam como eu me sinto porque _____
_____
_____
_____

Eu posso melhorar meus hábitos de atividade física ao

1. _____

_____

2. _____

_____

Sono

Dormir o suficiente é uma das coisas mais importantes para manter uma boa saúde. O adulto médio precisa de sete ou oito horas de sono por noite. Crianças e idosos precisam de um pouco mais. Se você não estiver dormindo o bastante, é provável que sinta moleza e cansaço o dia inteiro e tenha dificuldade de pensar com clareza. Não é surpresa que a privação de sono seja causa frequente de acidentes e baixa capacidade de tomar decisões.

Não há quantidade de cafeína que compense o sono que você perdeu na noite anterior. Na verdade, a cafeína, o álcool e outras drogas podem interferir na sua capacidade de dormir à noite. Seu corpo necessita de um nível adequado de descanso porque usa esse tempo para se reparar. Se você não dorme, o corpo não consegue se recuperar de forma adequada.

Acordar diversas vezes ao longo da noite, roncar muito ou despertar com falta de ar podem ser sinais de distúrbios do sono. Se você tiver algum desses sintomas, converse com um médico.

Faça o possível para desenvolver hábitos de sono adequados para obter o descanso de que precisa. O Guia da Higiene do Sono na página 186 pode ajudá-lo a desenvolver uma rotina noturna saudável. Então, no espaço abaixo, registre qualquer pensamento que tiver sobre como seus hábitos ao dormir podem afetar como você se sente. Em seguida, escreva pelo menos duas formas de melhorar esses hábitos para se sentir melhor.

Meu sono (ou minha privação de sono) afeta como eu me sinto porque _____

_____

_____

Eu posso melhorar minha rotina de sono ao

1. _____

_____

2. _____

_____

Doenças e dores físicas

É óbvio que, se você estiver enfrentando uma doença ou dor física, isso afetará suas emoções. Os sentimentos físicos e emocionais estão diretamente conectados, e, às vezes, é difícil ou impossível se sentir saudável emocionalmente quando se está passando por problemas físicos de saúde. Portanto, é essencial que você busque ajuda médica em relação a qualquer doença ou dor. Além disso, é crucial seguir as instruções do profissional que estiver tratando da sua patologia e respeitar o plano medicamentoso que ele receitar.

Para prevenir doenças e dores físicas, caso você não as tenha, use as diretrizes desta seção para ter uma vida mais saudável com base em alimentação equilibrada, praticar atividades físicas, evitar álcool e drogas não receitadas e dormir o necessário.

No espaço abaixo, registre qualquer pensamento a respeito de como sua doença ou dor física afeta seus sentimentos e, em seguida, escreva pelo menos duas formas de tratá-la para se sentir melhor.

Minha doença ou dor física afeta como eu me sinto porque _____
_____
_____
_____

Eu posso tratar minha doença ou dor física ao

1. _____
_____

2. _____
_____

Guia da Higiene do Sono

Uma rotina de sono adequada é essencial para qualquer estilo de vida saudável. Use as sugestões a seguir se tiver dificuldade para adormecer ou permanecer dormindo. (Visite www.sextante.com.br/dbt para baixar este guia.)

- Evite cafeína por, no mínimo, seis horas antes de se deitar.

- Evite álcool, nicotina e drogas recreativas antes de se deitar e durante toda a noite.

- Evite luzes fortes, inclusive de telas de televisão, celular e computador, antes de se deitar, uma vez que são estimulantes para o cérebro e podem manter você acordado.

- Não pratique atividades físicas nem faça refeições pesadas logo antes de ir dormir.

- Evite tirar cochilos durante o dia, pois isso deixará você menos cansado à noite.

- Torne seu quarto o mais confortável possível. Mantenha a temperatura em um nível fresco e agradável, deixe o quarto o mais escuro que puder (se necessário, use um tapa-olhos) e minimize o máximo de barulho que conseguir (use tampões de ouvido se precisar).

- Use o quarto apenas para dormir e fazer sexo. Não trabalhe, leia ou assista à televisão no cômodo. Assim, seu corpo associará a cama ao sono, e não à atividade.

- Se você tiver dificuldade para adormecer ou se acordar no meio da noite e não conseguir pegar no sono de novo, saia da cama e faça algo calmante até sentir cansaço suficiente para voltar a dormir. Não permaneça deitado pensando em outras coisas, uma vez que isso só o deixará mais aborrecido e tornará mais difícil adormecer novamente.

- Deite-se toda noite e levante-se toda manhã no mesmo horário. Crie um padrão regular para dormir e acordar que seja previsível para seu corpo.

- Use algum método de relaxamento antes de ir dormir para acalmar o corpo e a mente: tome um banho de banheira, medite, reze, escreva seus pensamentos, pratique habilidades de relaxamento, etc.

- Se seus problemas de sono persistirem, se não conseguir se manter acordado ao longo do dia ou se estiver se sentindo deprimido, procure ajuda médica.

Tensão física e estresse

Se você tiver tensões físicas com regularidade, é provável que se sinta emocionalmente estressado, ansioso, exaurido ou irritado. A tensão muscular, assim como uma doença, afeta as emoções de maneira direta. De modo semelhante, se você sentir ansiedade, suas emoções podem muitas vezes desencadear tensões musculares, em especial no pescoço e nos ombros, além de problemas estomacais e de pele.

Na vida moderna, muitas situações podem provocar tensão e estresse físico: longas jornadas de trabalho, emprego desagradável, deslocamento do trabalho para casa e vice-versa, programação familiar intensa, más notícias, política, etc.

Por isso, é muito importante encontrar formas de lidar com a tensão e o estresse, de modo que não gerem mais doenças.

Nos capítulos sobre atenção plena e tolerância ao mal-estar há diversas habilidades de enfrentamento. A prática de respiração consciente é muito eficaz para ajudar você a relaxar, assim como muitas das técnicas para se acalmar. Se necessário, volte a esses capítulos para praticar técnicas que funcionem para você.

No espaço abaixo, registre qualquer pensamento que tiver sobre como a tensão física e o estresse afetam suas emoções. Em seguida, escreva ao menos duas formas de lidar com o estresse e a tensão para se sentir melhor.

Minha tensão física e meu estresse afetam como eu me sinto porque _____

_____

_____

Eu posso tratar minha tensão física e meu estresse ao

1. _____

_____

2. _____

_____

Exercício: Reconhecendo seus comportamentos autodestrutivos

Agora que você aprendeu sobre diferentes comportamentos autodestrutivos e vulnerabilidades físicas, tire cópias do Formulário de Reconhecimento de Comportamentos Autodestrutivos a seguir para observar suas próprias ações prejudiciais ao longo das próximas duas semanas. (Se preferir, você pode baixá-lo em www.sextante.com.br/dbt.) Ele é muito parecido com o Formulário de Reconhecimento de Emoções, mais para o início deste capítulo. No entanto, neste exercício, pedimos que primeiro você observe seus comportamentos autodestrutivos e identifique quais foram as recompensas emocionais deles e por que elas foram apenas temporárias. Use o exemplo a seguir para se guiar.

Exemplo: Formulário de Reconhecimento de Comportamentos Autodestrutivos

Perguntas	Suas respostas
Quando a situação ocorreu?	Esta noite.
O que aconteceu? (Descreva o acontecimento.)	Eu e minha namorada começamos a brigar. Pedi que ela viesse até a minha casa, mas ela disse que estava muito ocupada. Falei que não sabia o que faria comigo mesmo se ela não viesse, então ela veio.
Por que você acha que a situação ocorreu? (Identifique as causas.)	Às vezes ela é egoísta. Mas sei que ela chega cansada do trabalho. Ela também está estudando. Estávamos de mau humor.
Como a situação fez você se sentir, tanto emocional quanto fisicamente? (Tente identificar as emoções *primárias* e *secundárias*.)	Emoções primárias: Raiva. Emoções secundárias: Desesperança, irritação, medo do abandono. Sensações físicas: Meu rosto ficou vermelho; cerrei os punhos.
O que você quis fazer com relação ao que estava sentindo? (Quais foram seus impulsos?)	Eu quis gritar com ela e dizer como ela é egoísta. Também pensei em machucar meu braço, como fiz antes.
O que você fez e disse? (Quais comportamentos autodestrutivos foram desencadeados pelas suas emoções?)	Falei que se me amasse de verdade ela precisava vir, senão eu não sabia o que poderia fazer. Então desliguei o telefone sem esperar a resposta. Fui até a cozinha e tomei 2 litros de sorvete enquanto a esperava chegar. Não dormi a noite toda.
Qual foi a recompensa emocional pelo seu comportamento autodestrutivo? (Identifique como a recompensa emocional foi temporária.)	Ao manipulá-la, consegui que ela viesse, o que me deu uma sensação boa. Mas, quando ela chegou, começamos a brigar. O sorvete também fez com que eu me sentisse bem por um tempo, mas ando ganhando muito peso ultimamente, o que me deixa culpado. Passar mais uma noite em claro só fez com que eu me sentisse ainda pior de manhã.

Formulário de Reconhecimento de Comportamentos Autodestrutivos

Perguntas	Suas respostas
Quando a situação ocorreu?	
O que aconteceu? (Descreva o acontecimento.)	
Por que você acha que a situação ocorreu? (Identifique as causas.)	
Como a situação fez você se sentir, tanto emocional quanto fisicamente? (Tente identificar as emoções *primárias* e *secundárias*.)	
O que você quis fazer com relação ao que estava sentindo? (Quais foram seus impulsos?)	
O que você fez e disse? (Quais comportamentos autodestrutivos foram desencadeados pelas suas emoções?)	
Qual foi a recompensa emocional pelo seu comportamento autodestrutivo? (Identifique como a recompensa emocional foi temporária.)	

OBSERVANDO A SI MESMO SEM SE JULGAR

Como visto no último exercício, comportamentos autodestrutivos podem oferecer alívio temporário, mas, com o passar do tempo, eles vão se tornando mais prejudiciais para você e para os outros. Por isso, é importante começar a perceber quais são as recompensas de todos os seus comportamentos, em especial dos que causam danos para você.

Mas, ao mesmo tempo, tenha em mente que você não deve se criticar nem se julgar se descobrir que há recompensas nocivas reforçando suas atitudes. Lembre-se de que o princípio fundamental da terapia comportamental dialética afirma que duas coisas aparentemente contraditórias podem ser verdadeiras. A *dialética* mais importante é aceitar a si mesmo sem julgamentos e, simultaneamente, mudar hábitos destrutivos para que você possa ter uma vida mais saudável (Linehan, 2009). Não é errado admitir que algumas das suas atitudes precisam ser modificadas; você ainda assim pode ser uma pessoa boa, benevolente e amorosa. É provável que você se comporte dessa forma porque nunca ensinaram outra maneira de lidar com suas emoções extremas negativas. Se alguém tivesse mostrado um jeito mais sadio de enfrentar seus sentimentos, você provavelmente o seguiria, certo? Este é o objetivo deste livro: ensinar você a lidar com as emoções de forma mais saudável.

REDUZINDO SUA VULNERABILIDADE COGNITIVA

Você já aprendeu como os pensamentos influenciam as emoções. Lembra-se do Jim, que perdeu o relógio? Seu pensamento inicial foi "Sou tão distraído, sou um idiota", o que só fez com que ele se sentisse pior. Esse tipo de pensamento é chamado de *gatilho* (McKay, Rogers e McKay, 2001), porque desencadeia, ou causa, dor emocional e sofrimento. Se você enfrenta gatilhos regularmente, é provável que vivencie emoções extremas com mais frequência. No entanto, gatilhos surgem na mente de todos nós de tempos em tempos. O objetivo de desenvolver habilidades de regulação emocional é aprender o que fazer quando esses pensamentos aparecem. Alguns deles são críticas que recebemos de pais, tutores, professores, etc. quando crianças. Mas outros são autocríticas que usamos para nos insultarmos ou dificultar nossa vida.

Abaixo, há diversos gatilhos que costumam causar mal-estar emocional. Marque (✓) aqueles que passam por sua cabeça e, em seguida, escreva quaisquer outros que tiver. Se tiver dificuldade para se lembrar de um gatilho, pense na última vez em que se sentiu chateado, com raiva, triste, deprimido, preocupado ou ansioso e se lembre dos pensamentos que teve e que fizeram você se sentir ainda pior. São esses os seus gatilhos. Aqui estão alguns exemplos:

☐ "Sou um idiota/babaca/imbecil."
☐ "Não consigo fazer nada direito."
☐ "Sou um fracasso."
☐ "Sou incompetente."
☐ "Ninguém nunca vai me amar."
☐ "É impossível me amar."
☐ "Tem alguma coisa errada em mim."
☐ "Só tenho defeitos."
☐ "Ninguém quer saber de mim."
☐ "Todo mundo sempre me abandona."
☐ "As pessoas sempre me magoam."
☐ "Não posso confiar em ninguém."
☐ "Vou ficar sozinho para sempre."
☐ "Não dou conta da vida sem a ajuda de _____

_____

_____."

- ☐ "Não mereço ser feliz/ter sucesso/receber amor."
- ☐ Outras ideias: _____
  _____
  _____
- ☐ _____
  _____
  _____
- ☐ _____
  _____
  _____

Obviamente, um pensamento de gatilho pode exercer uma força negativa poderosa na sua vida se assumir uma presença constante e levar a emoções perturbadoras. Mas tenha em mente que, além dos gatilhos, Jim também usou um pensamento de enfrentamento: "Erros acontecem; ninguém é perfeito." Com isso, ele conseguiu ficar mais tranquilo. Pensamentos de enfrentamento podem ser uma força igualmente poderosa quando sabemos utilizá-los. Nesta seção, você aprenderá três habilidades cognitivas para ajudá-lo a lidar com gatilhos e emoções extremas: desfusão cognitiva e emocional, pensamentos de enfrentamento e equilíbrio de pensamentos e sentimentos.

Exercício: Desfusão cognitiva e emocional

A desfusão cognitiva (Hayes *et al.*, 1999) é uma prática que já foi ensinada no capítulo 4, "Habilidades básicas de atenção plena", mas é tão importante como técnica de regulação emocional que merece ser repetida aqui. Essa habilidade ajuda você a se "desvencilhar" de pensamentos e emoções extremas, exigindo bastante da imaginação. O objetivo é visualizar os pensamentos e as emoções como imagens ou palavras flutuando inofensivamente para longe, sem se obcecar por eles, analisá-los ou se apegar.

Em geral, as pessoas consideram útil imaginar os pensamentos e as emoções flutuando para longe das maneiras que listamos a seguir. No entanto, se você já tiver outro meio de visualização ou se quiser criar algo parecido, faça o que funcionar melhor no seu caso. Aqui estão alguns exemplos:

- Imagine-se sentado em um campo, observando seus pensamentos e suas emoções flutuando para longe nas nuvens

- Visualize-se sentado perto de um riacho, vendo pensamentos e emoções flutuando para longe junto com as folhas

- Veja os pensamentos e as emoções escritos na areia e, então, observe-os sendo levados pelas ondas

Lembre-se de continuar usando o conceito de aceitação radical ao praticar este exercício. Permita que os pensamentos e as emoções relacionadas a eles sejam o que são e não se distraia lutando contra eles ou se criticando por tê-los. Apenas deixe os pensamentos e as emoções irem e virem.

Para aprender habilidades de regulação emocional, você pode usar uma de duas variações deste exercício de desfusão cognitiva e emocional. É possível começá-lo sem quaisquer pensamentos preconcebidos e observar aqueles que emergirem e as emoções relacionadas. Depois, deixe que surjam e vão embora sem se apegar. Ou então comece se concentrando primeiro em um dos seus pensamentos de gatilho. Lembre-se de uma situação perturbadora recente na qual eles tenham vindo à tona. Perceba as sensações emocionais e físicas que surgirem e, então, inicie o exercício de desfusão cognitiva. Neste caso, muitas lembranças do acontecimento (e do gatilho em si) virão à sua mente de forma automática. Quando isso acontecer, continue, como de costume, a observar esses pensamentos e emoções irem e virem, sem analisá-los ou se prender a eles.

Leia as instruções antes de iniciar o exercício, para se familiarizar com a experiência. Se você se sentir mais confortável escutando as orientações, grave-as com uma voz lenta e uniforme para poder ouvi-las enquanto pratica essa técnica. Na primeira vez em que usar a desfusão cognitiva, programe um alarme para dali a três ou cinco minutos e pratique se desprender dos pensamentos e das emoções relacionadas até o alarme tocar. Então, à medida que se acostumar com a técnica, você pode programar o alarme para períodos maiores, como 8 ou 10 minutos. Mas não espere ser capaz de ficar sentado e parado por tanto tempo logo no início.

Repita este exercício com frequência. Depois, quando estiver confortável com esta habilidade, você pode começar a se desapegar dos seus pensamentos de gatilho e das emoções perturbadoras no dia a dia fechando os olhos por alguns instantes e imaginando os pensamentos e sentimentos flutuando para longe.

Instruções

Antes de começar, encontre um lugar confortável para se sentar, em um cômodo onde você sabe que não será incomodado até o alarme tocar. Desligue qualquer aparelho que possa distraí-lo. Respire de forma lenta e prolongada algumas vezes, relaxe e feche os olhos.

Agora, imagine-se no cenário que você escolheu para ver seus pensamentos irem e virem, seja na praia, na beira de um riacho, no campo, na sala ou onde quer que sua imaginação mandar. Tente se visualizar dentro dessa cena.

Em seguida, comece a tomar consciência dos pensamentos que estão surgindo na sua mente. Observe-os, sejam eles quais forem. Não tente pará-los e faça o possível para não se criticar por nenhum. Apenas os veja surgindo e então desaparecendo, usando a técnica que você tiver escolhido.

Se algum dos pensamentos for um gatilho, apenas observe o surgimento dele, perceba qualquer emoção que ele causar e permita que tanto o pensamento quanto a emoção vão embora pelo meio que você tiver escolhido, sem se prender a eles e sem os analisar. [Se estiver gravando as instruções, pause aqui por um minuto.]

Seja qual for o pensamento ou o sentimento, grande ou pequeno, importante ou irrelevante, observe-o surgindo na mente e, em seguida, deixe-o flutuar para longe ou desaparecer pelo meio escolhido. [Se estiver gravando as instruções, pause aqui por um minuto.]

Continue respirando devagar, inspirando e expirando, enquanto vê seus pensamentos e suas emoções flutuando para longe.

Quando notar sentimentos perturbadores surgindo por causa dos pensamentos, deixe que eles passem flutuando pela sua imaginação. [Se estiver gravando as instruções, pause aqui por um minuto.]

Apenas continue a observar os pensamentos e as emoções surgindo e desaparecendo. Use imagens ou palavras para representá-los, o que funcionar melhor para você. Faça o possível para visualizar os pensamentos e os sentimentos relacionados emergindo e indo embora, sem se prender a eles e sem se criticar. [Se estiver gravando as instruções, pause aqui por um minuto.]

Se mais de um pensamento ou sentimento surgir ao mesmo tempo, observe os dois aparecendo e sumindo. Se os pensamentos e as emoções vierem com muita velocidade, tente observar todos eles desaparecendo sem se prender a nenhum deles.

Continue respirando e observando os pensamentos e sentimentos irem e virem até que o alarme toque. [Se estiver gravando as instruções, pause aqui por um minuto.]

Quando terminar, respire de forma lenta e prolongada algumas vezes e, em seguida, abra os olhos devagar, voltando a atenção para o cômodo onde você se encontra.

...

Usando pensamentos de enfrentamento

Pensamentos de enfrentamento são projetados para abrandar suas emoções em situações angustiantes. São afirmações que servem como lembretes da sua força, dos seus sucessos anteriores e de algumas crenças comuns. Você lembra o que aconteceu quando Jim perdeu o relógio? No começo, ele pensou "Sou tão distraído, sou um idiota", o que o deixou deprimido. Então, ele usou o pensamento de enfrentamento "Erros acontecem; ninguém é perfeito" e conseguiu se acalmar. Você já aprendeu sobre pensamentos de enfrentamento automotivadores no capítulo 2, "Habilidades avançadas de tolerância ao mal-estar", mas eles são tão importantes para ajudar a regular as emoções que precisam ser repetidos aqui. Na lista a seguir, há exemplos que você pode usar para se lembrar da sua força e dos seus sucessos passados quando se vir em uma situação perturbadora.

Encontre alguns pensamentos de enfrentamento que considere poderosos e motivadores ou crie os seus. Em seguida, escreva-os em um papel e o leve sempre consigo ou use um aplicativo no celular para anotá-los. Então, lembre-se deles quando estiver em uma situação angustiante. Além disso, tente escrevê-los em notas adesivas e colá-las em locais onde as veja com frequência, como na porta da geladeira ou no espelho. Quanto mais você vir esses pensamentos tranquilizantes e motivadores, mais rapidamente eles se tornarão parte automática do seu raciocínio.

Aqui está uma lista de alguns pensamentos de enfrentamento que muitas pessoas consideraram úteis (McKay, Davis e Fanning, 1997). Marque (✓) aqueles que podem ajudar você e, em seguida, crie os seus.

Lista de pensamentos de enfrentamento

- ☐ "Erros acontecem; ninguém é perfeito."
- ☐ "Esta situação não vai durar para sempre."
- ☐ "Já passei por muitas outras experiências dolorosas e sobrevivi."
- ☐ "Isto também vai passar."
- ☐ "Meus sentimentos estão me deixando desconfortável agora, mas posso aceitá-los."
- ☐ "Posso ficar ansioso e, ainda assim, lidar com a situação."
- ☐ "Sou forte o bastante para enfrentar o que está acontecendo comigo agora."
- ☐ "Esta é uma oportunidade para eu aprender a lidar com meus medos."
- ☐ "Sou capaz de aguentar isto e não permitir que me afete."
- ☐ "Posso levar o tempo que for necessário neste exato momento para deixar isso de lado e relaxar."
- ☐ "Minha ansiedade/meu medo/minha tristeza não vai me matar; só não estou me sentindo bem agora."
- ☐ "São apenas sentimentos e, em algum momento, eles irão embora."

- ☐ "Não há problema em sentir tristeza/ansiedade/medo às vezes."
- ☐ "Meus pensamentos não controlam minha vida; eu a controlo."
- ☐ "Posso pensar coisas diferentes se quiser."
- ☐ "Não estou correndo perigo neste exato momento."
- ☐ "E daí?"
- ☐ "Esta situação é péssima, mas é temporária."
- ☐ "Sou forte e consigo lidar com isso."
- ☐ Outras ideias: _____
_____
_____
- ☐ _____
_____
_____
- ☐ _____
_____
_____

Equilibrando pensamentos e emoções

Como você já aprendeu, emoções extremas podem ser causadas por muitos acontecimentos. Mas você também pode ser sobrecarregado pelos seus sentimentos quando só presta atenção em uma parte do que está ocorrendo de fato. Esse tipo de raciocínio é chamado de *filtragem* (Beck, Rush, Shaw e Emery, 1979). Aqui estão alguns exemplos:

- Zeva era uma estudante que só tirava notas altas, estava sempre entre as melhores da turma e já tinha recebido bolsa integral para as faculdades que escolhera. Mas, ao tirar uma nota ruim no teste de matemática, esmoreceu. "Sou um fracasso total", pensou. Rapidamente, ela se sentiu sobrecarregada, chateada e com raiva.

- Antonio perguntou para a namorada se ela poderia ir até a casa dele às 15h. Ela disse que ficaria ocupada até as 19h e, após esse horário, iria até lá. Imediatamente, Antonio ficou com raiva e a acusou de abandoná-lo.

- Jennifer cresceu em uma típica família de classe média, em um bom bairro. Em geral, os pais dela eram gentis e a apoiavam, sempre tentando fazer o melhor pela filha. No entanto, certo dia, quando Jennifer tinha 5 anos, o pai a puniu por fazer birra, e ela ficou de castigo por uma semana. Mais tarde, já adulta, sempre que pensava na infância, Jennifer só se lembrava desse incidente e ficava chateada.

Você consegue ver a filtragem no raciocínio dessas pessoas? Zeva ficou arrasada por causa de uma única nota baixa porque filtrou todos os sucessos que já tivera. Antonio filtrou o fato de que a namorada disse que iria até a casa dele em um horário diferente e mais conveniente. E Jennifer filtrou todas as experiências positivas da infância e se concentrou apenas na única dificuldade por que tinha passado.

Imagine viver com óculos escuros o tempo todo, sem conseguir enxergar as muitas cores do mundo. Pense em como sua vida seria limitada e monótona se fosse assim. Do mesmo modo, quando filtramos nossas experiências e nos concentramos somente nos aspectos perturbadores da vida, também escolhemos viver de maneira limitada e insatisfatória.

Para começar a equilibrar os pensamentos – e, por conseguinte, os sentimentos –, é necessário analisar as evidências que embasam os dois lados de uma situação que estimula as emoções.

- Evidências que embasam suas autocríticas *vs.* evidências de que você é uma boa pessoa

- Evidências de que apenas coisas ruins acontecem com você *vs.* evidências de que coisas boas também ocorrem

- Evidências de que ninguém se importa com você *vs.* evidências de que as pessoas se importam com você, sim

- Evidências de que você nunca faz qualquer coisa certa *vs.* evidências dos seus sucessos no passado

- Evidências de que a situação atual é horrível *vs.* evidências de que ela não é tão ruim quanto você pensa

- Em geral, evidências de coisas ruins *vs.* evidências de coisas boas

Enxergar o "panorama completo" é o contrário da filtragem. Pode ser difícil fazer isso se você tiver passado a vida toda se concentrando apenas nas evidências negativas da vida. Mas você pode aprender a ver o panorama geral ao examinar as provas que refutam seus pensamentos e sentimentos perturbadores. Esses fatos, que costumam ser ignorados por pessoas com emoções extremas, preenchem o restante do panorama e muitas vezes podem mudar como você se sente a respeito de uma situação. Com a prática, você passará a filtrar menos experiências e se tornará menos oprimido pelas emoções.

Para enxergar o panorama geral, siga as diretrizes a seguir. Sempre que emoções extremas aflorarem em alguma situação, pergunte-se:

1. O que aconteceu?

2. O que você pensou e sentiu quando isso aconteceu? (Especifique.)

3. Que evidências *embasam* seus pensamentos e sentimentos?

4. Que evidências *contradizem* seus pensamentos e sentimentos?

5. Há uma forma mais precisa e justa de pensar e se sentir a respeito dessa situação?

6. O que você pode fazer para lidar com essa situação de maneira saudável?

Naturalmente, quando começar a sentir emoções extremas por causa de uma situação, pergunte-se primeiro o que aconteceu. Esta é a melhor forma de começar. Identifique o que o está chateando. No exemplo de Zeva, ela teria percebido que tirou uma nota ruim no teste de matemática.

Em segundo lugar, identifique seus pensamentos e suas emoções. Lembre-se de que aquilo que você pensa tem grande influência sobre como você se sente. Se os seus pensamentos a respeito de uma situação forem filtrados e você não enxergar o panorama completo, é provável que eles causem emoções extremas e angustiantes. No exemplo de Zeva, ela pensou "Sou um fracasso total" e então se sentiu sobrecarregada, chateada e com raiva.

Em terceiro lugar, pergunte-se que evidências embasam seus pensamentos e sentimentos sobre a situação. Em geral, é fácil responder a essa pergunta. Se você tiver passado a vida filtrando as experiências de modo a enxergar apenas os fatos negativos e perturbadores, é fácil pensar em muitos motivos para se sentir tão mal e oprimido. Afinal, é isso que você costuma fazer. Zeva poderia identificar com facilidade por que estava tão chateada: como sempre, havia estudado bastante, mas acabou tirando uma nota ruim – a pior do ano inteiro.

A quarta pergunta, porém, costuma ser nova e desafiadora para pessoas que estão enfrentando emoções extremas. Pedir a si mesmo que identifique as evidências que contradizem o que você pensa e sente a respeito de uma situação exige que você enxergue a situação com outros olhos e de forma mais profunda. Por exemplo, imagine como uma pessoa andando na rua e uma pessoa dentro de um avião devem ver o mundo. Ambas estão observando a mesma paisagem, mas a pessoa no avião tem uma visão melhor de todo o cenário – do panorama geral.

É preciso analisar mais fatos e evidências que afetam sua situação para construir seu panorama completo. Como vimos nos exemplos, as pessoas muitas vezes filtram os elementos positivos e ignoram os fatos que podem mudar a maneira como se sentem em relação a um acontecimento. Se quiser mesmo deixar de ser oprimido pelas emoções, examine todos os fatos. Lembra-se do que Zeva filtrou? Ela é uma aluna excelente, destaque da turma, e recebeu bolsa integral para estudar nas faculdades que escolheu. Agora, reflita sobre como essas informações contradizem o que ela pensou ("Sou um fracasso total") e como se sentiu (sobrecarregada, chateada e com raiva). Obviamente, Zeva filtrou algumas partes importantes do panorama geral.

Lembre-se de que, como essa pergunta é nova para você, pode levar um tempo para pensar em uma resposta. Então, dê alguns minutos a si mesmo para refletir sobre os fatos possíveis antes de dizer "Não há qualquer evidência contrária". Seja justo e bondoso consigo mesmo. Sempre existem evidências a favor e contra qualquer tema. E, mesmo que sejam menores, as provas contraditórias ainda contribuem para o seu panorama geral. Pense no exemplo de Zeva. Mesmo que ela fosse uma estudante mediana ou esforçada, esses fatos poderiam, ainda assim, ter mudado como ela se sentiu a respeito da nota ruim. Não há fatos ou evidências contrárias pequenas demais para se levar em consideração.

Em seguida, tendo em mente as novas provas que contradizem o pensamento de gatilho, pergunte-se se há uma forma mais precisa e justa de pensar e se sentir a respeito da situação. Esse é um bom momento para prestar atenção nas emoções e usar a aceitação radical. Lembre-se: este exercício foi projetado para ajudar você a observar suas reações emocionais por um novo ângulo, e não para criticá-lo. Portanto, não se julgue. Tente aceitar a si mesmo e suas emoções à medida que for enxergando seus sentimentos com novos olhos. Neste passo, acrescente as novas evidências ao seu panorama geral e tente criar uma maneira mais precisa e justa de pensar e se sentir a respeito da situação. Na verdade, talvez isso não mude suas emoções no mesmo instante, mas o ajudará a perceber como você poderia se sentir em relação a esse acontecimento no futuro. Usando essas habilidades, a resposta de Zeva seria algo como "Não tem problema me sentir decepcionada porque estudei muito e não me saí bem. Esta é só uma nota ruim. Eu costumo tirar nota máxima e estou indo bem no geral."

Por fim, Zeva se perguntaria: "O que posso fazer para lidar com esta situação de maneira saudável?" É aqui que você deve recorrer a todas as habilidades e técnicas que aprendeu neste livro, inclusive à estratégia RAIA (relaxar, avaliar, estabelecer uma intenção e agir). Por exemplo, Zeva poderia usar algumas das habilidades de tolerância ao mal-estar e de autoacalmar-se para abrandar suas emoções, como conversar com um amigo ou ouvir músicas relaxantes. Ela também poderia usar as habilidades de atenção plena, como respiração consciente e desfusão cognitiva. Ou poderia até lançar mão de um pensamento de enfrentamento, como "Ninguém é perfeito; todo mundo erra".

É claro que usar as perguntas deste exercício não mudará magicamente seus sentimentos. Mas se questionar sobre esses tópicos o ajudará a reconhecer os fatos que você está filtrando e lhe mostrará as possíveis reações que você pode ter a uma situação semelhante no futuro. Então, com a prática, você começará a reagir a acontecimentos similares de forma mais saudável.

Ver o panorama geral também lhe dará esperança. Muitas pessoas que filtram suas experiências se sentem desesperançosas e desesperadas porque só enxergam os problemas e as dificuldades da vida. Mas buscar evidências contrárias amplia perspectivas e permite a percepção de que a vida inclui, sim, algumas experiências positivas. Procurar evidências contra emoções extremas é como tirar aqueles óculos escuros para poder enxergar a diversidade de cores que há na vida, e essa é uma experiência que nos enche de esperança.

Use o registro a seguir para reconhecer as evidências a favor e contra o que você pensa e sente. Tire cópias do Registro de Evidências do Panorama Geral (ou o baixe em www.sextante.com.br/dbt) e carregue uma sempre com você. Então, quando estiver em uma situação em que sinta emoções extremas, use o registro para auxiliá-lo a enxergar o panorama completo. Use o exemplo da experiência de Zeva, a seguir, como guia.

Exemplo: Registro de Evidências do Panorama Geral

Perguntas	Suas respostas
O que aconteceu?	Tirei uma nota ruim no teste de matemática.
O que você pensou e sentiu quando isso aconteceu? (Especifique.)	Pensamento: "Sou um fracasso total." Sentimentos: Eu me senti sobrecarregada, chateada e com raiva.
Que evidências *embasam* seus pensamentos e sentimentos?	Estudei o máximo que pude, como sempre, e ainda assim tirei uma nota ruim. Foi minha pior nota do ano.
Que evidências *contradizem* seus pensamentos e sentimentos?	Eu sempre tiro notas excelentes. Sou destaque da minha turma. E ganhei bolsa integral nas faculdades que escolhi.
Levando todas as evidências em conta, há uma forma mais *precisa* e *justa* de pensar e se sentir a respeito dessa situação?	Não tem problema em ficar decepcionada porque estudei muito e mesmo assim não me saí bem. Foi só uma nota ruim. Eu costumo tirar nota máxima e estou indo bem no geral.
O que você pode fazer para lidar com essa situação de maneira mais saudável?	Conversar com meus amigos. Ouvir minhas músicas prediletas. Usar a desfusão cognitiva. Praticar a respiração consciente. Usar meu pensamento de enfrentamento: "Ninguém é perfeito; todo mundo erra."

Registro de Evidências do Panorama Geral

Perguntas	Suas respostas
O que aconteceu?	
O que você pensou e sentiu quando isso aconteceu? (Especifique.)	
Que evidências *embasam* seus pensamentos e sentimentos?	
Que evidências *contradizem* seus pensamentos e sentimentos?	
Levando todas as evidências em conta, há uma forma mais *precisa e justa* de pensar e se sentir a respeito dessa situação?	
O que você pode fazer para lidar com essa situação de maneira mais saudável?	

AUMENTANDO AS EMOÇÕES POSITIVAS

Antes de começar a ler este livro de atividades, você provavelmente era especialista em emoções perturbadoras e entendia a sensação de ter uma vida cheia delas. Agora, porém, você percebe que muitas pessoas com emoções extremas não filtram seus sentimentos agradáveis, não os levam em conta ou nunca aproveitam as oportunidades de senti-los. Assim, focam apenas nas emoções angustiantes, como raiva, medo e tristeza, e raramente notam as emoções prazerosas, como felicidade, surpresa e amor.

Talvez você fizesse isso antes, mas agora sabe como é importante começar a perceber os sentimentos agradáveis. À medida que for usando a terapia comportamental dialética para ter uma vida melhor, você encontrará mais formas de vivenciar emoções positivas, se ainda não as tiver. Isso não significa que você nunca mais terá um sentimento angustiante. Todos nós temos emoções perturbadoras em diferentes momentos. Mas sua vida não precisa ser dominada por elas.

Exemplo: Registro de Atividades Prazerosas

Quando?	O que você fez?
Quarta-feira à noite	Tomei um banho quente de banheira.
Quinta-feira à tarde	Me dei um almoço delicioso de presente no trabalho.
Quinta-feira à noite	Desliguei o celular e vi um filme.
Sexta-feira à noite	Fui jantar com meu namorado.
Sábado de manhã	Fui ao templo para o serviço religioso.
Sábado à tarde	Fui caminhar na beira do lago.
Sábado à noite	Fiquei lendo em casa.
Domingo de manhã	Dormi até tarde.
Domingo à noite	Tomei um banho de espuma na banheira.

Para se concentrar nos sentimentos agradáveis, crie experiências prazerosas. Esta é uma habilidade que você já aprendeu no capítulo 1, "Habilidades básicas de tolerância ao mal-estar", mas que vale ser repetida aqui. Para começar a construir uma vida mais equilibrada e saudável, tire um tempo todos os dias para praticar uma atividade que seja prazerosa para si mesmo. Além disso, registre como você se sentiu e o que pensou ao colocá-la em prática.

Se precisar de ajuda para pensar em experiências agradáveis, use A Grande Lista de Atividades Prazerosas, apresentada no capítulo 1. Então, use o Registro de Atividades Prazerosas a seguir e o exemplo para registrar o que você fez, como se sentiu e o que pensou em relação à experiência. Lembre-se de tentar fazer algo agradável por si mesmo todo dia. Você merece. (Visite www.sextante.com.br/dbt para baixar o "Registro de atividades prazerosas".)

Como você se sentiu?	O que você pensou?
Muito relaxada e calma	"Eu deveria fazer isso mais vezes."
Satisfeita e feliz	"Eu adoro comer bem, mesmo que nem sempre tenha dinheiro para isso."
Muito bem; ri bastante	"Eu não vejo tantas comédias quanto deveria."
Animada, nervosa, feliz	"Queria que saíssemos mais vezes."
Abençoada, especial, calma	"Eu deveria vir com mais frequência."
Calma e em paz	"O lago estava lindo."
Relaxada e tranquila	"É legal fazer coisas tranquilas às vezes."
Muito descansada	"Eu não durmo o suficiente durante a semana."
Muito relaxada	"Eu deveria fazer isso toda noite."

Registro de Atividades Prazerosas

Quando?	O que você fez?

	Como você se sentiu?	O que você pensou?

CAPÍTULO 8

Habilidades avançadas de regulação emocional

Neste capítulo, você aprenderá quatro habilidades avançadas de regulação emocional:

1. Tomar consciência das emoções sem julgamento

2. Usar a exposição emocional

3. Agir em oposição aos seus impulsos emocionais

4. Resolver problemas

No capítulo 4, você aprendeu a reconhecer conscientemente e a descrever suas emoções. Aprender a ter consciência dos sentimentos sem julgá-los diminui a probabilidade de que eles se tornem ainda mais intensos e dolorosos. Agora, neste capítulo, a exposição emocional o ajudará a aprofundar a prática de duas coisas importantes. Primeiro, você aprenderá a observar o ciclo natural das suas emoções, observando-as se elevarem e arrefecerem, mudarem e se transformarem conforme novos sentimentos as substituem. Em segundo lugar, você aprenderá que é capaz de suportar emoções fortes sem as evitar ou resistir a elas. Você treinará como "permanecer" na emoção, mesmo que queira fugir dela ou transformá-la em ações nocivas (como gritar, bater ou quebrar coisas). A exposição emocional é um processo crucial para aprender a *não temer os sentimentos*, além de fortalecer suas habilidades de regulação emocional. Quanto mais praticar esse trabalho de exposição, mais confiante você se tornará ao enfrentar grandes desafios emocionais.

Além de aprender a ter consciência das emoções sem julgá-las e a usar a exposição emocional, você verá uma técnica comportamental chamada *agir em oposição aos seus impulsos emocionais*. Isso o ajudará a mudar a forma como costuma se comportar quando tem um sentimento particularmente forte. Em geral, emoções fortes afetam o comportamento de duas formas. Em primeiro lugar, mudamos a expressão facial e a linguagem corporal para refletir como estamos nos sentindo. Por exemplo, se estiver com raiva, você pode começar a franzir o rosto e a cerrar os punhos; ou, se tiver medo, pode arregalar os olhos e arquear os ombros. A segunda maneira como uma emoção forte afeta o comportamento é a forma como causa impulsos poderosos aos quais, muitas vezes, é difícil resistir. A raiva, por exemplo, pode gerar o ímpeto de gritar ou bater, enquanto o medo talvez leve você a recuar. Agir em oposição aos seus impulsos emocionais é uma estratégia que bloqueia esses reflexos ineficazes que são impelidos pelas emoções ao mesmo tempo que ajuda você a suavizar o sentimento em si.

Os próximos passos importantes que você aprenderá neste capítulo são habilidades de análise comportamental e de resolução de problemas, para ajudá-lo a lidar de modo mais eficaz com situações de alta carga emocional. Você identificará o que causa suas reações emocionais e aprenderá a desenvolver estratégias alternativas para enfrentar esses acontecimentos que desencadeiam sentimentos.

Ao final deste capítulo apresentaremos a você uma rotina de exercícios chamada de "Regulador semanal". Essa rotina ajudará você a seguir praticando as habilidades essenciais de regulação emocional que viu aqui.

TOMANDO CONSCIÊNCIA DAS EMOÇÕES SEM JULGÁ-LAS

Aprender a ter consciência das emoções sem julgá-las diminui a probabilidade de que elas se intensifiquem e se tornem ainda mais extremas ou dolorosas.

Exercício: Tomando consciência das suas emoções sem julgá-las

Esta técnica começa com a consciência atenta de sua respiração. Concentre-se no ar entrando e saindo de seu nariz, no seu peito se expandindo e contraindo e na noção do seu abdômen subindo e descendo cada vez que você respira. Após quatro ou cinco respirações lentas e prolongadas, você pode fazer uma de duas coisas: (1) observe qualquer emoção que esteja sentindo ou, se não conseguir identificar um sentimento, (2) visualize um acontecimento recente em que você teve uma reação emocional. Se visualizar uma cena, perceba o máximo de detalhes possível. Tente se lembrar do que foi dito e de como você e os outros agiram.

Leia as instruções antes de começar o exercício para se familiarizar com a experiência. Se você se sentir mais confortável ouvindo as orientações, grave-as com uma voz lenta e uniforme, para escutá-las enquanto estiver praticando esta técnica.

Instruções

Respirando de forma lenta e constante, volte sua atenção para a parte do seu corpo onde está sentindo a emoção. É uma sensação no peito ou no estômago, nos ombros, no rosto ou na cabeça? Nos braços ou nas pernas? Observe quaisquer sensações físicas relacionadas com a emoção. Agora, tome consciência da força do sentimento. Ele está aumentando ou diminuindo? A emoção é agradável ou dolorosa? Tente nomeá-la ou descrever algumas de suas características. [Se estiver gravando as instruções, faça uma pausa de um minuto.]

Agora tente perceber seus pensamentos. Você está pensando sobre a emoção? Ela está desencadeando julgamentos sobre os outros ou sobre você mesmo? Apenas continue observando esse sentimento e os julgamentos. [Se estiver gravando as instruções, faça uma pausa de um minuto.]

Agora, imagine que cada julgamento é uma das opções a seguir:

- *Uma folha navegando por um riacho, fazendo a curva e sumindo de vista*
- *Um anúncio pop-up no computador que pisca brevemente na tela e desaparece*
- *Um vagão de um longo trem passando na sua frente em um cruzamento de ferrovia*
- *Uma nuvem cortando o céu em um dia de vento*
- *Uma mensagem escrita em um outdoor pelo qual você passa em alta velocidade*

- *Uma procissão de caminhões ou carros se aproximando e passando por você em uma estrada deserta*

Escolha a imagem que funcionar melhor para você. O crucial é notar o julgamento, colocá-lo em um outdoor, em uma folha ou em um vagão e deixar que ele passe. [Se estiver gravando as instruções, faça uma pausa de um minuto.]

Apenas continue observando sua emoção. Quando um julgamento sobre você ou os outros começar a se manifestar, transforme-o em uma visualização (folha, nuvem, outdoor, etc.) e veja-o se afastando e sumindo de vista. [Se estiver gravando as instruções, faça uma pausa de um minuto.]

Agora é hora de você se lembrar do direito que tem de sentir o que estiver sentindo. As emoções vêm e vão, como as ondas do mar. Elas se erguem e recuam. Tudo o que você sente é legítimo e necessário, mesmo que seja muito forte ou doloroso. Respire devagar e aceite a emoção como algo que vive dentro de você por um tempo... e depois passa. [Se estiver gravando as instruções, faça uma pausa de um minuto.]

Observe seus pensamentos de julgamento. Visualize-os e, então, deixe que passem. Permita que suas emoções sejam o que são, como ondas do mar que sobem e descem. Você nada nelas por um tempo, daí elas vão embora. Isso é natural e normal. É o que significa ser humano. [Se estiver gravando as instruções, faça uma pausa de um minuto.]

Termine o exercício com três minutos de respiração consciente, contando suas expirações (1, 2, 3, 4) e se concentrando na experiência de cada momento enquanto respira. [Se estiver gravando as instruções, faça uma pausa de três minutos.]

Recapitulando, você talvez o tenha considerado muito difícil. Observar e abrir mão dos julgamentos pode parecer bem estranho. Mas você está realizando algo importante – está aprendendo a observar em vez de ser controlado por pensamentos de crítica. Recomendamos que você faça este exercício três ou quatro vezes antes de passar para o próximo passo.

Lembre-se: os passos cruciais para a prática de observar suas emoções sem julgá-las são os seguintes:

- Concentre-se na sua respiração
- Concentre-se na emoção (atual ou passada)
- Perceba sensações físicas ligadas à emoção
- Nomeie a emoção
- Perceba julgamentos (sobre si mesmo, os outros ou a própria emoção) e, então, deixe-os ir; use "folhas em um riacho" ou outra imagem
- Observe a emoção; todas são como ondas do mar
- Lembre-se de que você tem direito de sentir o que sente
- Continue a perceber seus julgamentos e a abrir mão deles
- Finalize com três minutos de respiração consciente

■ ■ ■

EXPOSIÇÃO EMOCIONAL

Enfrentar as emoções em vez de evitá-las é um dos grandes objetivos da terapia comportamental dialética. A exposição emocional ajuda você a desenvolver a capacidade de aceitar os sentimentos e ter menos medo deles.

O primeiro passo é começar a manter um Registro de Emoções, para que você tenha mais consciência de acontecimentos emocionais específicos e de como lida com eles. Tire cópias da tabela a seguir ou baixe o Registro de Emoções em www.sextante.com.br/dbt. Na próxima semana, anote no registro qualquer sentimento significativo que tiver. Abaixo de "Acontecimento", escreva o que causou a emoção. Os acontecimentos desencadeantes podem ser internos, como um pensamento, uma lembrança ou outra emoção, ou externos, como algo que você ou alguém disse ou fez. Na coluna "Emoção", escreva uma palavra ou frase que resuma seu sentimento. Abaixo de "Reação de enfrentamento ou bloqueio", anote o que você fez para tentar afastar a emoção. Você tentou suprimi-la ou escondê-la? Tomou alguma atitude por causa dela, começando uma briga ou evitando algo amedrontador? Este registro de reações ajudará você a identificar sentimentos para fazer a exposição emocional mais à frente, ainda neste capítulo.

Exemplo: Registro de Emoções

Linda, que vinha sofrendo com sentimentos de raiva e rejeição, fez o seguinte Registro de Emoções durante a semana anterior ao Natal. Nem o pai nem a mãe dela, que são divorciados, a convidaram para as festividades.

Registro de Emoções de Linda

Data	Acontecimento	Emoção	Reação de enfrentamento ou bloqueio
18/12	Meu irmão me liga, quer saber se vou para a casa do papai no Natal. Mas eu não fui convidada.	Mágoa, rejeição, raiva	Respondi com um "não" desdenhoso. Mudei de assunto. Critiquei meu irmão por ser burro e ainda tentar fazer parte da família. Disse que o papai nem gosta dele.
18/12	Coisas que eu disse para o meu irmão.	Culpa	Transformei em raiva. Mandei um e-mail para o meu pai dizendo que ele era um babaca por não me convidar.
19/12	Liguei para minha mãe, mas ela estava ocupada demais para falar comigo.	Rejeição, raiva	Pensei em como ela é uma péssima mãe. Mandei um e-mail dizendo para ela não se preocupar em "reservar um espaço para mim na agenda lotada dela".
20/12	Vi um castelinho lindo na vitrine de uma loja de brinquedos. Me lembrei dos presentes péssimos comprados de última hora que eu costumava ganhar.	Rejeição, tristeza	Comprei um sorvete e fiquei observando enquanto todas as "formigas idiotas" corriam de um lado para outro fazendo suas compras de Natal, escravas das festas de fim de ano.
21/12	Comprei uma pasta de couro para o meu pai.	Raiva, culpa	Espero que ele abra o presente e se sinta mal por não ter me convidado. Escrevi um bilhete irônico dizendo "Obrigada por ser um ótimo pai" e me desculpando pelo meu e-mail.
22/12	Minha mãe me ligou de volta.	Rejeição, raiva	Fui muito fria com ela. Falei que eu já tinha outros planos quando ela me convidou para um jantar na véspera do Natal.

Registro de Emoções

Data	Acontecimento	Emoção	Reação de enfrentamento ou bloqueio

Ao observar seu Registro de Emoções, gostaríamos que você prestasse atenção em duas coisas. Primeiro, identifique as emoções que parecem crônicas, que aparecem repetidamente. Em seguida, perceba quais são os mecanismos de enfrentamento ou bloqueio que você costuma usar e qual é o resultado. Eles funcionam? Você se sente melhor ou pior algumas horas depois de usá-los?

Emoções que surgem repetidamente ou relacionadas a estratégias de bloqueio que criam mais dor que alívio são bons alvos para a exposição emocional. Emoções com estratégias de bloqueio ineficazes ou destrutivas demandam exposição porque você precisa de prática para encará-las e senti-las – sem seus métodos tradicionais para tentar evitá-las. Esses tipos de estratégias não funcionam e, muitas vezes, só trazem mais problemas para você.

Após revisar o registro, Linda percebeu que as coisas que fazia para lidar com sentimentos de rejeição (como atacar ou criticar as pessoas, além de ser fria e desdenhosa) só estavam cavando um buraco ainda maior. Ela acabava com emoções extremas de culpa e autodesprezo e parecia ainda mais afastada da família.

Linda precisava aprender a *conviver* com os sentimentos e a observá-los sem as estratégias tradicionais de esquiva. A exposição emocional se mostraria uma habilidade crucial para ela. Aqui está como funciona.

Exercício: Exposição emocional

Assim que começar a sentir a emoção na qual decidiu trabalhar, faça o procedimento a seguir. Você pode ler as instruções ou gravá-las para ouvi-las sempre que quiser praticar.

Instruções
Faça três ou quatro respirações diafragmáticas lentas. Observe como a sensação do ar se move no seu corpo, quando enche os pulmões e infla o peito e o abdômen. Respirando lentamente, observe suas sensações corporais internas, em especial no abdômen e no peito. Perceba também o que você sente no pescoço, nos ombros e no rosto. [Se estiver gravando as instruções, faça uma pausa de alguns segundos.]

Agora, observe como você se sente emocionalmente. Apenas preste atenção no sentimento até ter uma boa noção dele. Descreva-o para si mesmo. Nomeie-o. Perceba a força dessa emoção. Descreva a intensidade dela em palavras. Observe se ela está crescendo ou diminuindo. Se a emoção fosse uma onda, em que ponto dela você está: subindo em direção à crista ou começando a deslizar para a base? [Se estiver gravando as instruções, faça uma pausa de alguns segundos.]

Veja se há qualquer mudança no sentimento. Outras emoções estão começando a se entrelaçar com a primeira? Descreva qualquer novo sentimento que tenha surgido. Apenas continue observando e tentando traduzir em palavras quaisquer mudanças, mesmo as pequenas, nas características ou na intensidade das suas emoções. [Se estiver gravando as instruções, faça uma pausa de alguns segundos.]

Durante esta observação, você talvez perceba a necessidade de bloquear o sentimento, de afastá-lo. Isso é normal, mas tente observar mais um pouco. Apenas continue descrevendo o que sente para si mesmo e notando quaisquer mudanças. [Se estiver gravando as instruções, faça uma pausa de alguns segundos.]

Repare como é não agir de acordo com as

emoções, não estourar nem evitar, não se machucar. Apenas esteja consciente do sentimento sem agir, observando, mas sem fazer nada. [Se estiver gravando as instruções, faça uma pausa de alguns segundos.]

Lembre-se de que a emoção é uma onda que vem e se quebra, assim como inúmeras outras ondas emocionais na sua vida. Elas vêm e vão. Houve muitos momentos em que você se sentiu bem. Essa onda logo passará e você sentirá, mais uma vez, um período de calmaria. Observe a onda e deixe que ela passe lentamente. [Se estiver gravando as instruções, faça uma pausa de alguns segundos.]

Se surgir um julgamento – sobre você ou outra pessoa –, observe-o e deixe que ele se vá. Se você tiver alguma crítica por sentir essa emoção, perceba-a e se desapegue dela. Faça o possível para tentar aceitar esse sentimento; é apenas mais uma das lutas da vida. [Se estiver gravando as instruções, faça uma pausa de alguns segundos.]

Permaneça consciente das emoções mais um pouco. Se elas estiverem mudando, deixe que se transformem. Descreva para si mesmo o que sente. Continue observando até que o sentimento mude ou diminua. [Se estiver gravando as instruções, faça uma pausa de alguns segundos.]

Termine o exercício com alguns minutos de respiração consciente: conte as expirações e se concentre na experiência de puxar e soltar o ar. [Se estiver gravando as instruções, faça uma pausa de dois minutos.]

Recomendamos que, no início da prática, você faça a exposição emocional por breves períodos – talvez apenas cinco minutos. Quando se acostumar a se concentrar nos sentimentos, você conseguirá tolerar este exercício por mais tempo. Sempre termine com a respiração consciente, porque isso suavizará sentimentos muito intensos, o ajudará a relaxar, fortalecerá suas habilidades de atenção plena e aumentará sua autoconfiança.

Lembre-se de que os passos cruciais do exercício de exposição emocional são:

- Concentre-se na sua respiração
- Perceba suas sensações corporais internas
- Perceba e descreva sua emoção
- Observe se o sentimento está crescendo ou diminuindo; encare-o como uma onda
- Descreva qualquer nova emoção ou mudança nas características do sentimento
- Repare em qualquer necessidade de bloquear a emoção, mas continue observando
- Repare em quaisquer julgamentos (sobre si mesmo, os outros ou a emoção em si) e deixe que vão embora
- Continue observando até que a emoção mude ou diminua
- Termine com alguns minutos de respiração consciente

(Visite www.sextante.com.br/dbt para baixar os passos cruciais do exercício de exposição emocional.)

■ ■ ■

Exemplo: Usando a atenção plena em relação às suas emoções e à exposição emocional

Fazia mais de cinco anos que Adam sofria com sentimentos de mágoa e raiva em relação à ex-esposa. Agora, eles compartilhavam a guarda dos filhos, que tinham 7 e 10 anos. As crianças passavam metade da semana na casa da mãe e a outra metade na casa do pai. Praticamente toda vez que tinha contato com Adam, a ex dizia algo que o deixava furioso. E não parava por aí. Ele remoía o sentimento por dias, planejando sobre como poderia se vingar.

O exercício "Tomando consciência das suas emoções sem julgá-las" parecia desafiador para Adam, mas ele estava exausto de tanta agitação emocional e, recentemente, fora alertado pelo médico sobre um princípio de hipertensão. Adam começou a se concentrar nas emoções do presente – nenhuma relacionada à ex-esposa – e se surpreendeu ao perceber que se sentia mais triste do que furioso.

À medida que observava a própria tristeza, ele tomou consciência de um peso no abdômen e nos ombros. Uma imagem repentina de si mesmo carregando um grande peso veio à mente. Julgamentos vieram à tona – ele deveria ser mais forte, não era um bom pai, tinha estragado a própria vida. Adam percebeu esses pensamentos e deixou que fossem embora, imaginando-os como uma série de vagões de trem passando à sua frente.

Ele não lutou contra a tristeza. Em vez disso, observou que a emoção subia e se recolhia, como uma onda no mar. Adam se deu o direito de ficar triste. Após algumas experiências, ficou mais fácil perceber os julgamentos e deixar que fossem embora. E Adam ganhou confiança em sua capacidade de se acalmar com a respiração consciente.

A exposição emocional foi mais difícil. Para essa técnica, ele escolheu trabalhar sentimentos que surgiam a respeito da ex. O primeiro incidente de exposição emocional aconteceu logo depois de um telefonema em que ela o acusou de ser "pão-duro e nunca gastar dinheiro com as crianças por livre e espontânea vontade".

Adam começou o exercício percebendo o efeito daquelas palavras em seu corpo. Ele sentiu calor, com uma pressão perturbadora no peito e no pescoço, e ficou se perguntando se era pressão alta. Em seguida, Adam descreveu a raiva para si mesmo. Ela parecia dura e afiada, aumentando junto com uma aversão profunda. Havia mais uma coisa: uma sensação de desamparo que parecia quase um desespero. Era um sentimento de que aquela situação nunca melhoraria, nunca seria diferente.

Conforme o desespero aumentava, Adam percebeu um impulso de desligar a emoção, bloqueá-la. Ele teve vontade de tomar uma cerveja e começou a planejar as respostas que daria à ex-esposa. Com algum esforço, Adam continuou observando seus sentimentos, tentando não se apegar a qualquer emoção específica, mas prestando atenção em *tudo* o que sentia.

Ele também tomou consciência de impulsos para agir com base no desespero. Queria sentir raiva em vez daquilo, telefonar para a ex e gritar que ela estava envenenando o relacionamento dele com as crianças. Em seguida, surgiram na mente de Adam imagens dele pegando o carro e batendo de propósito em uma árvore, metade por raiva e metade para acabar com toda a dor que estava sentindo.

Enquanto Adam observava as emoções, os julgamentos continuavam brotando: "Minha ex é uma mulher ruim… Eu fui um idiota por me casar com ela… Ela destruiu minha vida… Isto é ruim demais para suportar." Ele precisou se esforçar, mas enfiou todos os pensamentos em um vagão e deixou que fossem embora.

Depois de um tempo, Adam percebeu algo que o surpreendeu. O sentimento de desespero se dissipava se ele não se apegasse aos julgamentos, transformando-se em algo mais parecido com culpa.

Então, ele voltou a se concentrar na respiração, contando e observando cada vez que puxava e soltava o ar. Três minutos depois, sentiu uma espécie de calma sombria – não era o melhor sentimento do mundo, mas dava para conviver com aquilo.

AÇÃO OPOSTA AOS SEUS IMPULSOS EMOCIONAIS

Em geral, existem boas razões para uma emoção aflorar. Mesmo quando são dolorosos, seus sentimentos são legítimos e válidos. O problema maior é o comportamento guiado pela emoção, porque agir com base no que sentimos muitas vezes leva a resultados destrutivos. Por exemplo, deixar que a raiva o leve a atacar os outros com palavras pode atrapalhar seus relacionamentos; permitir que o medo o faça evitar tarefas e desafios essenciais pode interferir nas suas funções no trabalho.

Um segundo problema de agir de acordo com impulsos emocionais é que eles *intensificam* o sentimento original. Em vez de obter alívio, você pode acabar ainda mais consumido pela emoção se tomar atitudes levadas por seus ímpetos destrutivos. É aí que a *ação oposta* entra em cena. Em vez de abastecer o sentimento, ela o regula e o transforma. Aqui estão alguns exemplos de *ação oposta*.

Exemplo: Ação oposta

Emoção	Comportamento guiado pela emoção	Ação oposta
Raiva	Atacar, criticar, magoar, gritar.	Validar, evitar ou distrair-se, usar uma voz suave.
Medo	Evitar, arquear os ombros.	Aproximar-se do que você tem medo, fazer o que você vem evitando, endireitar a postura.
Tristeza	Fechar-se, evitar, ser passivo, baixar a cabeça.	Ser ativo, envolver-se, estabelecer metas, endireitar a postura.
Culpa/vergonha	Punir-se, confessar, evitar, fechar-se.	Se a culpa não tiver fundamento, continue fazendo o que a tiver desencadeado; se a culpa for justificada, desculpe-se e faça as pazes.

Observe que a ação oposta muda tanto a linguagem corporal – postura e expressão facial – quanto o comportamento em si. A ação oposta não tem a ver com negar ou fingir que um sentimento não existe. Na verdade, está relacionada à *regulação*. Você reconhece a emoção, mas usa o comportamento oposto para reduzi-la ou incentivar uma nova emoção.

Há seis passos para tomar uma ação oposta:

1. Comece reconhecendo o que sente. Traduza a emoção em palavras.

2. Pergunte-se se há um bom motivo para regular ou reduzir a intensidade dessa emoção. Ela está oprimindo você? Ela o leva a tomar atitudes perigosas ou prejudiciais?

3. Perceba a linguagem corporal e o comportamento específicos que acompanham a emoção (veja a coluna "Comportamento guiado pela emoção" na tabela anterior). Como estão sua expressão corporal e sua postura? O que você está dizendo e como está falando essas coisas? Qual é a ação específica que você toma em resposta à emoção?

4. Identifique sua ação oposta. Como você pode relaxar o rosto e o corpo para que eles não gritem "Estou com raiva" ou "Estou com medo"? Como você pode mudar sua postura para transmitir confiança e vitalidade em vez de depressão? Como você pode se aproximar, em vez de se afastar, do que o amedronta? Quando está com raiva, como você pode reconhecer ou ignorar em vez de atacar? Trace um plano para ações opostas que inclua descrições *específicas* do seu novo comportamento.

5. Comprometa-se completamente com a ação oposta e estabeleça um cronograma para trabalhar nela. Por quanto tempo você manterá o comportamento oposto? Ao pensar em assumir um compromisso, tenha em mente o motivo pelo qual você quer regular suas emoções. No passado, o que aconteceu quando você cedeu a atitudes guiadas por sentimentos? Houve prejuízos graves para você ou para os outros?

6. Monitore suas emoções. Enquanto estiver praticando a ação oposta, perceba como o sentimento original muda ou evolui. A ação oposta envia ao cérebro a mensagem de que a emoção antiga não é mais adequada e ajuda você a passar para um sentimento menos doloroso.

Agora é hora de você fazer um planejamento. Você identificará alguns sentimentos frequentes e se comprometerá com estratégias de ação oposta que possam ajudar você a regulá-los.

Preencher a Planilha de Planejamento de Ações Opostas é simples e muito importante. Nela, você vai anotar as emoções que provavelmente sentirá e então preparar uma reação completamente diferente da que teve no passado. (Tire cópias da planilha ou baixe-a em www.sextante.com.br/dbt.)

Aqui está um exemplo. Você se lembra da Linda e do Registro de Emoções que ela preencheu logo antes do Natal? Quando começou a fazer o planejamento, Linda identificou várias ações opostas que poderiam ajudá-la com os sentimentos de raiva, rejeição e culpa. Aqui está o que ela decidiu.

Exemplo: Planilha de Planejamento de Ações Opostas da Linda

Emoção	Comportamento guiado pela emoção	Ação oposta	Período	Resultados
Sentimento de rejeição, raiva	1. Me afastar 2. Atacar 3. Planejar pequenas vinganças	Dizer o que me magoou com um tom de voz suave e inofensivo. Ser civilizada; finalizar a conversa rapidamente. Fazer algo por mim mesma em vez de planejar uma vingança.	O tempo que a conversa durar.	Minhas conversas foram mais calmas, não se transformaram em brigas. Expressei como me sentia de forma civilizada.
Culpa	1. Me fingir de "boazinha" 2. Atacar	Pedir desculpas na hora, mas dizer para as pessoas que não gostei de como fui tratada.	O tempo que a conversa durar.	As pessoas valorizaram minha sinceridade. Eu expressei como me senti de um jeito sincero.

Durante várias semanas, Linda monitorou os resultados das ações opostas para ver se o novo comportamento funcionava. Ela descobriu que a raiva passava mais rápido quando seguia o plano de ação oposta. Usar um tom de voz mais baixo e dizer o que a magoava pareceram suavizar a mágoa. No começo, Linda teve medo de reconhecer os sentimentos de rejeição porque eles a deixavam mais vulnerável. Mas, depois de diversas tentativas (por exemplo, contando ao pai que ficou triste por não passar o Natal com ele), ela percebeu que, muitas vezes, a raiva se transformava em algo menos agudo e doloroso. Linda também passou menos tempo ruminando sobre as maneiras como se sentia traída.

A ação oposta não é fácil. Não fingiremos que é. Com a prática, no entanto, ela pode suavizar e reduzir emoções extremas. Muitas vezes, o medo se transforma em fortalecimento; a tristeza, em participação; a raiva, em desapego; e a vergonha e o esquivamento, em disposição. O planejamento de ações opostas pode oferecer a você uma ferramenta de regulação emocional incrivelmente eficaz.

Planilha de Planejamento de Ações Opostas

Emoção	Comportamento guiado pela emoção	Ação oposta

	Período	Resultados

RESOLUÇÃO DE PROBLEMAS

Às vezes, a regulação emocional precisa começar *antes* de as emoções extremas surgirem. A resolução de problemas se concentra em identificar o acontecimento que as desencadeia e em encontrar formas mais eficientes de reagir no futuro. O primeiro passo é aprender a análise comportamental.

Análise comportamental

A resolução de problemas começa com algo chamado *análise comportamental*. Basicamente, consiste em traçar a sequência de acontecimentos que levou a uma emoção problemática. O Formulário de Análise Comportamental guiará você passo a passo pelo processo. Tire cópias do formulário ou faça o download do arquivo em www.sextante.com.br/dbt.

Exemplo: formulário de análise comportamental

Muitas vezes, Sam se via lutando contra uma raiva extrema, em especial quando precisava interagir com a sogra. Ao fazer uma análise comportamental dessas reações de raiva, ele descobriu diversos gatilhos internos que não esperava encontrar.

Formulário de Análise Comportamental do Sam

1. Emoção problemática: *Raiva da minha sogra*

2. Acontecimento desencadeador
   - Acontecimento externo: *A visita da minha sogra. Ela parece ter nojo da minha casa.*
   - Pensamentos: *Minha casa precisa de uma pintura. Meu jardim está cheio de ervas daninhas e parece decadente. Este lugar é um lixo.*

3. Acontecimentos secundários

   a. Emoção: *Tristeza*
      Pensamento: *Odeio este lugar.*

   b. Emoção: *Vergonha*

      Pensamentos: *Por que eu passo a vida em lugares horríveis como este? Por que eu não consigo morar em uma casa melhor? Eu sei por quê: sou um perdedor que não consegue ganhar dinheiro.*

      Comportamento: *Acusei minha sogra de não ter nos ajudado quando precisamos e de não ligar para os nossos problemas. Quando ela discordou, estourei com ela.*

Perceba que o acontecimento externo – a visita da sogra – é apenas um de uma série de passos. E a maioria dos passos que levaram à raiva é interna – pensamentos e outros sentimentos dolorosos. Para regular melhor a raiva, Sam talvez precise identificar quais passos no processo desencadeante deseja mudar, para então usar a resolução de problemas a fim de planejar uma reação diferente.

O que precisa ser destacado aqui é que você *pode* mudar ou atenuar emoções extremas ao mudar o que faz *antes* que a emoção o domine. Após completar a análise comportamental, o primeiro passo é decidir qual dos acontecimentos desencadeantes ou secundários você quer alterar. Ele deve ser: (1) um acontecimento sobre o qual você tenha controle (por exemplo, seus próprios pensamentos ou comportamentos) e (2) um acontecimento que, se alterado, provavelmente reduzirá a emoção problemática.

No caso de Sam, ele resolveu agir sobre os pensamentos que geravam vergonha e os ataques verbais. Sam percebeu que, ao longo dos anos, esse padrão tinha se repetido com frequência antes de a raiva surgir. Ele começava a ter pensamentos autodepreciativos que logo se tornavam insuportáveis. A partir daí, tentava mascarar a vergonha culpando os outros, o que desencadeava a raiva e, em dado momento, um ataque verbal.

Formulário de Análise Comportamental

1. Emoção problemática: _____

2. Acontecimento desencadeador (o que ocorreu antes da emoção)
    - Acontecimento externo: Aconteceu alguma coisa sobre a qual você não tem controle (perder o emprego, ficar doente, saber de notícias perturbadoras, etc.)?
    _____

    - Pensamentos: Que pensamentos anteriores à emoção podem ter desencadeado ou intensificado sua reação?
    _____

    - Emoção: Houve uma emoção anterior ou diferente que desencadeou sua reação?
    _____

    - Comportamento: Houve algo que você ou outra pessoa fez que desencadeou sua reação?
    _____

3. Acontecimentos secundários: Identifique o que aconteceu logo depois do evento desencadeador (mas antes da emoção problemática). Divida os acontecimentos em uma série de passos (a, b, c).

    a. Pensamentos: _____

    Emoção: _____

    Comportamento: _____
    _____

    b. Pensamentos: _____

    Emoção: _____

    Comportamento: _____
    _____

    c. Pensamentos: _____

    Emoção: _____

    Comportamento: _____
    _____

Quando completar um Formulário de Análise Comportamental, você verá como as emoções são construídas. Algo sempre as desencadeia. Às vezes, esse gatilho é interno – como seus próprios pensamentos ou sentimentos – e, em outros casos, tem diversas causas. Todas elas precisam ser reconhecidas e rastreadas.

Depois de identificar os acontecimentos desencadeadores ou secundários que você deseja modificar, use a técnica ABC.

Resolução de Problemas ABC

Este é o passo seguinte ao preenchimento do Formulário de Análise Comportamental no processo de resolução de problemas:

A. *Alternativas.* Pense em reações alternativas. Como você poderia mudar os pensamentos e sentimentos desencadeantes ou secundários?

B. *Boas ideias.* Avalie sua lista e escolha uma ou duas entre suas melhores ideias para implementar.

C. *Comprometimento com a implementação.* Identifique o momento e o local em que você testará suas novas reações. Escreva os novos pensamentos ou comportamentos que usará.

Alternativas: chuva de ideias

Vamos percorrer os passos para a resolução de problemas com o exemplo de Sam. Ele tinha duas listas de ideias: uma para substituir os pensamentos que geravam vergonha e outra para mudar o comportamento de ataque.

Ideias do Sam

Pensamentos de vergonha	Comportamento de ataque
Pensar em coisas que faço bem.	Validar a pessoa antes de dizer qualquer coisa negativa.
Me lembrar de como isso me deixa louco, como eu acabo ficando com raiva.	Nunca fazer um comentário crítico se eu estiver me sentindo chateado ou envergonhado.
Me distrair; ouvir música.	Escrever comentários, em vez de falar, porque muitas vezes fico chateado demais e digo coisas maldosas.
Pedir apoio da minha esposa.	Me lembrar de como a outra pessoa se sentiria antes de dizer qualquer coisa.
Dar uma volta de carro; tirar algumas fotos.	Verificar com a minha esposa se estou exagerando antes de criticar alguém.

Boas ideias: passo de avaliação

Sam avaliou as diferentes ideias que teve e resolveu tentar o seguinte:

1. Vou me distrair com música ou tirando fotos.

2. Vou verificar com a minha esposa antes de criticar alguém e escrever comentários cuidadosos se decidir fazer qualquer crítica.

Comprometimento com a implementação

Por fim, Sam resolveu seguir o plano que criou com a sogra durante o resto da visita, em especial quando os dois estavam a sós e ela dizia algo irritante. Por exemplo, quando a sogra comentou que a cozinha dele parecia velha e fora de moda, Sam foi para o quarto, colocou os fones de ouvido e escutou música por alguns minutos para se acalmar. Depois que a sogra foi embora, ele e a esposa mandaram um e-mail delicado pedindo que ela não criticasse tanto a casa deles nas próximas oportunidades.

Perceba que Sam desenvolveu comportamentos alternativos específicos para substituir ações cruciais que aconteciam antes que ficasse com raiva, além de identificar uma situação em que se comprometia a usar o novo plano.

O mais importante na resolução de problemas é saber *exatamente* o que você fará de maneira diferente – e quando e onde você o fará. Quanto mais concreto e específico você for, melhor. Agora, usando seu próprio exemplo do Formulário de Análise Comportamental, siga os mesmos passos, escrevendo suas ideias em uma folha de papel em branco, para que possa criar um plano que se comprometa a seguir.

REGULADOR SEMANAL

A regulação emocional será alcançada de forma mais eficaz se você aplicar suas novas habilidades com regularidade. O Registro do Regulador Semanal é, em essência, um sistema para lembrá-lo de fazer isso. Estas são as habilidades nas quais você vai se concentrar:

- Gerenciar a vulnerabilidade física
- Gerenciar a vulnerabilidade cognitiva
- Perceber e lembrar-se de acontecimentos positivos
- Observar e aceitar emoções
- Praticar a ação oposta
- Usar a resolução de problemas

O Registro do Regulador Semanal deve ser preenchido ao fim de cada semana. Faça muitas cópias (ou baixe as planilhas em www.sextante.com.br/dbt) e revise as habilidades que você usou naqueles sete dias. Marque as caixas adequadas para indicar quando você empregou cada uma de suas habilidades.

Registro do Regulador Semanal

Gerenciando a vulnerabilidade física

	Seg	Ter	Qua	Qui	Sex	Sáb	Dom
Dei passos proativos para lidar com minha doença/dor física.							
Segui uma dieta balanceada.							
Não usei drogas nem ingeri álcool.							
Dormi o suficiente.							
Pratiquei atividade física.							
Usei relaxamento ou atenção plena para lidar com o estresse e a tensão.							

Gerenciando a vulnerabilidade cognitiva

	Seg	Ter	Qua	Qui	Sex	Sáb	Dom
Observei pensamentos de gatilho.							
Usei pensamentos de enfrentamento.							
Percebi pelo menos um acontecimento positivo.							

Acontecimentos positivos desta semana

Segunda-feira

1. _____

2. _____

3. _____

Terça-feira

1. _____

2. _____

3. _____

Quarta-feira

1. _____

2. _____

3. _____

Quinta-feira

1. _____

2. _____

3. _____

Sexta-feira

1. _____

2. _____

3. _____

Sábado

1. _____

2. _____

3. _____

Domingo

1. _____

2. _____

3. _____

Observando e aceitando emoções

	Seg	Ter	Qua	Qui	Sex	Sáb	Dom
Observei a emoção.							
Não agi de acordo com a emoção.							
Não julguei a emoção.							

Lidando com as emoções

	Seg	Ter	Qua	Qui	Sex	Sáb	Dom
Usei a ação oposta.							
Usei a análise comportamental.							
Usei a resolução de problemas.							

CAPÍTULO 9
Habilidades básicas de efetividade interpessoal

As habilidades de efetividade interpessoal são um conjunto de técnicas de treinamento de habilidades sociais (McKay et al., 1999), treinamento de assertividade (Alberti e Emmons, 1990; Bower e Bower, 1991) e habilidades de escuta (Barker, 1990; Rogers, 1992) combinadas por Linehan (2009) para a terapia comportamental dialética. Além disso, acrescentamos habilidades de negociação (Fisher e Ury, 1991) para completar o programa.

Relacionamentos são preciosos e vulneráveis. Trazem amor, companheirismo e apoio. Às vezes, porém, em questão de instantes, podem se desgastar de forma irreparável. Neste capítulo e no próximo você vai aprender habilidades interpessoais para manter suas relações saudáveis e vivas. A mais necessária e importante delas é a assertividade, isto é, a capacidade de (1) pedir o que se quer, (2) dizer "não" e (3) negociar conflitos *sem danificar o relacionamento*. No entanto, antes de aprender mais sobre a assertividade, há algumas coisas que você precisa saber.

ATENÇÃO CONSCIENTE

Relacionamentos exigem atenção. Manter uma boa relação – seja com um parceiro amoroso, um amigo, um colega de trabalho ou um mero companheiro de carona – requer que você *perceba* os sentimentos e as reações da outra pessoa e então observe como se dá a comunicação entre vocês. Com a aplicação das técnicas de atenção plena que praticamos nos capítulos 4, 5 e 6, é possível observar expressões faciais, linguagem corporal, tom de voz e escolha de palavras durante uma conversa para se ter uma ideia do humor e do estado do relacionamento.

Prestar atenção significa permanecer no presente, e não pensar no que você dirá em seguida ou se concentrar em alguma lembrança. Significa continuar presente no que você vê, ouve e sente. Assim como respirar, caminhar ou até lavar a louça de forma consciente, você pode se relacionar e se comunicar com plena consciência do momento atual. Ao prestar atenção, você percebe os problemas chegando – antes que eles o afoguem – e ganha tempo para fazer perguntas esclarecedoras que podem ajudar a corrigir impressões erradas.

Não prestar atenção – concentrar-se em algo externo ao momento presente entre você e os outros – tem um preço. Você acabará fazendo alguma destas coisas:

- Perder sinais cruciais sobre as necessidades e reações da outra pessoa
- Projetar, de maneira errônea, seus medos e sentimentos no outro
- Explodir ou fugir quando for "surpreendido"

por uma reação negativa que você poderia ter enxergado antes

A atenção consciente também envolve observar sua própria experiência em relação aos outros. Você precisa que a outra pessoa faça algo por você (por exemplo, dê mais atenção ou o ajude)? Precisa mudar o processo entre vocês dois (por exemplo, comentários críticos, exigências, perguntas invasivas)? Tem sentimentos que sinalizam algo importante sobre o que está ocorrendo (mágoa, tristeza, perda, vergonha, ansiedade)? Perceber suas emoções pode ajudar você a descobrir o que precisa mudar em uma relação antes de acabar explodindo ou fugindo.

Em suma, a primeira habilidade interpessoal que você precisa cultivar é a atenção consciente, porque ela ajuda a ler sinais importantes sobre as condições de um relacionamento.

Exercício: Atenção consciente

Na próxima conversa que tiver, pratique ser um observador do momento, prestando atenção no comportamento físico e verbal da outra pessoa. Se achar qualquer coisa ambígua ou difícil de ler, faça perguntas para esclarecer. Aqui estão alguns exemplos:

- Como você está se sentindo? Está tudo bem?

- Como está nosso relacionamento? Está tudo bem entre a gente?

- Como estão as coisas entre nós dois?

- Percebi que _____. Estou correto?

- Está tudo bem com você? Com a gente?

Considere também suas próprias necessidades e emoções durante a interação – é necessário que você comunique alguma delas? Como você poderia dizer isso e ainda preservar o relacionamento?

Por exemplo, Bill percebera que a namorada, Gina, o estava evitando durante o jantar. Quando ele perguntou "Como estão as coisas entre a gente?", ela respondeu que ficara magoada por ele não a ter convidado para a festa de fim de ano do escritório. Isso deu a Bill a chance de explicar que detestava os eventos da empresa e só planejava marcar presença por alguns minutos.

▪ ▪ ▪

COMPAIXÃO PELOS OUTROS

Além de prestar atenção consciente nos seus relacionamentos, é importante ter compaixão pelos outros seres humanos. Como você aprendeu no capítulo 5, demonstrar compaixão significa reconhecer a dor do outro, oferecer ajuda e fazer isso sem julgar. Em muitos sentidos, a dor e o sofrimento nos unem a todos, uma vez que vivenciamos esses sentimentos ao longo da vida. Um dos princípios nos quais a filosofia budista se baseia afirma que todos os seres conscientes vivenciam o sofrimento. Isso não significa que você vai *apenas* sofrer sua vida inteira, e sim que você e todos nós atravessaremos dores, decepções, perdas e mágoas. Essas coisas são inevitáveis.

Desenvolver uma postura compassiva também exige que você reconheça que, apesar da dor e do sofrimento, todos estão fazendo o melhor que podem nesta vida e usando as habilidades de enfrentamento que possuem. No entanto, muitas vezes julgamos os outros por não agirem como achamos que *deveriam*. Ou os criticamos por se comportarem de uma forma com a qual não concordamos. Mas com que frequência paramos para pensar sobre as dificuldades que a outra pessoa pode estar enfrentando? Talvez aquele motorista que ultrapassou seu carro na estrada estivesse indo ver a mãe à beira da morte no hospital. Talvez aquela mulher que foi grosseira com você ao telefone tivesse acabado de descobrir que estava com câncer. Ou talvez seu colega de trabalho que é agressivo com todo mundo tenha um histórico de abusos na infância e por isso afaste os outros para não se machucar de novo. A verdade é que raramente conhecemos a dor pela qual as outras pessoas estão passando.

A meditação a seguir lembrará você de ter pensamentos e sentimentos de compaixão pelos outros, inclusive por aqueles de quem não gosta. De novo, tenha em mente que estamos fazendo o melhor que podemos e que mesmo as pessoas de quem você não gosta têm motivo para agirem como agem. Ao estender sua postura compassiva a todos, (1) você aprende a abrir mão dos julgamentos e de emoções negativas relacionadas a eles, como a raiva; (2) você abre o coração e a mente para outras possibilidades; e (3) você tem a oportunidade de desenvolver conexões mais fortes com os outros.

Exercício: Meditação de compaixão com os outros

Use a meditação de compaixão a seguir (McKay e Wood, 2019 [adaptado]) para desenvolver e fortalecer sua capacidade de demonstrar bondade e aceitação para com os outros. Para começar, use a respiração consciente para relaxar e se concentrar. Leia as instruções antes de iniciar o exercício, para se familiarizar com a experiência. Se você se sentir mais confortável ouvindo as orientações, grave-as com uma voz lenta e uniforme e as escute enquanto estiver praticando esta técnica.

Instruções

Em primeiro lugar, sente-se em um lugar confortável, em um cômodo onde você sabe que não será incomodado. Desligue qualquer aparelho que possa distraí-lo. Se você se sentir melhor com os olhos fechados, faça isso para relaxar com mais facilidade.

Para começar, respire de forma lenta e prolongada algumas vezes e relaxe. Coloque uma mão em cima da barriga. Agora, inspire lentamente pelo nariz e depois expire devagar pela boca.

Sinta a barriga subindo e descendo enquanto você respira. Imagine que ela está se enchendo de ar como um balão enquanto você inspira e então murchando enquanto expira. Sinta o ar entrando pelas narinas e saindo por entre os lábios. Enquanto respira, observe as sensações no seu corpo. Sinta os pulmões se encherem de ar. Repare no peso do seu corpo sobre o assento. A cada respiração, observe como você fica cada vez mais relaxado. [Se estiver gravando as instruções, faça uma pausa de 30 segundos aqui.]

Agora, enquanto continua a respiração, comece a contar cada vez que expirar. Você pode fazer isso em silêncio, para si mesmo, ou em voz alta. Conte cada expiração até chegar a 4 e, então, volte para o início. Inspire lentamente pelo nariz e expire devagar pela boca. Conte 1. Mais uma vez, inspire lentamente pelo nariz e expire devagar pela boca. Conte 2. Repita, inspirando lentamente pelo nariz e, em seguida, expirando devagar pela boca. Conte 3. Última vez: inspire pelo nariz e expire pela boca. Conte 4. Agora comece a contar de novo a partir do 1. [Se estiver gravando as instruções, faça uma pausa de 30 segundos.]

Agora volte sua consciência para dentro do próprio corpo, notando o mundo de sensações nele neste exato momento. Você vive nesse corpo – permita-se ter consciência da sua respiração, da sua força vital. Mantendo essa consciência, pense em alguém que o faça sorrir, que naturalmente encha seu coração de felicidade. [Pause aqui por alguns segundos.] Permita-se sentir como é estar na presença dessa pessoa. [Pause aqui por alguns segundos.] Agora, reconheça que essa pessoa quer ser feliz e não sofrer. Mantendo essa consciência, repita mentalmente as seguintes frases, deixando que elas sejam um desejo profundo para essa pessoa:

"Que você fique em paz."

"Que você esteja em segurança."

"Que você tenha saúde."

"Que você seja feliz e livre de sofrimento."

Repita as frases mais duas ou três vezes, permitindo que o significado delas se aprofunde a cada repetição. Permita-se sentir e aceitar sua própria compaixão para com essa pessoa de quem você gosta. [Se estiver gravando as instruções, repita as frases mais duas ou três vezes.]

Agora, pense na imagem de uma pessoa que você acha difícil ou de quem não gosta. Lembre-se de que esse indivíduo também está lutando para encontrar seu caminho na vida e, nesse processo, acaba causando dor em você. Repita mentalmente:

"Assim como eu quero ter paz e não sofrer...

Que você também encontre a paz.

Que você esteja em segurança.

Que você tenha saúde.

Que você seja feliz e livre de sofrimento."

Novamente, repita as frases mais duas ou três vezes, permitindo que o significado delas se aprofunde a cada repetição. Permita-se sentir e aceitar sua própria compaixão para com essa pessoa que você acha difícil. [Se estiver gravando as instruções, repita as frases mais duas ou três vezes.]

Por fim, quando terminar, respire lentamente mais algumas vezes, descanse em silêncio e saboreie a sensação de boa vontade e compaixão.

Ao longo da próxima semana, torne esta meditação de compaixão parte da sua prática para manter a mente tranquila. Então, veja se consegue incorporar as mesmas intenções em suas interações diárias com os outros. Cada vez que encontrar uma pessoa ou for afetado por alguém, diga para si mesmo:

"Assim como eu, esta pessoa quer ser feliz e não sofrer", ou

"Assim como eu, essas pessoas estão presas ao drama e ao fluxo da vida."

Por fim, em algum momento você pode simplificar os mantras, dizendo apenas "Assim como eu". Por exemplo, ao encontrar alguém, pense consigo mesmo "Assim como eu", o que significa "Assim como eu, esta pessoa quer ser feliz e não sofrer".

▪ ▪ ▪

COMPORTAMENTO PASSIVO *VS.* AGRESSIVO

Padrões ineficazes de comportamento podem ter um imenso impacto negativo nas relações. Dois tipos de postura em especial costumam interferir nos relacionamentos: o comportamento passivo e o comportamento agressivo. Às vezes, agir com passividade parece seguro, porque você simplesmente aceita o que o outro quer e espera. Ao longo do tempo, porém, essa atitude é o caminho certo para o desastre interpessoal, uma vez que, quando cedemos sempre e abandonamos nossas próprias necessidades, acumulamos frustração e ressentimento. Em dado momento, a relação se torna tão dolorosa que estouramos, afundamos em uma depressão ou fugimos. O paradoxo de ser passivo é que ceder parece proteger o relacionamento. A longo prazo, contudo, a relação toma uma forma intolerável, e precisamos destruí-la para acabar com a dor.

Por outro lado, comportamentos agressivos também afastam as pessoas. Em geral, a agressividade é causada por duas premissas falsas. A primeira é um forte senso de como as coisas *deveriam* ser – de acordo com nossa própria opinião. Especificamente, temos um forte conhecimento de como os outros devem se comportar. Vemos com clareza o jeito certo e errado de agir em cada situação e, quando as ações de uma pessoa entram em conflito com o que acreditamos ser adequado ou correto, sentimos que precisamos puni-la.

A segunda fonte de agressividade é uma necessidade de controlar acontecimentos interpessoais. As coisas precisam acontecer de determinada maneira, e esperamos que certos desfechos ocorram ou não. Quando a outra pessoa contraria nosso senso do que é correto ou não faz o que esperamos, a raiva se acumula e fazemos ainda mais pressão para controlar o que acontece. Às vezes, nos sentimos tão determinados que explodimos... e afastamos os outros.

Tanto a passividade quanto a agressividade destroem relacionamentos. Ambos os padrões acabam sendo muito dolorosos para nós – e para aqueles que amamos. As habilidades de assertividade que você aprenderá a seguir tomam o caminho do meio. Elas oferecem ferramentas para que você corra atrás do que precisa, estabeleça limites e negocie conflitos, tudo isso sem raiva ou esforços coercitivos para controlar os outros ou a situação.

Exercício: Identifique seu estilo

Pense em interações recentes nos seus cinco relacionamentos mais significativos. Marque (✓) as afirmações que refletem seu comportamento típico:

☐ 1. Eu me deixo levar, mesmo que não goste.
☐ 2. Eu pressiono as pessoas a fazer o que é correto, mesmo que seja uma situação desagradável.
☐ 3. Tento ser agradável e tranquilo, independentemente do que os outros façam ou digam.
☐ 4. Dou bronca nas pessoas quando elas merecem.
☐ 5. Tento ter sensibilidade em relação às necessidades e aos sentimentos alheios, mesmo que minhas próprias necessidades se percam nesse processo.
☐ 6. Sei o que quero e insisto em algo até conseguir, mesmo que precise ficar com raiva.
☐ 7. Quando há um conflito, tendo a ceder e deixar que as coisas se desenrolem como a outra pessoa quer.
☐ 8. Quando as pessoas não fazem o que é adequado ou razoável, não permito que passem despercebidas.
☐ 9. Prefiro me afastar a dizer qualquer coisa que possa deixar a pessoa chateada.
☐ 10. Não podemos deixar as pessoas continuarem sendo egoístas ou burras; é preciso dar uma chacoalhada nelas até que enxerguem o que estão fazendo.
☐ 11. Permito que as pessoas façam o que querem e sejam quem são.
☐ 12. Quando as pessoas ignoram minhas necessidades ou insistem em coisas que não funcionam para mim, fico mais e mais chateado, até elas perceberem.

Se você marcou mais itens *ímpares*, seu estilo predominante é o passivo; se marcou mais itens *pares*, você tende a ser mais agressivo na resolução de problemas.

. . .

PROPORÇÃO "EU QUERO/O OUTRO QUER"

Todo relacionamento consiste em duas pessoas tentando obter aquilo de que precisam. Às vezes, as necessidades são iguais – companheirismo, diversão, calma e tranquilidade – e a relação é fácil. O problema começa quando elas precisam de coisas diferentes ao mesmo tempo ou quando um dos indivíduos necessita de algo que o outro não quer ceder. Para que o relacionamento seja bem-sucedido, você deve ser capaz de:

- Saber quais são suas necessidades e comunicá-las

- Perceber ou descobrir quais são as necessidades do outro

- Negociar e ceder para que você obtenha pelo menos uma parte do que deseja

- Dar, tanto quanto puder, aquilo de que o outro precisa

Se a proporção "eu quero/o outro quer" não estiver equilibrada, a relação se torna instável. Prestar atenção no que cada pessoa deseja e usar habilidades de assertividade para gerenciar conflitos é essencial para manter relacionamentos saudáveis.

Exercício: "Eu quero/o outro quer"

O exercício a seguir ajudará você a avaliar a proporção "eu quero/o outro quer". Escolha uma relação para analisar. Preencha a coluna da esquerda com as coisas que você quer e de que precisa nesse relacionamento.

Abaixo de "Resultado", avalie em que medida essas coisas são supridas. Nas duas colunas da direita, repita esse processo pensando na outra pessoa. Observe os resultados de cada pessoa na planilha. De quem são as necessidades que estão sendo mais contempladas? Como fica o relacionamento quando as necessidades de alguém não são supridas? Essas necessidades são ignoradas ou negociadas? São fontes de culpa ou de afastamento?

Avaliação "eu quero/o outro quer"

Eu quero	Resultado	O outro quer	Resultado

PROPORÇÃO "EU QUERO/EU DEVO"

Todo relacionamento exige a manutenção de um equilíbrio delicado entre buscar o que queremos e agir de acordo com o que achamos que devemos fazer (pelo bem da relação ou da outra pessoa). Se nos concentrarmos principalmente em obter e fazer o que queremos, prestando pouca atenção no que precisa ser feito pelo outro, acabamos gerando ressentimento. Se colocarmos peso demais no lado dos "deveres" – como *devemos* agir, o que *devemos* fazer pelo outro –, o relacionamento passa a ser um triste fardo, e começamos a sonhar em fugir.

Para muitas pessoas, os "deveres" podem ser um tirano controlador, forçando-as a ignorar necessidades importantes. Elas ficam tão preocupadas em bancar as boazinhas que não percebem como se tornaram deprimidas e desesperadas. Mais cedo ou mais tarde, a dor da abnegação cresce de tal forma que elas sentem necessidade de fugir ou destruir o relacionamento.

Exercício: Os "deveres"

Marque (✓) os itens que descrevem suas crenças ou seus sentimentos:

- ☐ Você deve oferecer tudo aquilo que é exigido de você em um relacionamento, mesmo quando isso significa deixar suas próprias necessidades de lado.
- ☐ Quando alguém está sofrendo, você deve fazer tudo o que for preciso para ajudá-lo.
- ☐ Você deve ser solícito e cuidadoso o tempo todo.
- ☐ Você não deve pedir algo que sabe que a outra pessoa não quer dar.
- ☐ Existe uma forma correta de tratar as pessoas, e ela deve ser seguida mesmo que isso signifique se calar a respeito das suas próprias emoções e necessidades.
- ☐ Você não deve dizer "não" às pessoas; isso é indelicado.
- ☐ Você não deve expressar sentimentos que podem chatear alguém; isso é errado.
- ☐ Você deve atender às necessidades dos outros, pois são mais importantes que as suas.
- ☐ Você nunca deve magoar ou ofender alguém.
- ☐ Você deve tentar não decepcionar as outras pessoas.

■ ■ ■

Quanto mais itens você tiver marcado, mais fortes são suas crenças sobre o jeito certo e errado de se relacionar e maior a probabilidade de você colocar as necessidades dos outros acima das suas. Não é errado ter valores a respeito de como tratar as pessoas. No entanto, se esses valores suplantarem a sua capacidade de pedir o que precisa, você acabará se sentindo desamparado em qualquer relacionamento.

DESENVOLVIMENTO DE HABILIDADES

Melhorar suas habilidades interpessoais exigirá trabalho. Você não precisa que alguém lhe diga como é difícil mudar padrões, mas deve saber por que isso é importante – alguns relacionamentos foram destruídos porque você não sabia como consertar o que deu errado. Este capítulo e o próximo lhe fornecerão novas ferramentas para gerenciar seu comportamento em relacionamentos. Às vezes, elas funcionarão; outras vezes, não. E, em algumas ocasiões, é provável que você se esqueça de usá-las. Mas você também ficará impressionado com o fato de como elas podem melhorar uma conversa ou ajudar a resolver um problema.

É difícil, mas não tem problema tropeçar algumas vezes – explodir ou decidir se afastar –, porque demora até aprendermos uma nova postura. Treinar as habilidades interpessoais o beneficiará com estes resultados:

- Você se tornará mais eficiente em lidar com as pessoas
- Você aumentará sua capacidade de ter suas necessidades supridas
- Você conseguirá negociar conflitos sem prejudicar o relacionamento
- Você fortalecerá seu respeito próprio ao obter alternativas para antigos padrões de raiva ou afastamento

HABILIDADES INTERPESSOAIS ESSENCIAIS

Existem seis habilidades interpessoais essenciais que mudarão a sua percepção dos relacionamentos:

1. *Saber o que você quer.* Como você pode saber o que deseja em um relacionamento? Em alguns casos, você percebe um anseio ou um desconforto. O segredo é prestar atenção e descrever mentalmente o que está sentindo.

2. *Pedir o que quer de um jeito que proteja o relacionamento.* O próximo capítulo ensinará um método e um formato eficazes para isso. Por enquanto, basta saber que a ideia central é traduzir suas necessidades em palavras claras, sem atacar, e pedir mudanças específicas de comportamento.

3. *Negociar desejos conflitantes.* A disposição para negociar começa com um compromisso claro de que não haverá vencedores nem perdedores. Ela presume que as necessidades de cada pessoa são válidas e compreensíveis e se baseia em uma abertura a ceder para que os dois indivíduos recebam parte do que querem. Um protocolo simples para negociar necessidades conflitantes será fornecido no próximo capítulo.

4. *Obter informações.* Uma das habilidades interpessoais mais importantes é descobrir as necessidades, os medos, as esperanças, etc. da outra pessoa. Os maiores obstáculos à obtenção de informações aparecem quando você (1) presume erroneamente que sabe o que o outro quer; (2) projeta seus próprios medos, necessidades e sentimentos no outro; (3) teme que pareça que está se intrometendo; (4) tem medo de ouvir a pior resposta possível; e (5) não sabe como perguntar ou quais sinais procurar. O próximo capítulo trará algumas estratégias cruciais para obter informações.

5. *Dizer "não" de uma forma que proteja o relacionamento.* Você pode dizer "não" de três maneiras: (1) de um jeito hesitante e fraco que é facilmente atropelado; (2) de forma dura

e agressiva, afastando as pessoas; ou (3) de modo assertivo, validando as necessidades e os desejos do outro e, ao mesmo tempo, estabelecendo limites firmes a respeito do que você está disposto ou não a fazer. As duas primeiras estratégias enfraquecem os relacionamentos, porque alguém acabará se sentindo controlado e ressentido. Descreveremos como implementar a terceira estratégia no próximo capítulo.

6. *Agir de acordo com os seus valores.* Agir de forma passiva ou agressiva em um relacionamento diminui o respeito que você sente por si mesmo e pelos outros, porque um dos dois está perdendo no relacionamento – as necessidades e os sentimentos de uma das pessoas estão sendo ignorados. Ter clareza sobre como você quer tratar os outros é um passo crucial para a efetividade interpessoal. Pergunte-se: "Que tipo de relacionamento eu quero ter com as pessoas?" É provável que você deseje relações com carinho, confiança e comprometimento. Esperamos que, ao praticar as habilidades e os exercícios deste livro, você tenha começado a pensar em como valoriza seus relacionamentos. Agir de acordo com seus valores é outro passo essencial que determinará a natureza das suas relações. Não se surpreenda quando relacionamentos sem valores não derem certo. Tente estabelecer intenções positivas e valores para cada uma das suas relações e tome atitudes de acordo com o que está tentando alcançar nesses relacionamentos.

Exercício: Identifique seus valores interpessoais

Nas linhas a seguir, liste qualquer um dos seus comportamentos interpessoais que diminua seu respeito próprio. Inclua qualquer coisa que traga danos emocionais para você ou para outra pessoa. Além disso, escreva erros de omissão – coisas que você deveria ter feito, mas não fez.

Exemplo: *Eu fico com raiva quando alguém me critica.*

_____
_____
_____
_____
_____

Agora, no espaço a seguir, liste seus valores a respeito de como as pessoas devem ser tratadas. Estas são as regras básicas sobre o que você ou qualquer outra pessoa deve receber em um relacionamento.

Exemplo: *Para mim é importante ouvir que alguém que amo está sofrendo.*

_____
_____
_____
_____
_____

Ao comparar as duas listas, avalie se você está usando estratégias interpessoais que ferem seus valores. Agora, pergunte-se o seguinte:

Quais valores essenciais você desconsidera com mais frequência?

_____
_____
_____

Como seus relacionamentos são afetados quando você viola seus valores?

_____
_____
_____
_____
_____

No próximo capítulo, veremos estratégias interpessoais que ajudarão você a ser mais eficaz e, ao mesmo tempo, preservar seu respeito próprio.

■ ■ ■

OBSTÁCULOS AO USO DE HABILIDADES INTERPESSOAIS

Independentemente da sua dedicação, muitas barreiras no caminho da prática de suas habilidades interpessoais podem bloquear por um tempo o sucesso dos seus relacionamentos. Mas não se preocupe: ao identificar esses obstáculos, você já vence uma batalha. Quando souber quais são eles, você pode se preparar para superá-los. Aqui estão alguns dos bloqueios mais comuns ao uso das habilidades interpessoais:

- Velhos hábitos do tipo agressivo

- Velhos hábitos do tipo passivo
- Emoção extrema
- Incapacidade de identificar suas necessidades
- Relacionamentos tóxicos
- Mitos

Velhos hábitos do tipo agressivo

Enquanto crescia, você observou como as pessoas da sua família resolviam os problemas interpessoais e começou a moldar seu próprio comportamento com base no que viu. Se lidavam com o conflito usando a raiva, a culpa ou o afastamento, são essas as estratégias que você pode ter aprendido a empregar também.

As técnicas cujo objetivo é influenciar os outros e que utilizam o medo, a vergonha ou uma pressão psicológica perniciosa são chamadas de *estratégias aversivas*. Existem oito delas:

1. *Desconsideração:* A mensagem para o outro é que as necessidades ou os sentimentos dele não são válidos e não têm legitimidade nem importância. Um exemplo: "Você passou o dia todo vendo TV, então por que espera que eu chegue em casa e cozinhe para você?"

2. *Afastamento/abandono:* A mensagem é: "Faça o que eu quero ou vou embora." Muitas vezes, o medo do abandono é tão forte que as pessoas que recebem essa mensagem abrem mão de grande parte de suas necessidades para evitar que o outro as abandone.

3. *Ameaça:* A mensagem aqui é: "Faça o que eu quero ou vou machucar você" ou "Faça o que eu quero ou vou me machucar". As ameaças mais típicas são ficar com raiva ou, de alguma forma, aterrorizar a vida da outra pessoa. Aqui está um exemplo: "Ei, tudo bem, não vou pedir que você me ajude de novo. Talvez eu simplesmente me mate, assim você pode ter uma vida mais feliz sem mim."

4. *Culpa:* O problema, seja ele qual for, vira culpa do outro. Por acreditar que a outra pessoa causou o problema, você também crê que ela precisa resolvê-lo. Eis um exemplo: "A gente estoura o cartão de crédito todo mês porque você gasta muito dinheiro com coisas desnecessárias."

5. *Menosprezo/difamação:* A estratégia aqui é fazer a outra pessoa se sentir tola e errada por ter determinada necessidade, opinião ou sentimento. Por exemplo: "Por que você sempre quer ir ao lago? Você costuma ter crise alérgica lá e reclama o tempo todo."

6. *Provocação de arrependimento:* Esta estratégia transmite a mensagem de que a outra pessoa é um fracasso moral, de que as necessidades dela são erradas e devem ser abandonadas. Eis um exemplo: "Se você não acredita em mim, isso significa que há algo de muito errado no nosso relacionamento."

7. *Desorientação:* Esta estratégia desvia a atenção dos sentimentos e das necessidades da outra pessoa. A ideia é parar de conversar sobre o assunto e, em vez disso, falar de si mesmo. Aqui está um exemplo: "Não estou nem aí para o que você quer fazer; neste exato momento estou magoado e você não está prestando atenção em mim."

8. *Privação:* Aqui, a estratégia é retirar alguma forma de apoio, prazer ou suporte como punição por algo que a outra pessoa disse, fez ou quis. Por exemplo: "Tudo bem, se você não quer me dar dinheiro para eu ir às compras hoje, eu não vou com você ao aniversário de casamento dos seus pais mês que vem" (McKay, Fanning e Paleg, 1994 [adaptado]).

A melhor forma de parar um comportamento aversivo é observá-lo de perto. Depois de revisar essa lista, pergunte-se o seguinte:

Você reconhece alguma dessas estratégias no seu próprio comportamento?
_____
_____

Pense nas vezes em que você usou táticas aversivas. Qual foi o impacto no seu relacionamento?
_____
_____
_____

Você quer mudar isso? Por quê?
_____
_____
_____

Velhos hábitos do tipo passivo

Alguns hábitos antigos são da variedade passiva em vez da agressiva. Enquanto crescia, talvez você tenha aprendido a se fechar ou se render quando ocorria um conflito na família ou então a ceder às exigências para evitar um confronto. Por exemplo, talvez você pense que não pode ter suas próprias necessidades. Assim, mesmo que já tenha planos, você desiste deles e ignora suas necessidades e seus desejos sempre que alguém pede algo. Por exemplo: "Bem, eu tinha planejado ir ao cinema hoje à tarde, mas posso deixar para outro dia e ajudar você a arrumar a garagem. A que horas eu devo chegar aí?" Ou talvez você pense que não tem direito a ter suas próprias opiniões ou a expressá-las. Então, toda vez que alguém pergunta o que você pensa ou quer, você apenas se rende ao que a outra pessoa acha. Por exemplo: "Não sei bem o que quero para jantar. O que você vai pedir? Vou comer a mesma coisa." Embora essas estratégias possam funcionar por algum tempo, é comum que, em algum momento, a pessoa se sinta frustrada por suas necessidades não serem supridas, ficando com raiva e sabotando o relacionamento para escapar dele.

A melhor forma de parar o comportamento passivo é observá-lo de perto. Pense no modo como você lidou com conflitos no passado e se faça as seguintes perguntas:

Você reconhece alguma dessas estratégias passivas no seu próprio comportamento?
_____
_____

Pense nas vezes em que você usou táticas passivas. Qual foi o impacto no seu relacionamento?
_____
_____

Você quer mudar isso? Por quê?
_____
_____

Exercício: Registro de Conflitos

Use o Registro de Conflitos (na página seguinte) para listar e observar seus hábitos interpessoais agressivos e passivos. (Visite www.sextante.com.br/dbt para baixar a planilha.) Após usá-lo por uma semana ou mais, faça a si mesmo as seguintes perguntas:

Que tipos de necessidades ou situações desencadeiam o uso das suas estratégias agressivas ou passivas?
_____
_____

Quais estratégias você usa com mais frequência?
_____
_____

Você está conseguindo o que quer usando estratégias agressivas ou passivas?
_____
_____

Quais são as consequências emocionais mais frequentes do uso dessas estratégias?
_____
_____

As habilidades de assertividade no próximo capítulo darão a você alternativas mais eficazes às reações agressivas e passivas que costumava ter.

Registro de Conflitos

Data	Minha necessidade	Meu comportamento

	Estratégia agressiva/passiva	Consequências

Emoção extrema

O terceiro grande obstáculo à prática de habilidades interpessoais são as emoções extremas. Às vezes, nossas melhores intenções e nossos planos pensados tão cuidadosamente vão por água abaixo quando nos chateamos. Para algumas pessoas, ainda mais aquelas que cresceram em lares abusivos, ficar com raiva pode causar um *estado de fuga dissociativa*. Ou seja, elas podem fazer ou dizer coisas que, quando param para pensar, parecem ter sido feitas ou ditas por outra pessoa. "Não parecia que era eu dizendo para minha esposa sair da minha frente", insistiu um homem. "Parecia que eu estava possuído, sob o controle de alguma força externa."

Há evidências de que estados raivosos e dissociativos são responsáveis por muitos casos de violência emocional e até física. O que você pode fazer quando uma emoção extrema ameaça as habilidades interpessoais que você se esforçou tanto para desenvolver? Existem duas coisas que você pode aprender agora mesmo. Primeiro, preste atenção nos indícios de quando você está começando a perder o controle. Diferentes pessoas têm diferentes sinais, mas aqui estão alguns dos mais comuns:

- Sensação de calor ou rubor
- Taquicardia
- Falta de ar
- Tensão nas mãos, nos braços, na testa ou nos ombros
- Fala mais acelerada ou tom de voz mais alto que de costume
- Forte necessidade de vencer, de aniquilar, de fazer o outro se sentir mal

Exercício: Sentimentos e comportamentos de alerta

No espaço a seguir, faça uma lista de indícios emocionais ou comportamentais que, no passado, sinalizaram uma perda de controle:

_____
_____
_____
_____

Agora, sempre que os conflitos surgirem, fique atento a esses sinais de alerta. Se percebê-los, você pode usar uma técnica que já mencionamos aqui: quando notar que está começando a ser dominado pelas emoções, use as habilidades de respiração consciente. Faça algumas respirações diafragmáticas lentas e se concentre totalmente na experiência física de respirar. Isso o ajudará a se acalmar e a desconectar os antigos caminhos neurais que levavam a emoções extremas.

. . .

Incapacidade de identificar suas necessidades

As habilidades interpessoais não servirão para muita coisa se você não souber o que deseja em uma situação. Quando não conseguimos comunicar nossas necessidades, acabamos muito frustrados.

A primeira seção do próximo capítulo oferecerá estratégias para que você identifique o que quer em termos de mudanças de comportamento nos outros. Quando você for capaz de traduzir suas necessidades em palavras, as seções sobre assertividade e sobre como fazer um pedido simples lhe darão ferramentas para dizê-las em voz alta.

Medo

Quando você tem medo de algo, as habilidades interpessoais evaporam. Você é inundado por pensamentos catastróficos de "e se" e não consegue pensar com clareza. "E se eu for rejeitado?" "E se eu perder o emprego?" "E se eu não conseguir superar essa situação?" Pensamentos catastróficos podem fazer com que, por medo, você use estratégias agressivas e aversivas. Ou fazer com que você evite totalmente uma situação. O resultado é: você não funciona bem e não é eficiente.

A meditação da mente sábia pode ajudá-lo a lidar com o medo, assim como a respiração consciente. Outra medida que você pode tomar é confrontar seus pensamentos catastróficos. Há duas maneiras de fazer isso.

Exercício 1: Gerenciamento do medo – Avaliação de riscos

Repare que a planilha "Gerenciamento do medo – Avaliação de riscos" tem quatro colunas. Na primeira, escreva seu medo e, na segunda, liste todas as evidências de que o medo vai surgir. Em seguida, na terceira coluna, anote todas as evidências de que a catástrofe *não* ocorrerá. Agora, depois de rever as evidências favoráveis e desfavoráveis, registre sua estimativa, em porcentagem, de que a catástrofe *realmente* aconteça.

Exercício 2: Gerenciamento do medo – Planejamento de riscos

Na parte de "Planejamento de riscos" da planilha, imagine que a catástrofe que você teme aconteceu de fato. Como você lidaria com isso? Poderia contar com a ajuda de recursos, parentes ou amigos? Você tem um plano para enfrentar a situação da melhor forma possível? Que habilidades você pode utilizar para vencer a situação?

Faça cópias da planilha de avaliação/planejamento de riscos e use-a sempre que o medo ameaçar suas habilidades de relacionamento. (Se preferir, visite www.sextante.com.br/dbt para baixar a planilha.)

Gerenciamento do medo – Avaliação de riscos

Meu medo	Evidências de que aquilo que temo acontecerá	Evidências de que aquilo que temo *não* acontecerá	Probabilidade (%) de que aquilo que temo realmente ocorra

Gerenciamento do medo – Planejamento de riscos

Usando suas habilidades e seus recursos, elabore um plano de enfrentamento caso o temido cenário se realize.

_____
_____
_____
_____
_____
_____

Relacionamentos tóxicos
Quando as pessoas usam estratégias aversivas com você, pode ser muito difícil colocar estratégias interpessoais em prática. Mesmo que você esteja determinado a agir com assertividade, em vez de agressividade ou passividade, indivíduos que o culpam, ameaçam ou diminuem são capazes de fazer com que você tropece e queira explodir ou fugir.

A melhor solução é se afastar. Essas pessoas não mudarão, e você nunca deixará de ficar vulnerável. No entanto, se não puder evitá-las – por exemplo, se uma dessas pessoas for seu chefe ou um familiar –, há duas coisas que *precisa* fazer para enfrentar a situação. Em primeiro lugar, você precisa se acalmar antes de lidar com elas. Use a respiração consciente ou a mente sábia para se centrar. Em segundo lugar, com base em experiências passadas, você deve prever exatamente como o indivíduo tóxico se comportará. Em seguida, elabore um plano específico ou até um roteiro para lidar com esse comportamento. Planejar e desenvolver uma resposta detalhada evitará que você recorra a antigos padrões ineficazes. Veja as seções sobre assertividade no próximo capítulo para obter as ferramentas necessárias para escapar de armadilhas aversivas com suas falas.

Mitos
O último dos grandes obstáculos às habilidades interpessoais é encontrado nos quatro mitos paralisantes sobre os relacionamentos:

1. Se eu preciso de algo é porque há alguma coisa errada ou ruim comigo

2. Não vou suportar se a outra pessoa ficar brava ou disser "não"

3. É egoísta dizer "não" ou pedir coisas

4. Não tenho controle sobre nada

Esses mitos inibem você de falar sobre suas necessidades e estabelecer limites. Analisemos cada um deles:

- *Mito 1.* Todo ser humano tem necessidades em relação a outros seres humanos – atenção, apoio, amor, ajuda ou apenas gentileza. Não nos bastamos. Passamos a vida inteira negociando com os outros para obter tudo de que precisamos para sobreviver, tanto emocional quanto fisicamente. Portanto, ter necessidades não pode ser vergonhoso ou errado; é intrínseco à condição humana. Em contraponto a este mito, um pensamento de enfrentamento saudável é "*Tenho o direito de querer coisas*".

- *Mito 2.* Ouvir uma recusa raivosa machuca. Às vezes, fere tanto e tão repentinamente que isso tira nosso ar. Mas será que é verdade que você não consegue suportar? Pense nas rejeições que sofreu na vida; foram todas difíceis, mas você sobreviveu. Sem dúvida, as recusas doem, mas o pior é viver anos de dor porque você nunca pediu o que quer. Em contraponto a este mito, um pensamento de enfrentamento saudável é "*Tenho o direito de pedir coisas mesmo que a outra pessoa não as dê*".

- *Mito 3.* Você pode sentir que é egoísmo pedir coisas por causa de exemplos na infância, quando disseram que suas necessidades não contavam ou eram menos importantes que as dos outros. Quando você examina este mito, ele parece verdadeiro? Há algo falho ou errado com você que torna suas necessidades irrelevantes? A verdade é que as necessidades de todos são válidas e igualmente importantes. Não é egoísta pedir coisas ou estabelecer limites. É normal. É sadio e necessário. Nossa sobrevivência enquanto indivíduos depende de sabermos o que queremos e dizermos em voz alta. Se não o fizermos, as pessoas não prestarão atenção. Um pensamento de enfrentamento útil é "*Pedir as coisas é normal e saudável*".

- *Mito 4*. O controle é relativo. Você não é capaz de controlar o comportamento dos outros e talvez fique louco tentando fazer isso. O que pode ser controlado é o *seu* comportamento. Muitas vezes, estilos passivos ou agressivos têm resultados ruins. As pessoas ignoram suas necessidades ou ficam com raiva e se opõem a você. É por isso que você se sente desamparado; as estratégias que está usando não funcionam. O comportamento assertivo obtém resultados melhores. Em geral, as pessoas ouvem e reagem de maneira positiva. Em contraponto a este mito, um pensamento de enfrentamento útil é "*Posso me comportar de formas mais eficazes*".

CAPÍTULO 10

Habilidades avançadas de efetividade interpessoal

Este capítulo contém todas as habilidades aplicadas de efetividade interpessoal. Aprendê-las e praticá-las mudará sua vida, porque você terá muito menos conflitos e bem mais recompensas nos seus relacionamentos. Suas conexões com as pessoas parecerão diferentes: mais satisfatórias e menos frustrantes, com mais apoio e menos privação. Neste capítulo, você aprenderá as seguintes habilidades específicas:

- Saber o que quer
- Ajustar a intensidade
- Fazer um pedido simples
- Fazer roteiros básicos de assertividade
- Usar habilidades de escuta assertiva
- Dizer "não"
- Lidar com a resistência e o conflito
- Negociar
- Analisar interações problemáticas

SABER O QUE QUER

A efetividade interpessoal precisa começar com o autoconhecimento. Você precisa ter clareza em relação ao que sente e quer. Os capítulos 7 e 8, sobre regulação emocional, lhe dão palavras para definir as nuances do que você sente e técnicas para classificar a emoção. Para nossos objetivos aqui, você pode identificar as emoções por meio de um simples processo de tomada de decisão chamado *árvore de decisão*. Ele começa com as perguntas básicas: o sentimento é bom ou ruim, doloroso ou prazeroso? Se for bom, a descrição se aproxima a satisfação, empolgação, atração sexual, amor/afeição, contentamento, alegria, anseio agradável, interesse ou saciedade? Se for ruim, sobressaem ansiedade, medo, raiva, ressentimento, tristeza, luto/perda, mágoa, raiva ou desgosto de si mesmo, constrangimento/vergonha, culpa, anseio/privação ou solidão/vazio? A árvore de decisão é mais ou menos assim:

EMOÇÕES

Boas
- Satisfação
- Empolgação
- Atração sexual
- Amor/afeição
- Contentamento
- Alegria
- Anseio agradável
- Interesse
- Saciedade

Ruins
- Ansiedade (em relação ao futuro)
- Medo (de algo no presente)
- Raiva
- Ressentimento
- Tristeza
- Luto/perda
- Mágoa
- Raiva ou desgosto de si mesmo
- Constrangimento/vergonha
- Culpa
- Anseio/privação
- Solidão/vazio

Allan, por exemplo, estava ciente de que havia algo errado no relacionamento com o pai. Quando observou a lista de sentimentos, o que pareceu descrever o que sentia foi a mágoa com um pouco de ressentimento. Allan sabia que, de alguma forma, isso estava relacionado ao encontro que teria com o pai, que estava visitando a cidade com sua nova esposa. No entanto, em cinco dias de passeios turísticos, o pai tinha marcado apenas um jantar com Allan.

Depois que você conseguir descrever o que está sentindo, a próxima pergunta é: o que essa emoção faz você querer mudar? E, mais especificamente, qual é o comportamento alheio que você deseja modificar? Você quer que a outra pessoa se comporte de determinada maneira? Deseja que algo pare? Quer que ela tenha outra atitude para mudar o que você sente?

Agora, pense na mudança de comportamento em termos específicos. Quando e onde você deseja ver essa transformação? Com que frequência? Como exatamente seria a nova postura?

Vamos condensar esse processo em uma série de passos.

Exercício: Saber o que você quer

Pense em uma experiência recente em que você teve um sentimento ruim durante uma interação. Passar dessa emoção para uma afirmação clara de desejo envolve o seguinte processo:

1. Descreva o sentimento em palavras: _____
_____
_____
_____

2. O que você deseja que a outra pessoa mude?

- Mais _____

- Menos _____

- Parar de _____

- Começar a _____

- Quando _____

- Onde _____

- Frequência _____

Agora, condense todas essas informações em uma frase (ou algumas frases) claras:

_____
_____
_____
_____
_____
_____
_____

■ ■ ■

Uma mulher cuja irmã costumava criticá-la pelo modo como ela criava seu filho escreveu esta descrição do que queria que mudasse: "Eu gostaria que Brenda parasse de falar sobre o Mike [meu filho] e parasse de falar sobre como eu 'preciso de pulso' com ele. Queria que ela parasse de fazer isso principalmente quando estamos com amigos. Em vez disso, eu preferiria que ela me perguntasse sobre outras coisas – trabalho, minhas fotografias, minha escrita."

O problema em ser claro e objetivo a respeito dos seus desejos é que isso traz ansiedade. Você merece pedir coisas? Ousa incomodar os outros com suas necessidades? Tem o direito de decepcionar, importunar e impelir as pessoas a se esforçarem por você? A resposta é sim. Porque você é um ser humano que sente, tem vontades, sofre e passa por momentos de dor. Tudo isso lhe dá o direito de ser ouvido.

Infelizmente, muitas pessoas crescem em famílias que invalidam suas necessidades. E, durante toda a sua vida, elas têm medo de pedir coisas – como se fossem más ou não as merecessem, como se seus sentimentos e suas dores não tivessem importância.

Para lembrar você do seu valor e da sua importância como um ser humano, gostaríamos que você analisasse a lista de direitos legítimos a seguir (McKay *et al.*, 1999 [adaptado]). (Visite www.sextante.com.br/dbt para baixar a lista.)

Seus direitos legítimos

1. Você tem o direito de precisar dos outros

2. Você tem o direito de se colocar em primeiro lugar às vezes

3. Você tem o direito de sentir e expressar suas emoções ou sua dor

4. Você tem o direito de bater o martelo em relação às suas crenças e de aceitá-las como legítimas

5. Você tem o direito de ter opiniões e convicções

6. Você tem direito à sua experiência, mesmo que seja diferente da experiência dos outros

7. Você tem o direito de protestar contra qualquer tratamento ou crítica que lhe pareçam ruins

8. Você tem o direito de negociar mudanças

9. Você tem o direito de pedir ajuda, apoio emocional ou qualquer outra coisa de que precisar (mesmo que nem sempre os obtenha)

10. Você tem o direito de dizer "não", e isso não torna você uma pessoa má ou egoísta

11. Você tem o direito de não se justificar para os outros

12. Você tem o direito de não tomar a responsabilidade pelo problema de outra pessoa

13. Você tem o direito de escolher não reagir a uma situação

14. Você tem o direito de, às vezes, incomodar ou decepcionar os outros

Anote em uma ficha os direitos que são mais importantes ou libertadores para você e cole-a em um lugar onde você veja com frequência, como o espelho do banheiro.

AJUSTAR A INTENSIDADE

A forma como você pede as coisas depende da situação. A intensidade e o nível de insistência podem variar com base em dois fatores principais:

1. Qual é a urgência da minha necessidade?

Urgência baixa   1   2   3   4   5   6   7   8   9   10   Urgência alta

2. Qual é o grau de vulnerabilidade da outra pessoa ou do relacionamento?

Muito vulnerável   1   2   3   4   5   6   7   8   9   10   Nada vulnerável

Repare que você pode avaliar cada uma dessas variáveis em uma escala de 1 a 10. Quanto maior o número total, mais enérgico você pode ser. Quanto menor o número, maior a moderação e a suavidade que deve aplicar.

Exercício: Ajustando a intensidade

Pense em algumas situações recentes em que você desejou que a outra pessoa mudasse. Analise-as usando as duas perguntas-chave e o método de avaliação: o que você pode descobrir sobre o nível adequado de intensidade e pressão? Você pressionou de mais ou de menos em algumas situações? Imagine o que poderia ter acontecido se você tivesse ajustado a intensidade do seu pedido conforme os critérios de (1) urgência da necessidade e (2) grau de vulnerabilidade.

Faça essas duas perguntas a si mesmo sempre que precisar se expressar. Embora você talvez nem sempre tenha tempo ou vontade de usar o sistema de notas de 1 a 10, apenas questionar-se "qual é a urgência?" e "qual é o grau de vulnerabilidade?" pode ajudar você a tomar decisões rápidas sobre quanta força, dureza e volume aplicar na sua voz.

Neste exercício, Rachel avaliou algumas discussões problemáticas com o marido. Em específico, uma delas tinha sido muito frustrante, porque ela queria que ele comparecesse a uma reunião de pais e professores marcada às três da tarde, e, para isso, ele precisaria sair mais cedo do trabalho. O marido se recusou. Mas o filho deles vinha tenho problemas de leitura, e Rachel deu nota 8 à urgência e nota 7 à vulnerabilidade do marido – ou seja, não muito vulnerável. Ela percebeu que a abordagem mansa e descontraída que havia adotado tinha sido um erro. Então, quando uma situação parecida ocorreu de novo, Rachel foi mais incisiva na demanda, e o marido cedeu e foi à reunião.

▪ ▪ ▪

FAZER UM PEDIDO SIMPLES

A habilidade de solicitar as coisas é necessária para que você se cuide. Pedir orientações, pedir para mudar de mesa em um restaurante, pedir que o mecânico mostre as peças que substituiu no seu carro, pedir que alguém não fume na sua casa, todas essas solicitações têm a ver com autoproteção e qualidade de vida. Se você não consegue fazer pedidos assim, pode acabar se sentindo desamparado ou ressentido.

Existem quatro elementos em um pedido breve:

1. *Uma breve justificativa (opcional).* Explique em uma frase qual é o problema. "Está quente aqui… Estas sacolas estão pesadas… É uma distância longa para caminhar… Parece um pouco apertado." Muitas situações não precisam de justificativa. Nos casos em que for preciso se justificar, seja breve.

2. *Uma expressão educada.* Esta parte é importante, porque demonstra que você é uma pessoa razoável, educada e não exigente. Muitas vezes, tais expressões começam assim:
   - "Você se importaria se eu…"
   - "Seria ótimo se você pudesse…"
   - "Eu agradeceria muito se você…"
   - (Dito com um sorriso) "Eu poderia pegar…"
   - "Oi, eu estava pensando se…"

   Perceba que essas frases desarmam. É bem menos provável enfrentar resistência com elas do que com uma solicitação severa.

3. *Uma pergunta direta e específica.* Você diz o que deseja com clareza e precisão. Deixe qualquer acusação ou emoção de fora da sua voz. Não culpe nem insinue que há qualquer coisa errada na outra pessoa. Apresente seu pedido como algo normal e sensato – algo que qualquer um acataria com tranquilidade. Se puder, faça a pergunta em apenas uma frase – quanto mais você elaborar e explicar, mais resistência tende a enfrentar.

4. *Uma expressão de reconhecimento.* Isso reforça o comportamento do outro ao aceitar fazer o que você está pedindo. A pessoa sente que você valoriza o esforço dela. Aqui estão alguns exemplos:
   - "Isso vai me ajudar muito."
   - "Obrigada pelo seu esforço."
   - "Isso vai fazer toda a diferença."
   - "Agradeço muito por isso."

Quando os elementos são reunidos, pedidos simples podem soar assim:

- *No restaurante:* "O sol está bem forte. Você se importaria de fechar um pouco a cortina? Muito obrigado."

- *No vagão do metrô:* "Está um pouco apertado aqui. Você poderia tirar sua pasta do assento para abrir um pouco de espaço? Agradeço muito."

- *No carro com um amigo:* "Estou nervosa de ficar tão perto do carro da frente, ainda mais nesta velocidade. Teria algum problema se a gente se afastasse um pouco? Obrigada por me dar uma colher de chá nessa!"

Exercício: Fazer um pedido simples

Se você tem dificuldade em fazer pedidos, pratique essa habilidade em diversas situações cotidianas. Tente algumas destas sugestões:

- *Na rua:* Perguntar as horas, pedir informações, perguntar onde alguém comprou uma roupa específica, pedir que troquem seu dinheiro.
- *Em lojas:* Pedir para examinar a mercadoria, pedir informações (por exemplo, uma política de trocas), pedir para ver algo mais barato ou de cor diferente, pedir conselhos a respeito de uma compra (por exemplo: "Estas cores combinam?"), pedir dinheiro trocado.
- *No trabalho:* Pedir informações, ajuda, mais prazo, um minutinho de alguém, opiniões.
- *Em casa:* Pedir uma mudança de programação, uma ajuda, um tempo juntos, um auxílio para mudar a disposição dos móveis ("Poderíamos colocar esta cadeira na cozinha?").
- *Com amigos e família:* Pedir um favor, um tempo, uma carona, que a pessoa pare com algo irritante.
- *Com um professor ou terapeuta:* Pedir informações, ajuda com um problema, conselhos.

Se você planeja treinar essa habilidade, escolha *uma* das situações anteriores (ou crie as suas próprias) para praticar *a cada dia*. No café da manhã ou à noite, logo antes de ir para a cama, identifique o desafio do dia seguinte. Decida a hora e a situação em que você pretende praticar. Marque no calendário para se lembrar dos detalhes e, então, mãos à obra.

∎ ∎ ∎

FAZER ROTEIROS BÁSICOS DE ASSERTIVIDADE

Como você viu no último capítulo, a assertividade é uma habilidade crucial para manter relacionamentos saudáveis. Sem ela, você será empurrado para padrões de passividade ou agressividade que destroem a confiança e a intimidade interpessoal.

O jeito mais fácil de aprender a assertividade é usar um roteiro simples, que ajudará você a estruturar o que quer dizer e a manter a concentração. Um roteiro também tem a vantagem de permitir que você desenvolva uma declaração com antecedência, treinando-a por conta própria ou com uma pessoa de sua confiança, para enfim dizê-la com mais confiança.

Há dois componentes básicos de declarações assertivas, além de dois itens opcionais.

1. *"Eu acho."* Esta parte se concentra nos fatos e no seu entendimento do que está acontecendo. Você *não* deve incluir julgamentos ou pressuposições sobre os motivos da outra pessoa. Você *não* deve atacar de forma alguma. "Eu acho" é uma descrição clara de eventos e experiências sobre os quais você precisa falar e que talvez precise mudar. Aqui estão alguns exemplos:
    - "Eu acho que não temos passado muito tempo juntos ultimamente; foram duas noites semana passada, uma na semana retrasada."
    - "Acho que você me cobrou por um conserto que eu não autorizei."
    - "Pensando nos últimos tempos, acho que você se atrasou para a maioria dos nossos encontros."
    - "Acho que vou chegar tarde do aeroporto, por volta das onze da noite, e…"

Perceba que não há muitos indícios de emoção nessas frases. Além disso, não há qualquer crítica ou reprovação na declaração dos fatos.

2. *"Eu sinto." (opcional):* Este é um componente que você provavelmente usaria com um amigo ou familiar, mas não com o mecânico. O objetivo é fornecer uma descrição curta e sem julgamentos de qualquer emoção desencadeada pela situação. Especialistas em comunicação chamam este componente da assertividade de *declaração com "eu"*, porque é sobre você e seus sentimentos específicos. Assim, qualquer frase sobre suas emoções deve começar com "eu".
    - "Eu estou com medo."
    - "Eu me sinto solitário."
    - "Eu ando me sentindo triste em relação a nós dois."
    - "Eu estou magoada, com vontade de desistir."
    - "Eu me sinto meio perdido, invisível e cada vez mais desconectado."
    - "Eu me sinto rejeitada."
    - "Eu me sinto esperançoso, mas nervoso."

Cada exemplo fala de sentimentos com variados graus de complexidade, mas nenhum deles faz com que o interlocutor pareça mau ou errado. Quando você culpa outra pessoa por sentimentos que são seus, elas tendem a ficar mais na defensiva e menos inclinadas a ajudarem ou se esforçarem por você. Em geral, acusações e recriminações começam com a palavra "você", por isso são chamadas de *declarações com "você"*. Tente ao máximo *não* usar esse tipo de frase quando estiver fazendo uma declaração assertiva. Eis alguns exemplos:
    - "Você está me magoando."
    - "Você não liga para a gente."
    - "Você está sempre atrasado."
    - "Você está arruinando o nosso negócio."

Algumas pessoas disfarçam declarações com "você" para *parecerem* declarações com "eu". No entanto, esse truque costuma ficar óbvio, porque a frase começa com "Eu sinto que você…".
    - "Eu sinto que você é egoísta."
    - "Eu sinto que você nunca está em casa."
    - "Eu sinto que você me manipula."

Repare que um julgamento, e não um sentimento verdadeiro, está no cerne desse tipo de declaração com "você". E, embora possam parecer mais seguras que declarações com "eu" – porque você fica menos vulnerável –, frases desse tipo não dão informações sobre a sua experiência emocional. Elas apenas avaliam a culpa e diminuem a probabilidade de o interlocutor ouvir o que você quer dizer.

3. *"Eu quero."* Este componente é o ponto crucial da assertividade, e você precisa refletir com cuidado sobre ele. Aqui estão algumas diretrizes:

- *Peça mudanças de comportamento, não de atitude.* Não é razoável esperar que alguém mude suas crenças ou sentimentos só para agradar a você. Em geral, são coisas que não conseguimos controlar voluntariamente. Mas você *pode* pedir que alguém mude a forma como age e o que faz.
- *Peça uma mudança de cada vez.* Não faça uma lista extensa. Isso sobrecarrega os outros e os faz se sentirem pressionados.
- *Peça algo que pode ser mudado agora.* "Da próxima vez que sairmos de férias, quero que você..." é uma declaração "Eu quero" ruim, porque já terá sido esquecida quando as próximas férias enfim chegarem.
- *Seja específico e concreto.* Solicitações vagas como "Seja mais gentil" não chegam a lugar nenhum, porque ninguém compreende com muita clareza o que isso quer dizer. Descreva o novo comportamento que você espera e diga quando e onde deseja que ele ocorra. Pedir que alguém ajude você a fazer uma pesquisa na internet por 20 minutos é mais eficaz que requisitar "assistência tecnológica".

4. *Solução de autocuidado (opcional):* Nem sempre pedir é suficiente. Às vezes, precisamos dar um incentivo (reforço positivo) antes que as pessoas se motivem a fazer algo por nós. O incentivo que funciona melhor é o quarto componente (opcional) do seu roteiro assertivo e se chama *solução de autocuidado*. Em suma, isso significa dizer o que você fará para cuidar de si mesmo se a outra pessoa não acatar seu pedido. A solução de autocuidado não é uma ameaça ou punição, e sim dar informações e mostrar que você não está desamparado, que tem um plano para solucionar o problema. Aqui estão alguns exemplos:
    - "Se você não conseguir sair com antecedência para ir à festa, vou com meu próprio carro."
    - "Se você não puder ajudar na limpeza, vou contratar uma faxineira e vamos dividir as despesas."
    - "Se você não puder baixar o som, vou pedir que a polícia venha ajudá-lo."
    - "Se você quiser dirigir sem seguro, vou transferir os documentos para o seu nome, assim você pode assumir o pagamento das parcelas também."

Nenhuma dessas soluções de autocuidado é pensada para prejudicar a outra pessoa. Elas têm o propósito de proteger seus direitos e cuidar das suas necessidades.

Integrando os componentes da assertividade

Agora, vamos combinar os componentes de uma declaração assertiva. Aqui estão alguns exemplos:

Exemplo 1

Eu acho: *Faz três anos que tivemos um aumento, e os preços subiram mais de 10% nesse meio-tempo.*

Eu sinto: *Eu me sinto excluído, porque a empresa está indo bem e não estou participando disso.*

Eu quero: *Eu gostaria de um ajuste de 10% no salário, para conseguir acompanhar a inflação.*

Autocuidado: *Se não conseguirmos resolver isso, vou ter que procurar outro emprego para sustentar minha família.*

Exemplo 2

Eu acho: *Estou trabalhando para tentar cumprir um prazo apertado e não tive tempo de preparar o jantar.*

Eu sinto: *Estou muito sobrecarregada e ansiosa por pensar que talvez não consiga terminar o projeto a tempo.*

Eu quero: *Você consegue preparar algo rápido com o que temos na geladeira para eu continuar trabalhando?*

Autocuidado: *Se você não puder, vou pedir uma pizza.*

Uma forma de usar a solução de autocuidado é mantê-la na reserva: use-a apenas se a outra pessoa recusar a solução que você prefere. Muitas vezes, guardar o "ás na manga" é uma estratégia eficaz.

Exercício: Desenvolvendo seus próprios roteiros de assertividade

Vamos treinar como desenvolver seus próprios roteiros. Comece identificando três situações em que algo parece errado e você quer que as coisas mudem. Anote as informações nos espaços abaixo.

Problema 1

1. O problema: _____

_____

_____

2. O que eu quero que mude: _____

_____

_____

Problema 2

1. O problema: _____

_____

_____

2. O que eu quero que mude: _____

_____

_____

Problema 3

1. O problema: _____

_____

_____

2. O que eu quero que mude: _____

_____

_____

Agora, vamos transformar essas informações em roteiros:

Problema 1

Eu acho: _____

_____

Eu sinto: _____

_____

Eu quero: _____

_____

Como vou cuidar de mim: _____

_____

_____

Problema 2

Eu acho: _____

_____

Eu sinto: _____

_____

Eu quero: _____

_____

Como vou cuidar de mim: _____

_____

_____

Problema 3

Eu acho: _____
_____

Eu sinto: _____
_____

Eu quero: _____
_____

Como vou cuidar de mim: _____
_____
_____

. . .

USAR HABILIDADES DE ESCUTA ASSERTIVA

Todo mundo sabe que a comunicação é uma via de mão dupla. Mas muitas pessoas desconhecem o fato de que a escuta é um processo ativo, e não passivo. Ele exige total comprometimento em realmente entender o que o outro pensa e sente a respeito do problema e o que deseja fazer para mudar a situação. Em outras palavras, você precisará ficar de ouvidos atentos aos mesmos três pontos que está aprendendo para se expressar assertivamente, além de suscitá-los com perguntas.

Se, enquanto escuta, você tiver qualquer incerteza em relação aos sentimentos ou desejos da outra pessoa, faça a ela uma pergunta direta: "Não sei bem como você se sente a respeito daquilo. Será que poderia me falar mais sobre isso?" ou "O que você acha que a gente deve tentar mudar nessa situação?"

Quanto mais ativos forem seus questionamentos, mais informações você obterá e mais ferramentas terá para encontrar soluções e acordos que sirvam às necessidades das duas partes envolvidas. Perguntas cruciais para fazer aos outros são assim:

- "No seu entendimento, qual é o principal problema?"

- "Como você entende a situação? O que você acha que está acontecendo?"

- "Quando você tem dificuldade com [*identifique o problema*] _____, como se sente?"

- "Quando você está lidando com [*identifique o problema*] _____ , o que tem vontade de fazer?"

- "O que você acha que precisa mudar?"

- "O que você gostaria que eu fizesse para ajudar?"

Por exemplo, Ron percebeu que uma colega de trabalho parecia irritada com um novo sistema de processamento de pedidos que ele tinha acabado de implementar. Quando perguntou "O que você acha que precisa mudar?", Ron obteve uma série de comentários úteis, e o clima melhorou drasticamente.

A escuta assertiva é extremamente valiosa, mas lembre-se: não é porque você descobriu quais são as necessidades da pessoa que agora precisa atender a todas essas demandas. Suas necessidades e opiniões também importam. Então, antes de ceder às solicitações e sugestões dos outros, certifique-se de também considerar o que é importante para você.

Bloqueios de escuta

Aqui estão 10 formas de sabotagem da capacidade de escuta eficaz (McKay *et al.*, 1999 [adaptado]). Marque as barreiras à escuta que você sabe que usa atualmente. Mas não se julgue, pois todo mundo faz algumas destas coisas.

☐ *Ler mentes*: Presumir que você sabe o que a outra pessoa sente e pensa sem perguntar a ela.

☐ *Ensaiar*: Planejar o que você quer dizer em seguida e perder o que está sendo dito.

☐ *Filtrar*: Ouvir apenas coisas que são importantes ou relevantes para você e ignorar o resto (mesmo que seja importante para a outra pessoa).

☐ *Julgar*: Avaliar o outro e o que ele diz em vez de tentar entender como ele vê o mundo.

☐ *Sonhar acordado*: Perder-se em lembranças ou fantasias enquanto alguém está falando com você.

☐ *Aconselhar*: Buscar sugestões e soluções em vez de apenas escutar e compreender.

☐ *Duelar*: Invalidar a outra pessoa com discussões e debates.

☐ *Estar certo*: Evitar ou ignorar qualquer comunicação que sugira que você está errado ou que deve mudar.

☐ *Desviar*: Mudar de assunto assim que você ouve qualquer coisa que o incomoda ou ameaça.

☐ *Apaziguar*: Concordar rapidamente ("Eu sei... Você tem razão... Sinto muito"), sem de fato ouvir os sentimentos ou as preocupações da outra pessoa.

Exercício: Bloqueios de escuta

Na coluna da esquerda, descreva três situações em que a comunicação foi interrompida num relacionamento interpessoal. Na coluna da direita, tente identificar pelo menos um dos bloqueios de escuta que o impediram de ouvir ou compreender tudo o que foi dito.

Bloqueios de escuta

Situação	Bloqueios de escuta

Ao longo da próxima semana, repare com que frequência você usa seus bloqueios de escuta preferidos. Comprometa-se a substituí-los pela escuta assertiva (veja as perguntas cruciais na seção "Usar habilidades de escuta assertiva").

DIZER "NÃO"

A capacidade de dizer "não" é parte vital da comunicação saudável. Sem ela, qualquer relacionamento se torna perigoso – é como entrar em um carro em alta velocidade, mas sem freios. Você não tem qualquer controle sobre o que as pessoas fazem com você.

Dizer "não" é simples e difícil ao mesmo tempo. As palavras são corriqueiras, mas, em geral, é preciso coragem para dizê-las. Vamos começar com *como* dizer "não". Há apenas dois passos:

1. Validar as necessidades e os desejos do outro

2. Manifestar uma *preferência* clara em não fazer determinada coisa

Aqui estão alguns exemplos:
- "Filmes de ação com muitas mortes são divertidos, mas *eu prefiro* algo mais calmo hoje."
- "Já vi o roxo ser bem aproveitado – é uma cor dinâmica –, mas *eu preferiria* algo mais suave, como um tom pastel, no quarto."
- "Entendo por que você quer confrontar o Ian (nosso filho), mas *eu não me sinto confortável* com uma abordagem que arrisque ele dar as costas para nós."
- "Entendo por que você quer ir mais tarde, quando não tiver mais tanto sol, mas *eu não me sinto confortável* tentando me manter acordada por tanto tempo depois da minha hora de dormir."

Perceba que as expressões-chave são "eu prefiro/preferiria" e "eu não me sinto confortável". Você não oferece muitas justificativas nem discute sua posição, apenas valida e nega. O importante é *não* dar ao outro qualquer munição para usar contra você. Ninguém pode argumentar contra preferências e sentimentos.

Exercício: Montando uma hierarquia assertiva

Aprender a assertividade (o que inclui dizer "não") requer prática e disposição de assumir certos riscos. Mas você precisa treinar com situações de baixo risco e, então, ir aos poucos rumo a confrontos que provocam mais ansiedade.

Faça uma lista de situações em que você quer fazer uma mudança, dizer "não" ou estabelecer limites. Inclua problemas com a família, os amigos, os colegas de trabalho ou até chefes, autoridades, etc. Agora, ordene os itens da lista em relação a risco e dificuldade, sendo 1 o menos desafiador e 10 o mais complicado. Tente ao máximo listar uma gama de situações que tenha todos os graus de dificuldade. (Visite www.sextante.com.br/dbt para baixar o formulário "Hierarquia de situações assertivas".)

Hierarquia de situações assertivas

Posição	Situação
10.	
9.	
8.	
7.	
6.	
5.	
4.	
3.	
2.	
1.	

Agora, comece pelas situações nas posições mais baixas e faça quatro coisas:

1. Escreva seu roteiro ("Eu acho... Eu sinto... Eu quero")

2. Ensaie seu roteiro

3. Identifique a hora e o lugar em que deseja usá-lo

4. Comprometa-se a fazer sua declaração assertiva em uma data específica

Quando completar seu primeiro objetivo assertivo, avalie o que deu certo e o que precisa melhorar. Por exemplo, você deve ser mais firme discutindo menos ou dando menos desculpas? Incorpore qualquer aprendizado do seu primeiro passo às preparações para a situação do segundo passo. Continue percorrendo cada item da hierarquia. Ao longo do processo, você verá sua confiança e suas habilidades aumentarem. E, aos poucos, seus relacionamentos se tornarão mais recompensadores.

LIDAR COM A RESISTÊNCIA E O CONFLITO

Mais cedo, vimos como aprimorar sua capacidade de escutar os outros. No entanto, o que acontece se alguém não estiver ouvindo *você*? A resposta está nas cinco habilidades de gerenciamento de conflito a seguir:

1. Legitimação mútua
2. Disco arranhado
3. Sondagem
4. Anuviamento (acordo assertivo)
5. Adiamento assertivo

Legitimação mútua

Um dos motivos mais comuns para as pessoas não escutarem umas às outras é o sentimento de invalidação. Elas não sentem que estão sendo ouvidas, então continuam despejando seus argumentos e afirmações. Você pode abreviar o problema com a legitimação mútua. Legitimar não significa concordar. Na verdade, quer dizer que você entende as *necessidades*, os *sentimentos* e as *motivações* da pessoa. Você compreende, enxerga as razões do outro para pensar e se sentir daquela forma.

Assim, a legitimação mútua significa que você reconhece e leva em consideração a experiência do outro, entende seus motivos e então legitima sua própria experiência. Aqui estão alguns exemplos:

- "*Eu entendo* que é assustador se arriscar financeiramente desse jeito; você tem todo o direito de ser cauteloso. *Da minha parte*, me sinto pressionado para fazer alguns investimentos com alto retorno para termos um pouco mais de dinheiro quando nos aposentarmos. Nós dois estamos partindo de pontos racionais, só pensamos diferente."

- "*Eu entendo* que a magoei quando disse que você não está fazendo a sua parte. Qualquer um acharia difícil ouvir isso, inclusive eu. *Da minha parte*, estou com medo de que este projeto estoure o orçamento e que eu tenha que responder por isso. Preciso que todo mundo se una."

- "*Eu entendo* que você esteja preocupado com a minha segurança e, por isso, substituiu a peça. Dou muito valor a isso. *Da minha parte*, tenho um orçamento apertado, então não posso pagar consertos que não sejam essenciais. A segurança não é minha maior preocupação nesse momento."

Repare que cada exemplo de legitimação mútua inclui uma frase que começa com "Eu entendo" e outra que se inicia com "Da minha parte". Essas duas expressões mostram que você leva os dois pontos de vista em consideração.

Disco arranhado

Use esta técnica quando alguém não estiver entendendo a mensagem. Formule uma declaração curta, específica e de fácil compreensão. O ideal é que seja apenas uma frase. Não ofereça justificativas nem explicações. Mantenha a postura ereta e fale com um tom de voz forte e firme. Então, continue repetindo a declaração quantas vezes forem necessárias, mudando uma palavra aqui e ali, mas não grandes modificações.

Não discuta, não fique com raiva e não tente debater nem refutar o que a outra pessoa disser. Não responda perguntas que comecem com "por que", uma vez que isso apenas dá munição para os argumentos dos outros. Responda dizendo "Eu só prefiro assim" ou "É assim que eu me sinto". Você não deve, de forma alguma, dar informações adicionais ou provas do seu ponto de vista. Apenas repita, com educação e clareza, como um disco arranhado. Aqui está um exemplo:

Sam: Sua árvore tem um galho enorme suspenso em cima da minha casa. Estou com medo de que, na próxima tempestade, ele caia no meu telhado. Eu gostaria que você contratasse um profissional para cortá-lo.

Bill: Já está assim há anos; acho que não há motivo para preocupação.

Sam: Acho que aquele galho é perigoso para a minha casa e gostaria que ele fosse removido.

Bill: Relaxa! O galho ainda vai estar lá bem depois que a gente tiver batido as botas.

Sam: Ele está dependurado em cima do meu telhado, e estou preocupado com isso. Estou pedindo que você o remova, Bill, antes que ele caia.

Bill: Por que você ficou tão nervoso de repente?

Sam: O galho está em cima do meu telhado, Bill, e precisa ser retirado.

Sondagem

A frase crucial é esta:

- "O que te incomoda em [*identifique a situação*] _____?"

Continue perguntando até obter alguma informação útil.

Voltemos ao exemplo da pessoa que foi acusada de não fazer sua parte. Imagine que você foi criticado daquela forma. Eis como a sondagem poderia ajudá-lo:

Crítico: Você não está fazendo a sua parte por aqui.

Você: O que te incomoda no meu trabalho?

Crítico: Todo mundo anda fazendo hora extra. Só você vai embora às cinco da tarde.

Você: O que te incomoda no fato de eu sair do escritório na hora?

Crítico: O trabalho precisa ser feito. Eu sou responsável por garantir isso. E você só trabalha no horário do expediente.

Você: Por que você fica incomodado por eu só trabalhar no horário do expediente?

Crítico: Outra pessoa tem que terminar o seu trabalho, e, muitas vezes, essa pessoa sou eu. Quero que você fique até que esteja tudo finalizado.

Você: Agradeço por você me explicar.

Se quiser fazer a sondagem com perguntas mais variadas, reveja os exemplos da seção sobre escuta assertiva.

Anuviamento

Esta técnica permite que você "concorde em partes" com o outro sem aceitar que tudo o que ele diz é verdade. Muitas vezes, isso acalma as pessoas e acaba com o jogo de discussões perde/ganha.

O segredo é encontrar alguma parte do que está sendo dito que você possa aceitar, então reconheça que a pessoa está certa a respeito daquilo. Ignore os outros argumentos dela. Uma forma de concordar é modificar palavras de sentido absoluto, como "sempre" e "nunca".

Exemplo 1

Crítico: Você sempre se irrita por coisas pequenas.
Você: É verdade, às vezes eu me irrito.

Exemplo 2

Crítico: Você nunca me apoia quando eu preciso de alguma coisa.
Você: É verdade, houve várias ocasiões em que eu não pude dar total apoio ao que você estava pedindo.

Perceba como o anuviamento desarma o crítico e neutraliza o argumento dele. Agora, a porta está aberta para a verdadeira negociação de necessidades legítimas, apesar de muito diferentes.

Adiamento assertivo

Esta técnica oferece espaço para que você espere, especialmente quando as coisas começarem a ficar tensas e raivosas. Muitas vezes, as pessoas pressionarão você para que tome uma decisão ou concorde com um plano na mesma hora. O adiamento assertivo permite que você faça uma pausa, seja por alguns minutos ou várias horas. Durante o intervalo, você pode se acalmar, pensar com cuidado no que está sendo dito e planejar uma boa resposta. Por exemplo: "Você me disse muita coisa, e eu preciso de tempo para processar tudo e entender tudo o que penso a respeito disso" ou "Me dê uma hora, por favor. Preciso pensar com cuidado antes de dizer qualquer coisa".

NEGOCIAR

Quando surgir um conflito que exija uma negociação, é imprescindível partir da posição de que *cada um de vocês tem necessidades válidas*. As diretrizes RELVA o ajudarão a se manter no caminho certo.

RELVA significa o seguinte:

Relaxe. Aceite o conflito com calma. Respire fundo antes de dizer qualquer coisa. Libere a tensão ao expirar.

Evite o aversivo. Tenha em mente as estratégias aversivas que você talvez queira usar e monitore o que está dizendo para evitá-las.

Legitime a necessidade ou a preocupação da outra pessoa. Concentre-se em um resultado justo e agradável em que *os dois* consigam suprir *algumas* das suas necessidades.

Valorize-se. Como você quer ser tratado em um relacionamento? E como deseja tratar os outros? O que você quer alcançar, não apenas em relação ao conflito, mas no relacionamento?

Amenize seu tom de voz. Mantenha a raiva e o desprezo afastados.

Após se comprometer a seguir as diretrizes RELVA, aí sim comece o processo de negociação em si. As partes se revezam e oferecem soluções. Certifique-se de que as soluções que você oferecer atendam a pelo menos algumas das necessidades da outra pessoa. Se não tiver certeza de quais são essas necessidades, pergunte.

Depois que cada pessoa tiver oferecido várias alternativas, mas sem ter havido qualquer acordo, é hora de fazer concessões. Aqui estão algumas clássicas soluções de concessão:

- *Eu corto o bolo; você escolhe o primeiro pedaço*. Após o divórcio, Sharon dividiu as obras de arte em dois grupos, mas Laurence pôde escolher com qual grupo ficaria.

- *Revezamento*. Linda e Moe alternavam entre ir para as montanhas e à praia nas férias.

- *Fazer as duas coisas; ter tudo*. Cuidar das necessidades das duas pessoas ao mesmo tempo.

- *Período de teste*. Concordar com uma solução durante um período específico, para então fazer uma reavaliação. Se uma das pessoas sentir que a solução não está funcionando, as negociações são reabertas.

- *Do meu jeito quando eu estiver fazendo; do seu*

jeito quando você estiver fazendo. Cada pessoa pode usar seu próprio método quando lidar com um problema. Sam e Katrina eram sócios em uma pequena loja de roupas. Sam achava extravagante a enorme placa de "Entre" que Katrina fez. Os dois concordaram que ele não a usaria nos dias em que tomasse conta da loja.

- *Uma coisa em troca de outra*. As colegas de apartamento Jill e Denise concordaram que, se Jill limpasse o banheiro uma vez por semana, Denise varreria e passaria aspirador de pó na casa uma vez por semana.

- *Parte do que eu quero com parte do que você quer*. Dois amigos e colegas de trabalho planejavam viajar juntos para uma convenção. Um queria relaxar no trem; o outro desejava chegar mais rápido, indo de avião. Eles concordaram em ir de avião e voltar de trem.

- *Dividir a diferença*. Isso geralmente funciona quando duas pessoas estão discutindo sobre um preço ou sobre quanto tempo passar fazendo algo.

Exercício: Como negociar

Lembre-se de três conflitos recentes em que você tinha necessidades muito diferentes das de outra pessoa. Para cada divergência, pense em duas concessões possíveis com base na lista acima. Descreva especificamente como você as implementaria.

Conflito	Concessões
1.	a. b.
2.	a. b.
3.	a. b.

Quando estiver tentando chegar a um consenso, é crucial ter flexibilidade. Manter uma posição fixa e defensiva torna a negociação difícil. Esteja aberto a soluções criativas e inesperadas. Prepare-se para abrir mão de algo para obter aquilo que deseja.

■ ■ ■

ANALISAR INTERAÇÕES PROBLEMÁTICAS

Você precisa descobrir o que aconteceu quando a comunicação der errado. É inevitável que problemas e conflitos apareçam nos seus relacionamentos. Às vezes, você vai explodir ou se fechar, mas é fundamental aprender com os acontecimentos e usar esse conhecimento para aprimorar suas habilidades. Nenhum revés será completamente negativo se você entender como pode ser mais eficaz da próxima vez.

A lista a seguir o ajudará a revisar problemas interpessoais e a ter mais clareza sobre as causas deles. (Visite www.sextante.com.br/dbt para baixar a "Lista de efetividade da comunicação".)

LISTA DE EFETIVIDADE DA COMUNICAÇÃO

1. Você tinha clareza sobre seus objetivos?
   - ☐ Você sabia o que queria?
   - ☐ Você sabia o que *não* queria para poder dizer "não"?
   - ☐ Você manteve seus valores em mente, tendo consciência de como queria tratar os outros e como gostaria de ser tratado?

2. Você usou estratégias aversivas?
   - ☐ Desconsideração
   - ☐ Afastamento/abandono
   - ☐ Ameaça
   - ☐ Culpa
   - ☐ Menosprezo/difamação
   - ☐ Provocação de arrependimento
   - ☐ Desorientação
   - ☐ Privação

3. Você usou estratégias passivas?
   - ☐ Evitar/se fechar
   - ☐ Ignorar/obstruir

4. Quais foram os fatores de bloqueio?
   - ☐ Emoção extrema (ver página 244)
   - ☐ Medo por causa de pensamentos "e se" (ver página 245)
   - ☐ Relacionamentos tóxicos (ver página 247)
   - ☐ Mitos (ver página 247)
     - Se eu preciso de algo é porque há alguma coisa errada ou ruim comigo
     - Não vou suportar se a outra pessoa ficar brava ou disser "não"
     - É egoísta dizer "não" ou pedir coisas
     - Não tenho controle sobre nada

5. Nível de intensidade
   - ☐ Muito alto?
   - ☐ Muito baixo?

6. Problemas de assertividade?
   - ☐ Julgamentos em vez de fatos (ver página 254)
   - ☐ Declarações com "você", em vez de declarações com "eu" (ver página 255)
   - ☐ Não houve descrição comportamental específica a respeito do que você quer (ver página 255)

7. Bloqueios de escuta? (ver página 259)
   - ☐ Ler mentes
   - ☐ Ensaiar
   - ☐ Filtrar
   - ☐ Julgar
   - ☐ Sonhar acordado
   - ☐ Aconselhar
   - ☐ Duelar
   - ☐ Estar certo
   - ☐ Desviar
   - ☐ Apaziguar

8. Você se esqueceu das estratégias de gerenciamento de conflitos?
   - ☐ Legitimação mútua (ver página 264)
   - ☐ Disco arranhado (ver página 264)
   - ☐ Sondagem (ver página 265)
   - ☐ Anuviamento (ver página 265)
   - ☐ Adiamento assertivo (ver página 266)

9. Paralisação da negociação?
   - ☐ Você se esqueceu de usar as diretrizes RELVA?
     - **R**elaxar
     - **E**vitar o aversivo
     - **L**egitimar a necessidade ou a preocupação da outra pessoa
     - **V**alorizar-se
     - **A**menizar o tom de voz

10. Você usou soluções de concessão?

A Lista de Efetividade da Comunicação é um bom ponto de partida para avaliar interações que você acha que poderiam ter sido melhores. Em primeiro lugar, identifique os problemas. Em seguida, decida quais deles você quer trabalhar. Revise as seções sobre as habilidades que deseja aprimorar neste capítulo e no capítulo anterior. Enfim, elabore um plano específico a respeito de como você mudará seu comportamento *da próxima vez*. Não tente consertar muitas coisas ao mesmo tempo, porque você não conseguirá se lembrar de tudo. Concentre-se apenas em algumas mudanças que podem levar a grandes avanços. Anote especificamente o que você fará de modo diferente e em quais situações.

Aqui está um exemplo. Laura usou a Lista de Efetividade da Comunicação para avaliar uma interação cheia de raiva com o chefe. Ela tinha pedido tarefas mais leves por causa de uma lesão no pulso. Estes são os itens que ela marcou como problemas:

- Difamação (*Eu disse a ele que a empresa não cuidava muito bem dos funcionários.*)
- Emoção extrema (*Fiquei chateada rapidamente e me esqueci de praticar algumas habilidades.*)
- Mitos (*Sinto que há algo de errado comigo se eu pedir qualquer coisa especial.*)
- Declarações com "você" (*Eu disse: "Sinto que você não se importa muito com o que acontece com as pessoas."*)
- Não houve descrição comportamental da necessidade (*Não especifiquei exatamente qual "tarefa leve" estava pedindo.*)
- Bloqueios de escuta (*Julguei e entrei num embate.*)
- Legitimação mútua (*Não legitimei as preocupações dele.*)
- Sondagem (*Não descobri quais eram as preocupações dele.*)

Laura percebeu que não podia lidar com todos os itens da sua lista, então resolveu se concentrar em algumas coisas:

- Difamação e declarações com "você"
- Emoção extrema
- Descrição comportamental da necessidade
- Sondagem

Aqui está o plano escrito de Laura:

Quando discutir esse assunto com Bob de novo, vou fazer o seguinte:

1. *Ser extremamente cautelosa ao tecer críticas a Bob ou à empresa, mesmo que eu fique muito chateada.*

2. *Praticar alguns minutos de respiração consciente para me acalmar antes de ir conversar com ele.*

3. *Respirar fundo algumas vezes quando eu me sentir quente ou subir o tom de voz.*

4. *Dizer ao Bob que posso executar qualquer tarefa exceto organizar papéis, fazer cópias ou trabalhar usando o mouse. Preciso parar de fazer essas coisas até meu pulso melhorar.*

5. *Se ele se opuser, vou perguntar com o que ele se preocupa quanto a mudar minhas funções temporariamente. Então, vou tentar negociar.*

O mais importante é se lembrar de continuar treinando suas habilidades interpessoais. Sua persistência vai beneficiá-lo. Sacuda a poeira quando as coisas derem errado, investigue o que aconteceu e, então, elabore um novo plano. Você tem a capacidade de mudar seus relacionamentos e sua vida. Só precisa seguir tentando.

CAPÍTULO 11
Ensaio cognitivo baseado em exposição

Até aqui, você aprendeu diversas técnicas para aumentar a tolerância ao mal-estar, aprimorar habilidades de atenção plena, regular emoções extremas e melhorar seus relacionamentos interpessoais. Algumas dessas habilidades o ajudaram efetivamente, outras não, e talvez você ainda não tenha praticado todas elas. É inevitável que algumas técnicas e habilidades funcionem quando você está sentado calmamente em casa ou no seu grupo de terapia comportamental dialética, mas não tenham bons resultados quando você está no meio de uma situação perturbadora. Talvez você não lembre qual era a técnica eficaz que você aprendeu ou então o acontecimento desencadeie emoções tão extremas que tiram você do eixo. Este capítulo mostrará como ensaiar essas habilidades – em um estado emocionalmente ativado – para que você possa aplicá-las de forma eficiente em qualquer momento ou lugar, mesmo quando tiver sentimentos muito negativos.

O PROBLEMA DA APRENDIZAGEM DEPENDENTE DO ESTADO

A *aprendizagem dependente do estado* é um fenômeno que ocorre quando você consegue se lembrar mais facilmente das informações quando está no mesmo estado físico ou emocional de quando adquiriu aquele conhecimento (Weingartner, Miller e Murphy, 1977; Bower, 1981; Szymanski e O'Donohue, 1995; Nutt e Lam, 2011). Por exemplo, se você estudar para uma prova em um ambiente silencioso e tranquilo, tem mais probabilidade de se lembrar daquelas informações quando estiver em um espaço semelhante. No entanto, infelizmente, o contrário também pode ser verdade. Às vezes, coisas que aprendemos em um estado de calma e relaxamento ficam indisponíveis quando nos sentimos com raiva ou sobrecarregados emocionalmente. Nesse sentido, a aprendizagem dependente do estado pode, por vezes, afetar nossas habilidades de enfrentamento. Se você só aprender as técnicas e as treinar quando estiver muito relaxado, pode ser mais difícil se lembrar delas quando estiver em uma condição emocional muito diferente – por exemplo, com raiva, medo ou vergonha. Aí, você talvez não consiga trazer à mente seu plano de enfrentamento.

Para que você supere esse problema e se prepare para lidar com as situações quando estiver com as emoções à flor da pele, é necessário aprender o *ensaio cognitivo baseado em exposição*. Ele lhe dará a oportunidade de treinar suas novas habilidades *sentindo as emoções para as quais precisará das técnicas de enfrentamento*. Mas não se preocupe: isso será feito de forma segura e sistemática.

ENSAIO COGNITIVO BASEADO EM EXPOSIÇÃO: TREINANDO SUAS HABILIDADES DE ENFRENTAMENTO

No capítulo 2, você leu a respeito do ensaio cognitivo como uma maneira de praticar o comportamento baseado em valores. Agora, aplicaremos a mesma técnica para qualquer habilidade de enfrentamento de emoções que você queira aprender ou tenha tido dificuldades de usar (McKay e West, 2016). Os passos são estes:

1. Selecione a habilidade de enfrentamento de emoções que você deseja aprender ou treinar. Certifique-se de saber os passos para implementar a habilidade. Entre as técnicas que você aprendeu estão:
   - Aceitação radical
   - Distração
   - Autoacalmar-se
   - Visualização de um lugar seguro
   - Relaxamento controlado por deixas
   - Dar um tempo
   - Viver no presente
   - Habilidades fisiológicas de enfrentamento
   - Respiração consciente
   - Desfusão (cognitiva, emocional, de julgamento)
   - Mudança de foco
   - Observar e aceitar as emoções
   - Equilibrar pensamentos e sentimentos
   - Ação oposta
   - Resolução de problemas
   - Mente sábia
   - Pensamentos de enfrentamento
   - Comunicação assertiva

2. Identifique uma experiência perturbadora do ponto de vista emocional e na qual a habilidade de enfrentamento escolhida poderia ter ajudado. Esse acontecimento deve ser de fácil visualização e capaz de evocar uma reação emocional moderada.

3. Visualize a experiência que desencadeou a emoção. Tente realmente entrar nela. Imagine detalhes sobre o cenário e a situação. Visualize quem está lá e o que essa pessoa ou grupo de pessoas está fazendo. Tente "ouvir" quaisquer sons associados à cena, incluindo vozes e conversas. Perceba qualquer sensação no seu corpo, como calor ou tensão. Permaneça na cena até conseguir sentir um grau moderado de emoção.

4. Dê uma nota de 0 a 10 para o grau de intensidade da sua emoção, sendo 0 para nenhuma emoção e 10 para sua experiência mais intensa daquela emoção. Desligue a cena assim que a intensidade emocional estiver entre 4 e 6.

5. Agora, comece a usar uma ou mais habilidades de enfrentamento. Concentre-se em praticar a(s) habilidade(s), e não na cena perturbadora. Siga o processo de enfrentamento até a intensidade emocional ter diminuído de forma perceptível (dois ou três pontos).

6. Então, volte à visualização da cena perturbadora e repita os passos 3, 4 e 5.

Exemplo: Ricardo usando a respiração consciente

Ricardo queria usar a respiração consciente de forma mais eficaz quando tivesse sentimentos negativos. Ele tinha lido o capítulo sobre atenção plena e fazia uma semana que vinha tentando aplicar a técnica, mas ela nunca parecia ser muito útil quando ele se sentia ansioso por ficar obcecado com algo.

Nos últimos dias, a combinação de um prazo apertado e um comentário crítico do chefe causou ondas de ansiedade, principalmente em casa, quando ele tinha tempo para pensar no assunto. Ricardo começou a se lembrar da crítica do chefe e a visualizar a sala em que sua equipe fazia reuniões de planejamento. A ansiedade disparou na hora e estava passando de 6 quando Ricardo cortou a cena.

Então, ele começou a respiração consciente, observando e contando toda vez que expirava. Quando chegou ao número 4, recomeçou a contagem. Os pensamentos sobre o chefe, uma possível demissão, o prazo, seu desempenho continuavam surgindo. Toda vez que isso acontecia, Ricardo voltava a se concentrar na respiração. Sua mente queria se preocupar, mas ele continuava guiando suavemente o foco de volta para a técnica.

Bastaram cinco minutos para a intensidade da ansiedade baixar para 3. Mas ele conseguia sentir a diferença no corpo e percebeu que a respiração consciente reduziu o estresse. Ricardo repetiu o exercício de ensaio cognitivo, visualizando mais uma vez o chefe e a equipe de trabalho. Quando a ansiedade chegou a 5, ele passou a praticar a respiração consciente.

O ensaio cognitivo permitiu que Ricardo treinasse enquanto se sentia perturbado pela ansiedade, mas também deu a ele a confiança de que tinha uma ferramenta para lidar com aquilo. Várias vezes por dia, até o prazo acabar, Ricardo usou a respiração consciente para se afastar de pensamentos e sentimentos ansiosos.

Exemplo: Wendy usando a distração e se autoacalmando

Wendy tinha problemas de saúde por causa de seu estilo de vida e seus hábitos alimentares. Ela tinha tanta vergonha dos sintomas e do seu peso que chegava a sentir ondas de depressão.

A imagem que Wendy escolheu foi de uma situação recente em que teve dificuldade de subir as escadas e pensou que os vizinhos a estavam observando e desaprovando. Ela imaginou os olhares silenciosos deles e, em alguns instantes, a vergonha e a tristeza subiram para 6.

Então, ela encerrou a imagem e começou a usar diversas habilidades de enfrentamento. Wendy se distraiu pensando na neta e nos planos para se divertir com a menina. Então, ela se autoacalmou com (1) respirações lentas e profundas, (2) o som do mar (que ela amava) tocando em um aplicativo de celular, e (3) tocando na superfície lisa do anel de lápis-lazúli que tinha ganhado da mãe. Wendy continuou o processo – pensando nos planos carinhosos para a neta, respirando lentamente e se autoacalmando – até que a dor emocional diminuiu para um grau entre 3 e 4.

Quando percebeu uma melhora, ela repetiu o ensaio cognitivo. Funcionou de novo, e Wendy começou a usar esse combo (além de outras habilidades para se distrair e se autoacalmar) sempre que a vergonha ou a depressão começavam a emergir.

Exemplo: Arden usando pensamentos de enfrentamento, além de observar e aceitar emoções

Arden era sensível à rejeição. Qualquer comentário que parecesse crítico podia levá-la a uma espiral de mágoa e ataques contra si mesma. Ela decidiu usar pensamentos de enfrentamento como estes:

- "Eu tenho defeitos, mas sou uma pessoa decente."

- "Meus sentimentos são como uma onda que vem e vai."

- "Posso atravessar esse sentimento, já fiz isso, e vou ficar bem daqui a pouco."

Além disso, Arden decidiu que observaria e aceitaria a emoção, permitindo que o sentimento passasse sem tentar resistir a ele ou o controlar.

Ela escolheu um momento recente de dor para visualizar. Pouco tempo antes, tinha visitado um amigo que pareceu frio e estranhamente sem interesse na presença dela. A coisa toda havia sido constrangedora, e foi necessário apenas um minuto de visualização para que ela sentisse uma onda de inadequação – chegando a 7.

Então, Arden desligou a imagem e começou a observar sem julgamentos sua própria mágoa. Durante o exercício, ela percebeu que a dor tinha uma pontada de vergonha, além de uma sensação de perda, como se a frieza do amigo tivesse roubado algo precioso dela.

Arden lembrou que "este sentimento é apenas uma onda que vem e vai". E que ela "vai ficar bem de novo daqui a pouco". E que "é só esperar que você vai atravessar esta emoção". Em seguida, ela reparou no sentimento de novo, percebendo que a mágoa não estava tão forte. Foram necessários pouco mais que cinco minutos, mas Arden observou a emoção baixar para um 4 e ficou maravilhada por se sentir relativamente melhor.

Quando voltou à cena para outro ensaio, ela aprendeu algo importante: quanto mais pensava no amigo e no relacionamento entre os dois, pior se sentia. Por outro lado, se apenas observasse e aceitasse o sentimento de mágoa, lembrando a si mesma que aquilo passaria, a dor começava a diminuir.

O EFEITO DA PRÁTICA

O ensaio cognitivo baseado em exposição funciona porque você aprende a lidar com as emoções *enquanto elas estão na superfície*. Quanto mais você pratica – em especial, habilidades de enfrentamento que tem dificuldade de lembrar ou usar –, mais acessível a técnica se torna e maior a probabilidade de você se lembrar de aplicá-la.

Em alguns casos, praticar duas vezes o ensaio cognitivo pode ser suficiente para acrescentar uma habilidade ao seu repertório de enfrentamento. No entanto, com frequência será preciso treinar mais. Tente ensaiar a técnica com cenas diferentes. Quanto mais você variar a exposição imagética, mais sua confiança em cada habilidade de enfrentamento crescerá.

Planeje com antecedência

O ensaio cognitivo também pode ser usado para outra função muito importante: planejar de antemão como você lidará com acontecimentos futuros que podem desencadear emoções extremas. Dependendo do tipo de estresse ou gatilho previsto, você deve selecionar uma ou mais estratégias de enfrentamento que acredita que poderão protegê-lo de ser dominado pelas emoções.

Agora, siga o mesmo procedimento de antes, só que desta vez visualize uma cena ou situação perturbadora que ainda não tenha acontecido. Imagine quem estará lá, as palavras que serão ditas e o provável desenrolar dos acontecimentos. Mantenha a visualização até que a emoção chegue a uma intensidade moderada (entre 4 e 6 na escala de 0 a 10).

Então, corte a cena e volte sua atenção para as habilidades de enfrentamento que decidiu ensaiar. Continue trabalhando nelas até que o grau de intensidade tenha caído de 2 a 3 pontos. Algumas das habilidades podem funcionar melhor que outras; pode até haver técnicas que não tenham qualquer efeito. Elimine do seu próximo ensaio qualquer habilidade que não funcione. Também pode ser benéfico testar estratégias diferentes em ensaios futuros.

Lembre-se do efeito da prática. Continue a usar o ensaio cognitivo até se sentir confiante em relação às habilidades de enfrentamento que escolheu. O ensaio não garante o sucesso, mas aumenta muito a sua probabilidade de enfrentar o estresse ou a provocação sem ser dominado pelas emoções.

Exemplo: Marty usando a aceitação radical e o relaxamento controlado por deixas

Marty estava em um voo para Omaha, onde visitaria os pais pela primeira vez em três anos. Ele os amava, mas eles eram emocionalmente frios e críticos, irradiando uma desaprovação silenciosa pela orientação sexual e pelo estilo de vida do filho. Marty escolheu a aceitação radical como uma habilidade de enfrentamento porque, na verdade, a situação com os pais não mudaria. Aqui estão os lembretes que ele escreveu para si mesmo:

- "Não sou o filho que eles queriam nem vivo de acordo com as regras que eles valorizam. Ok, mas não posso mudar isso."

- "Também é verdade que nos amamos..."

- "... e que eu vivo de acordo com minhas crenças e meus valores, mesmo que sejam tão diferentes dos valores dos meus pais."

A segunda estratégia de enfrentamento selecionada foi o relaxamento controlado por deixas. Marty escolheu a palavra-chave "campo", porque era um lugar onde ele se sentia em paz. Ele treinou dizer para si mesmo "Inspire" e, quando estivesse prestes a expirar, pensar "campo". Cada vez que soltava o ar, Marty se concentrava em relaxar todos os músculos, da cabeça aos pés. Estava ficando bom nisso.

A exposição às imagens foi fácil. Ele imaginou a mãe sentada rigidamente com as mãos cruzadas e o pai perguntando, com uma expressão de dor: "O que você está fazendo com a sua vida agora, filho?" Marty chegou ao nível 6 em apenas 30 segundos, sentindo um misto de raiva, tristeza e ansiedade.

Então, combinou várias vezes a respiração controlada por deixas com os pensamentos de aceitação radical até que a intensidade emocional chegasse a 3. Ele repetiu o processo duas vezes por dia antes da viagem a Omaha. O resultado foi melhor do que o esperado. Marty e os pais conseguiram trocar algumas demonstrações de afeto mesmo que austeras. Em alguns momentos, ele se sentiu triste, mas não dominado pelas emoções.

CAPÍTULO 12

Juntando tudo

As habilidades que você aprendeu neste livro se fortalecerão cada vez que você as praticar. Por outro lado, se não forem usadas, elas escaparão mais e mais do seu alcance. Deixarão de ser escolhas reais e caminhos verdadeiros para a mudança. Em vez disso, elas se tornarão meras ideias, lembradas vagamente, sem qualquer poder de ajudar você. Também é importante treinar as habilidades de enfrentamento usando o ensaio cognitivo baseado em exposição. Assim, você ficará confiante para usá-las mesmo quando estiver sentindo dor, medo, nervoso ou raiva.

Para manter e fortalecer as habilidades, é necessário um esforço contínuo. Há um velho ditado que diz que a vitória pertence aos mais perseverantes, e é exatamente disso que você precisa agora: um compromisso em praticar suas habilidades todos os dias.

Você talvez se pergunte onde encontrará motivação para fazer algo tão desafiador. E todo esse papo de perseverança pode parecer muito antiquado, mas existe um jeito de você treinar dia após dia o que aprendeu sem precisar de uma dose enorme de força de vontade. Só é preciso adquirir o *hábito* de praticar as habilidades durante 15 minutos por dia.

PRÁTICAS DIÁRIAS PARA A SUA SAÚDE EMOCIONAL

As *práticas diárias* são, essencialmente, uma rotina de exercícios para manter a saúde emocional e fisiológica.

1. Atenção plena

2. Relaxamento profundo

3. Auto-observação

4. Afirmação

5. Ação comprometida

As práticas diárias levam cerca de 15 minutos no total. O ideal é que sejam feitas todos os dias no mesmo horário para que se tornem um hábito saudável. Escolha uma parte do dia em que você consiga ficar sozinho e em silêncio. Pode ser logo após o café da manhã ou no seu espaço de trabalho, logo antes de ir almoçar, por exemplo. Pode ser sua forma de se desestressar ao chegar em casa à noite ou parte da sua rotina antes de se deitar para dormir. O importante é que você siga sempre o mesmo horário. Não permita que outros eventos ou obrigações interfiram nisso. Considere o tempo gasto com as práticas diárias uma hora marcada consigo mesmo – não menos importante que todos os seus outros compromissos.

Suas práticas diárias serão montadas a partir de um cardápio. Funciona assim:

1. Atenção plena. *Três a cinco minutos*. Escolha uma destas opções:
   - Respiração consciente (ver capítulo 4)
   - Meditação da mente sábia (ver capítulo 5)

2. Relaxamento profundo. *Três minutos*. Escolha uma destas opções:
   - Relaxamento controlado por deixas (ver capítulo 2)
   - Círculo de luz (ver capítulo 4)
   - Visualização de um lugar seguro (ver capítulo 2)

3. Auto-observação. *Três minutos*. Escolha uma destas opções:
   - Desfusão cognitiva (ver capítulo 4)
   - Consciência das emoções sem julgá-las (ver capítulo 8)

4. Afirmação (ver capítulo 2). Confira a lista de autoafirmações ou crie a sua própria. Repita a afirmação cinco vezes enquanto respira de forma lenta e prolongada. Você pode escolher uma afirmação diferente a cada dia ou trabalhar sempre com a mesma.

5. Ação comprometida. *Três minutos*. Escolha uma destas opções:
   - Planeje implementar a ação comprometida de hoje (ou de amanhã) (ver capítulo 2).
   - Planeje o que você pode fazer hoje (ou amanhã) para se conectar com o seu poder superior (ver capítulo 2).

Cada componente das suas práticas diárias foi projetado para fortalecer uma ou mais habilidades fundamentais. Em primeiro lugar, vêm as habilidades de atenção plena, porque todas as outras dependem, em maior ou menor grau, da consciência atenta. O relaxamento profundo é crucial para a tolerância ao mal-estar, ao passo que a auto-observação e a afirmação ajudarão na regulação emocional. Por fim, o plano de ação comprometida fortalecerá as habilidades de regulação emocional e efetividade interpessoal.

O conceito de ação comprometida merece atenção especial. Suas práticas diárias devem incluir um plano de ação no mesmo dia ou no dia seguinte para solucionar um problema, lidar de maneira eficaz com uma situação ou pessoa difícil ou fortalecer a consciência do seu poder superior. Você pode se conectar a ele por meio de orações, um ato de bondade ou dedicação aos outros. A escolha é sua, mas alguma forma de ação comprometida é necessária para que ocorra uma verdadeira mudança na sua vida.

Agora mesmo, escolha cinco práticas diárias que você usará amanhã. Depois, anote-as aqui como parte do seu compromisso para realmente *executá-las*. (Visite www.sextante.com.br/dbt para baixar o formulário "Minhas práticas diárias".)

MINHAS PRÁTICAS DIÁRIAS

Atenção plena: _____
_____

Relaxamento profundo: _____
_____

Auto-observação: _____
_____

Afirmação: _____
_____

Plano de ação comprometida: _____
_____
_____

Em que horário você praticará as habilidades? Anote aqui: _____
_____

Por enquanto, tudo certo: você sabe o conteúdo e o horário das suas práticas diárias. Agora vem a parte mais importante: perseverar, ou seja, fortalecer suas habilidades todo dia durante 15 minutos.

Como ter perseverança? A resposta é: um dia de cada vez – garantir que *neste* dia, na hora marcada, você pratique. E, no dia seguinte, a mesma coisa… e no dia depois… Manter um compromisso não significa praticar uma vez e pronto. Significa continuar fazendo, dia após dia.

As práticas diárias mudarão sua vida porque ajudarão você a moldar novas respostas a velhas dificuldades. A vida não é feita apenas de esperanças e intenções. Ela precisa de *ação*. Precisa que você *seja* eficaz. Agora, para encerrar este livro, pedimos que você vivencie o que aprendeu. Você é capaz, talvez não saia tudo perfeitamente, mas o suficiente para provocar mudanças reais.

Certa vez, o poeta e escritor Samuel Johnson escreveu: "O futuro é comprado pelo presente." Assim, ao investir em suas habilidades e práticas de terapia comportamental dialética hoje, você pode criar um amanhã mais feliz e saudável.

O diário da DBT

Anote quantas vezes por dia você usa estas habilidades fundamentais. Nos itens marcados com *, descreva em poucas palavras o que fez na coluna "Detalhes". Antes de preenchê-lo, faça cópias do diário em branco e tente ao máximo completar um formulário por semana.

(Visite www.sextante.com.br/dbt para baixar "O diário da DBT".)

O diário da DBT

Habilidades fundamentais	Estratégias de enfrentamento	Seg.	Ter.	Qua.
Tolerância ao mal-estar	Parei uma ação autodestrutiva			
	Usei a estratégia RAIA			
	Usei a aceitação radical			
	Me distraí da dor			
	Me envolvi em atividades prazerosas*			
	Me autoacalmei*			
	Pratiquei relaxamento			
	Me comprometi com uma ação baseada em valores*			
	Me conectei com meu poder superior			
	Usei pensamentos e estratégias de enfrentamento*			
	Analisei o equilíbrio sentimento-ameaça			
	Usei habilidades fisiológicas de enfrentamento*			
Atenção plena	Pratiquei a desfusão cognitiva			
	Pratiquei a respiração consciente			
	Pratiquei a meditação da mente sábia			
	Pratiquei a mente de principiante			
	Pratiquei a autocompaixão			
	Pratiquei fazer o que é eficaz			
	Completei uma tarefa com atenção plena			
	Pratiquei a meditação da bondade amorosa			

	Qui.	Sex.	Sáb.	Dom.	Detalhes

Habilidades fundamentais	Estratégias de enfrentamento	Seg.	Ter.	Qua.
Regulação emocional	Consegui reconhecer minhas emoções			
	Lidei com a dor física de forma adequada*			
	Me alimentei de maneira equilibrada			
	Não usei drogas nem ingeri álcool			
	Dormi o suficiente			
	Pratiquei exercícios físicos			
	Vivenciei acontecimentos ou emoções positivos*			
	Me desprendi de pensamentos ou julgamentos			
	Observei e nomeei emoções			
	Não agi de acordo com as emoções			
	Usei a ação oposta			
	Usei a resolução de problemas			
Efetividade interpessoal	Pratiquei a compaixão pelos outros			
	Pratiquei o gerenciamento do medo – Avaliação de riscos			
	Fiz um pedido assertivo			
	Disse "não" de forma assertiva			
	Negociei acordos			
	Escutei e entendi as necessidades dos outros			
	Legitimei as necessidades dos outros			
Classifique seu humor geral no dia (de 1 a 10) 1=Muito ruim, 5=Mediano, 10=Excelente				

	Qui.	Sex.	Sáb.	Dom.	Detalhes

Referências

Alberti, R. E.; Emmons, M. *Your Perfect Right*. 6. ed. San Luis Obispo: Impact Press, 1990.

Anderson, W. P.; Reid, C. M.; Jennings, G. L. Pet Ownership and Risk Factors for Cardiovascular Disease. *Medical Journal of Australia*, v. 157, n. 5, 1992, p. 298-301.

Babyak, M.; Blumenthal, J. A.; Herman, S.; Khatri, P.; Doraiswamy, M.; Moore, K. *et al.* Exercise Treatment for Major Depression: Maintenance of Therapeutic Benefit at 10 Months. *Psychosomatic Medicine*, v. 62, n. 5, 2000, p. 633-638.

Baer, R. A. Mindfulness Training as a Clinical Intervention: A Conceptual and Empirical Review. *Clinical Psychology: Science and Practice*, v. 10, 2003, p. 125-143.

Barker, L. L. *Listening Behavior*. Nova Orleans: SPECTRA, 1990.

Barrowcliff, A. L.; Gray, N. S.; MacCulloch, S.; Freeman, T. C. A.; MacCulloch, M. J. Horizontal Rhythmical Eye Movements Consistently Diminish the Arousal Provoked by Auditory Stimuli. *British Journal of Clinical Psychology*, v. 42, 2003, p. 289-302.

Barrowcliff, A. L.; Gray, N. S.; Freeman, T. C. A.; MacCulloch, M. J. Eye Movements Reduce the Vividness, Emotional Valence, and Electrodermal Arousal Associated with Negative Autobiographical Memories. *Journal of Forensic Psychiatry and Psychology*, v. 15, 2004, p. 325-345.

Beck, A. T.; Rush, A. J.; Shaw, B. F.; Emery, G. *Cognitive Therapy of Depression*. Nova York: Guilford Press, 1979.

Bower, G. H. Mood and Memory. *American Psychologist*, v. 36, n. 2, 1981, p. 129-148.

Bower, S. A.; Bower, G. H. *Asserting Yourself: A Practical Guide for Positive* Change. 2. ed. Reading: Addison-Wesley Publishing, 1981.

Cappo, B. M.; Holmes, D. S. The Utility of Prolonged Respiratory Exhalation for Reducing Physiological and Psychological Arousal in Nonthreatening and Threatening Situations. *Journal of Psychosomatic Research*, v. 28, n. 4, 1984, p. 265-273.

Cautela, J. Covert Modeling. *In: V Encontro Anual da Associação para o Avanço da Terapia Comportamental*, Washington, D.C., set. 1971.

Chodron, P. How We Get Hooked, How We Get Unhooked. *Shambala Sun*, mar. 2003, p. 30-35.

Chodron, T. *How Teachings Should Be Studied and Taught. A Series of Teachings Based on* The Gradual Path to Enlightenment (Lamrim). Dharma Friendship Foundation, Seattle, mai. 1991. Palestra. Disponível em: https://thubtenchodron.org/1991/05/qualities-teacher-student.

Clark, M. E.; Hirschman, R. Effects of Paced Respiration on Anxiety Reduction in a Clinical Population. *Biofeedback and Self-Regulation*, v. 15, n. 3, 1990, p. 273-284.

Comitê Consultivo de Diretrizes de Atividade Física. *Relatório do Comitê Consultivo de Diretrizes de Atividade Física*. Washington, D.C.: Departamento de Saúde e Serviços Humanos dos Estados Unidos, 2008.

Davis, M.; Eshelman, E. R.; McKay, M. *Manual de relaxamento e redução do stress*. São Paulo: Summus Editorial, 1996.

Denning, P. *Practicing Harm Reduction Psychotherapy: An Alternative Approach to Addictions*. Nova York: Guilford Press, 2000.

Dishman, R. K. Brain Monoamines, Exercise, and Behavioral Stress: Animal Models. *Medicine and Science in Sports and Exercise*, v. 29, n. 1, p. 63-74, 1997.

Dodge, K. A. Coordinating Responses to Aversive Stimuli: Introduction to a Special Section on the Development of Emotion Regulation. *Developmental Psychology*, v. 25, n. 3, p. 339-342, 1989.

Downing, S. Low, Moderate, and High Intensity Exercise: How to Tell the Difference. *9Honey*, Coach, 2016. Disponível em: https://coach.nine.com.au/2017/02/01/07/25/exercise-intensity.

Feldman, C. *Thorsons Principles of Meditation*. Londres: Thorsons, 1998.

Fisher, R.; Ury, W. *Getting to Yes: Negotiating Agreement without Giving in*. 2. ed. Nova York: Viking Penguin, 1991.

Franklin, J. C.; Hessel, E. T.; Aaron, R. V.; Arthur, M. S.; Heilbron, N.; Prinstein, M. J. The Functions of Nonsuicidal Self-Injury: Support for Cognitive-Affective Regulation and Opponent Processes from a Novel Psychophysiological Paradigm. *Journal of Abnormal Psychology*, out. 2010. DOI: 10.1037/a0020896.

Gibala, M. J.; McGee, S. L. Metabolic adaptations to Short-Term High-Intensity Interval Training: A Little Pain for a Lot of Gain? *Exercise and Sport Sciences Review*, v. 36, n. 2, 2009, p. 58-63.

Gibala, M. J.; Little, J. P.; MacDonald, M. J.; Hawley, J. A. Physiological Adaptations to Low-Volume, High-Intensity Interval Training in Health and Disease. *Journal of Physiology*, v. 590, Part 5, 2012, p. 1.077-1.084.

Gooden, B. A. Mechanism of the Human Diving Response. *Integrative Physiological and Behavioral Science*, v. 29, n. 1, 1994, p. 6-16.

Greenwood, K. A.; Thurston, R.; Rumble, M.; Waters, S. J.; Keefe, F. J. Anger and Persistent Pain: Current Status and Future Directions. *Pain*, v. 103, n. 1-2, 2003, p. 1-5.

Hayes, S. C.; Strosahl, K. D.; Wilson, K. G. *Acceptance and Commitment Therapy: An Experiential Approach to Behavior Change*. Nova York: Guilford Press, 1999.

Hirsch, J. A.; Bishop, B. Respiratory Sinus Arrhythmia in Humans: How Breathing Pattern Modulates Heart Rate. *American Journal of Physiology*, v. 241, n. 4, 1981, p. H620-629.

Inayat Khan, P. V. *Awakening: A Sufi Experience*. Nova York: Tarcher/Putnam, 2000.

Jacobson, E. *Progressive Relaxation*. 2. ed. rev. Chicago: University of Chicago Press, 1938.

Johnson, S. M. *Characterological Transformation: The Hard Work Miracle*. Nova York: W. W. Norton & Company, 1985.

Jung, M. E.; Bourne, J. E.; Little, J. P. Where Does HIT Fit? An Examination of the Affective Response to High-Intensity Intervals in Comparison to Continuous Moderate- and Continuous Vigorous-Intensity Exercise in the Exercise Intensity-Affect Continuum. *PLOS ONE*, v. 9, n. 12, e114541, 2014. doi.org/10.1371/journal.pone.0114541.

Kabat-Zinn, J. An Out-Patient Program in Behavioral Medicine for Chronic Pain Patients Based on the Practice of Mindfulness Meditation: Theoretical Considerations and Preliminary Results. *General Hospital Psychiatry*, v. 4, 1982, p. 33-47.

Kabat-Zinn, J. Mindfulness-Based Interventions in Context: Past, Present, and Future. *Clinical Psychology: Science and Practice*, v. 10, n. 2, 2003, p. 144-156.

Kabat-Zinn, J. *Viver a catástrofe total*. São Paulo: Palas Athena, 2017.

Kabat-Zinn, J.; Lipworth, L.; Burney, R. The Clinical Use of Mindfulness Meditation for the Self-Regulation of Chronic Pain. *Journal of Behavioral Medicine*, v. 8, 1985, p. 163-190.

Kabat-Zinn, J.; Lipworth, L.; Burney, R.; Sellers, W. Four-Year Follow-Up of a Meditation-Based Program for the Self-Regulation of Chronic Pain: Treatment Outcomes and Compliance. *Clinical Journal of Pain*, v. 2, 1987, p. 159-173.

Kabat-Zinn, J.; Massion, M. D.; Kristeller, J. L.; Peterson, L. G.; Fletcher, K. E.; Pbert, L. *et al*. Effectiveness of a Meditation-Based Stress Reduction Program in the Treatment of Anxiety Disorders. *American Journal of Psychiatry*, v. 149, 1992, p. 936-943.

Kerns, R. D.; Rosenberg, R.; Jacob, M. C. Anger Expression and Chronic Pain. *Journal of Behavioral Medicine*, v. 17, n. 1, 1994, p. 57-67.

Kinoshita, T.; Nagata, S.; Baba, R.; Kohmoto, T.; Iwagaki, S. Cold-Water Face Immersion *per se* Elicits Cardiac Parasympathetic Activity. *Circulation Journal*, v. 70, n. 6, 2006, p. 773-776.

Klonsky, E. D. The Functions of Deliberate Self-Injury: A Review of the Evidence. *Clinical Psychology Review*, v. 27, 2007, p. 226-239.

Kristeller, J. L.; Hallett, C. B. An Exploratory Study of a Meditation-Based Intervention for Binge Eating Disorder. *Journal of Health Psychology*, v. 4, 1999, p. 357-363.

Lee, C. W.; Cuijpers P. A Meta-Analysis of the Contribution of Eye Movements in Processing Emotional Memories. *Journal of Behavior Therapy and Experimental Psychiatry*, v. 44, n. 2, 2013, p. 231-239.

Lehrer, P. M.; Gevirtz, R. Heart Rate Variability Biofeedback: How and Why Does It Work? *Frontiers in Psychology*, v. 5, art. 756, jul. 2014. Disponível em: doi.org/10.3389/fpsyg.2014.00756.

Linehan, M. M. *Terapia cognitivo-comportamental para transtorno da personalidade borderline – Guia do terapeuta*. Porto Alegre: Artmed, 2009.

Linehan, M. M. *Vencendo o transtorno da personalidade borderline com a terapia cognitivo-comportamental – Manual do paciente*. Porto Alegre: Artmed, 2010.

Linehan, M. M. *Treinamento de habilidades em DBT: manual de terapia comportamental dialética para o terapeuta*. Porto Alegre: Artmed, 2017.

Little, J. P.; Gillen, J. B.; Percival, M. E.; Safdar, A.; Tarnopolsky, M. A.; Punthakee, Z.; Jung, M. E.; Gibala, M. J. Low-Volume High-Intensity Interval Training Reduces Hyperglycemia and Increases Muscle Mitochondrial Capacity in Patients with Type 2 Diabetes. *Journal of Applied Physiology*, v. 111, n. 6, 2011, p. 1.554-1.560.

Little, J. P.; Safdar, A.; Wilkin, G. P.; Tarnopolsky, M. A.; Gibala, M. J. A Practical Model of Low-Volume High-Intensity Interval Training Induces Mitochondrial Biogenesis in Human Skeletal Muscle: Potential Mechanisms. *Journal of Physiology*, v. 588, n. 6, 2010, p. 1.011-1.022.

Marra, T. *Dialectical Behavior Therapy in Private Practice: A Practical and Comprehensive Guide*. Oakland: New Harbinger Publications, 2005.

McCaul, K. D.; Solomon, S.; Holmes, D. S. Effects of Paced Respiration and Expectations on Physiological and Psychological Responses to Threat. *Journal of Personality and Social Psychology*, v. 37, n. 4, 1979, p. 564-571.

McKay, M.; Davis, M.; Fanning, P. *Thoughts and Feelings: Taking Control of Your Moods and Your Life*. Oakland: New Harbinger Publications, 1997.

McKay, M.; Davis, M.; Fanning, P. *Mensagens: como obter sucesso aperfeiçoando suas habilidades na comunicação*. São Paulo: Summus Editorial, 1999.

McKay, M.; Fanning, P.; Paleg, K. *Couple Skills: Making Your Relationship Work*. Oakland: New Harbinger Publications, 1994.

McKay, M.; Rogers, P. D.; McKay, J. *Quando a raiva dói*. São Paulo: Summus Editorial, 2001.

McKay, M.; West, A. *Emotion Efficacy Therapy: A Brief, Exposure-Based Treatment for Emotion Regulation Integrating ACT and DBT*. Oakland: Context Press, 2016.

McKay, M.; Wood, J. *The New Happiness: Practices for Spiritual Growth and Living with Intention*. Oakland: Reveal Press, 2019.

Merton, T. *Direção espiritual e meditação*. Petrópolis: Vozes, 2022.

Migala, J. 7 HIIT Mistakes You're Probably Making. *Daily Burn Life*, ago. 2017. Disponível em: https://dailyburn.com/life/fitness/hiit-workout-mistakes.

Nes, B. M.; Janszky, I.; Wisløff, U.; Stølen, A.; Karlsen, T. Age-Predicted Maximal Heart Rate in Healthy Subjects: The HUNT Fitness Study. *Scandinavian Journal of Medicine & Science in Sports*, v. 23, n. 6, 2013, p. 697-704.

Nutt, R. M.; Lam, D. Comparison of Mood-Dependent Memory in Bipolar Disorder and Normal Controls. *Clinical Psychology and Psychotherapy*, v. 18, 2011, p. 379-386.

Olerud, J. C.; Wilson, K. G. *Evaluation of an ACT intervention in a Preventive Program for Chronic Pain at the Worksite*. Paper apresentado no encontro da Associação de Análise de Comportamento, Toronto, mai. 2002.

Pinson, D. *Meditation and Judaism: Exploring the Jewish Meditative Paths*. Northvale: Jason Aronson, 2004.

Rahula, W. *O ensinamento de Buda*. Lisboa: Estampa, 2005.

Robinson, M. M.; Dasari, S.; Konopka, A. R.; Johnson, M. L.; Manjunatha, S.; Esponda, R. R. *et al*. Enhanced Protein Translation Underlies Improved Metabolic and Physical Adaptations to Different

Exercise Training Modes in Young and Old Humans. *Cell Metabolism*, v. 25, 2017, p. 581-592.

Rogers, C. R. *Terapia centrada no paciente*. São Paulo: WMF Martins Fontes, 1992.

Russ, M. J.; Roth, S. D.; Lerman, A.; Kakuma, T.; Harrison, K.; Shindledecker, R. D. et al. Pain Perception in Self-Injurious Patients with Borderline Personality Disorder. *Biological Psychiatry*, v. 32, 1992, p. 501-511.

Salzberg, S. *Lovingkindness: The Revolutionary Art of Happiness*. Boston: Shambhala, 1995.

Salzberg, S. *A Heart as Wide as the World: Living with Mindfulness, Wisdom, and Compassion*. Boston: Shambhala, 1997.

Salzberg, S. *The Force of Kindness: Change Your Life with Love & Compassion*. Boulder: Sounds True, 2005.

Segal, Z. V.; Williams, J. M. G.; Teasdale, J. D. *Mindfulness-Based Cognitive Therapy for Depression: A New Approach to Preventing Relapse*. Nova York: Guilford Press, 2002.

Serpell, J. Beneficial Effects of Pet Ownership on Some Aspects of Human Health and Behaviour. *Journal of the Royal Society of Medicine*, v. 84, n. 12, 1991, p. 717-720.

Shapiro, F. *EMDR – Terapia de dessensibilização e reprocessamento por meio dos movimentos oculares*. São Paulo: Amanuense Livros, 2020.

Shapiro, S. L.; Schwartz, G. E. The Role of Intention in Self-Regulation: Toward Intentional Systemic Mindfulness. *In*: Boekaerts, M.; Pintrich, P. R.; Zeidner, M. (Eds.). *Handbook of Self-Regulation*. Nova York: Academic Press, 2000, p. 253-273.

Sherman, A. The Realm of Possibility. *In*: Tulku, T. (Ed.). *Reflections of Mind: Western Psychology Meets Tibetan Buddhism*. Berkeley: Dharma Publishing, 1975. p. 69-83.

Ströhle, A. Physical Activity, Exercise, Depression, and Anxiety Disorders. *Journal of Neural Transmission*, v. 116, 2009, p. 777-784.

Suzuki, S. *Mente Zen, mente de principiante*. São Paulo: Palas Athena, 1994.

Szymanski, J.; O'Donohue, W. The Potential Role of State-Dependent Learning in Cognitive Therapy with Spider Phobia. *Journal of Rational-Emotive & Cognitive-Behavior Therapy*, v. 13, n. 2, 1995, p. 131-150.

Tart, C. T. *Living the Mindful Life: A Handbook for Living in the Present Moment*. Boston: Shambhala, 1994.

Teasdale, J. D.; Segal, Z. V.; Williams, J. M. G.; Ridgeway, V. A.; Soulsby, J. M.; Lau, M. A. Prevention of Relapse/Recurrence in Major Depression by Mindfulness-Based Cognitive Therapy. *Journal of Consulting and Clinical Psychology*, v. 68, 2000, p. 615-623.

Trost, S. G.; Owen, N.; Bauman, A. E.; Sallis, J. F.; Brown W. Correlates of Adults' Participation in Physical Activity: Review and Update. *Medicine & Science in Sports & Exercise*, v. 34, 2002, p. 1.996-2.001.

Warburton, D. E.; Nicol, C. W.; Bredin, S. Health Benefits of Physical Activity: The Evidence. *Canadian Medical Association Journal*, v. 174, 2006, p. 801-809.

Weingartner, H.; Miller, H.; Murphy, D. L. Mood-State-Dependent Retrieval of Verbal Associations. *Journal of Abnormal Psychology*, v. 86, n. 3, 1977, p. 276-284.

Wilson, K. G. Questionário de Valores de Vida. Disponibilizado pelo autor no Departamento de Psicologia, Universidade do Mississippi, Mississippi, Estados Unidos, 2002.

Wilson, K. G.; Murrell, A. R. Values Work in Acceptance and Commitment Therapy: Setting a Course for Behavioral Treatment. *In*: Hayes, S. C.; Follette, V. M.; Linehan, M. M. (Eds.). *Mindfulness and Acceptance: Expanding the Cognitive-Behavioral Tradition*. Nova York: Guilford Press, 2004. p. 120-151.

Wolpe, J. *Psychotherapy by Reciprocal Inhibition*. Stanford: Stanford University Press, 1958.

CONHEÇA ALGUNS DESTAQUES DE NOSSO CATÁLOGO

- Augusto Cury: Você é insubstituível (2,8 milhões de livros vendidos), Nunca desista de seus sonhos (2,7 milhões de livros vendidos) e O médico da emoção
- Dale Carnegie: Como fazer amigos e influenciar pessoas (16 milhões de livros vendidos) e Como evitar preocupações e começar a viver
- Brené Brown: A coragem de ser imperfeito – Como aceitar a própria vulnerabilidade e vencer a vergonha (600 mil livros vendidos)
- T. Harv Eker: Os segredos da mente milionária (2 milhões de livros vendidos)
- Gustavo Cerbasi: Casais inteligentes enriquecem juntos (1,2 milhão de livros vendidos) e Como organizar sua vida financeira
- Greg McKeown: Essencialismo – A disciplinada busca por menos (400 mil livros vendidos) e Sem esforço – Torne mais fácil o que é mais importante
- Haemin Sunim: As coisas que você só vê quando desacelera (450 mil livros vendidos) e Amor pelas coisas imperfeitas
- Ana Claudia Quintana Arantes: A morte é um dia que vale a pena viver (400 mil livros vendidos) e Pra vida toda valer a pena viver
- Ichiro Kishimi e Fumitake Koga: A coragem de não agradar – Como se libertar da opinião dos outros (200 mil livros vendidos)
- Simon Sinek: Comece pelo porquê (200 mil livros vendidos) e O jogo infinito
- Robert B. Cialdini: As armas da persuasão (350 mil livros vendidos)
- Eckhart Tolle: O poder do agora (1,2 milhão de livros vendidos)
- Edith Eva Eger: A bailarina de Auschwitz (600 mil livros vendidos)
- Cristina Núñez Pereira e Rafael R. Valcárcel: Emocionário – Um guia lúdico para lidar com as emoções (800 mil livros vendidos)
- Nizan Guanaes e Arthur Guerra: Você aguenta ser feliz? – Como cuidar da saúde mental e física para ter qualidade de vida
- Suhas Kshirsagar: Mude seus horários, mude sua vida – Como usar o relógio biológico para perder peso, reduzir o estresse e ter mais saúde e energia

sextante.com.br

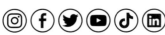